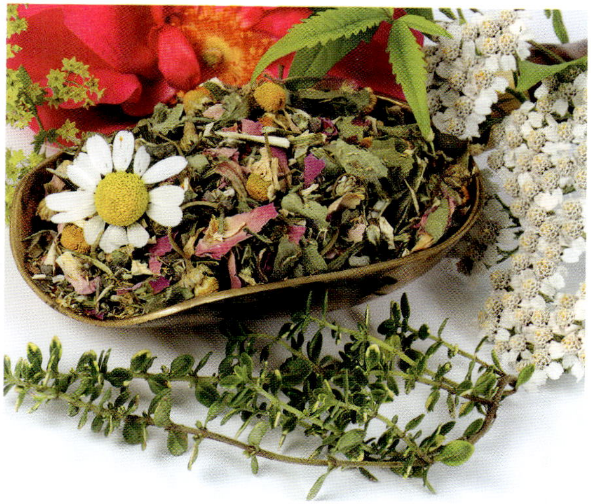

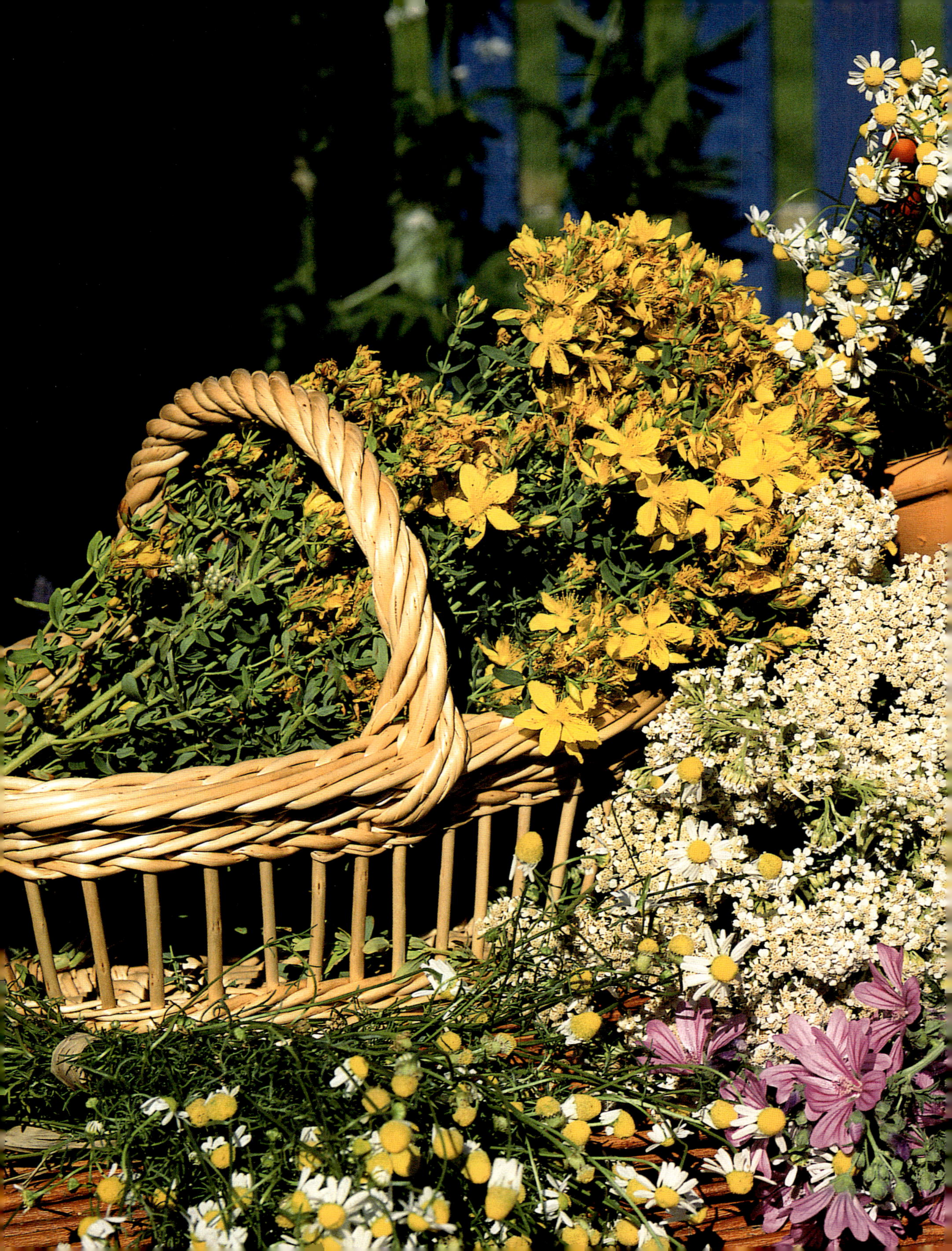

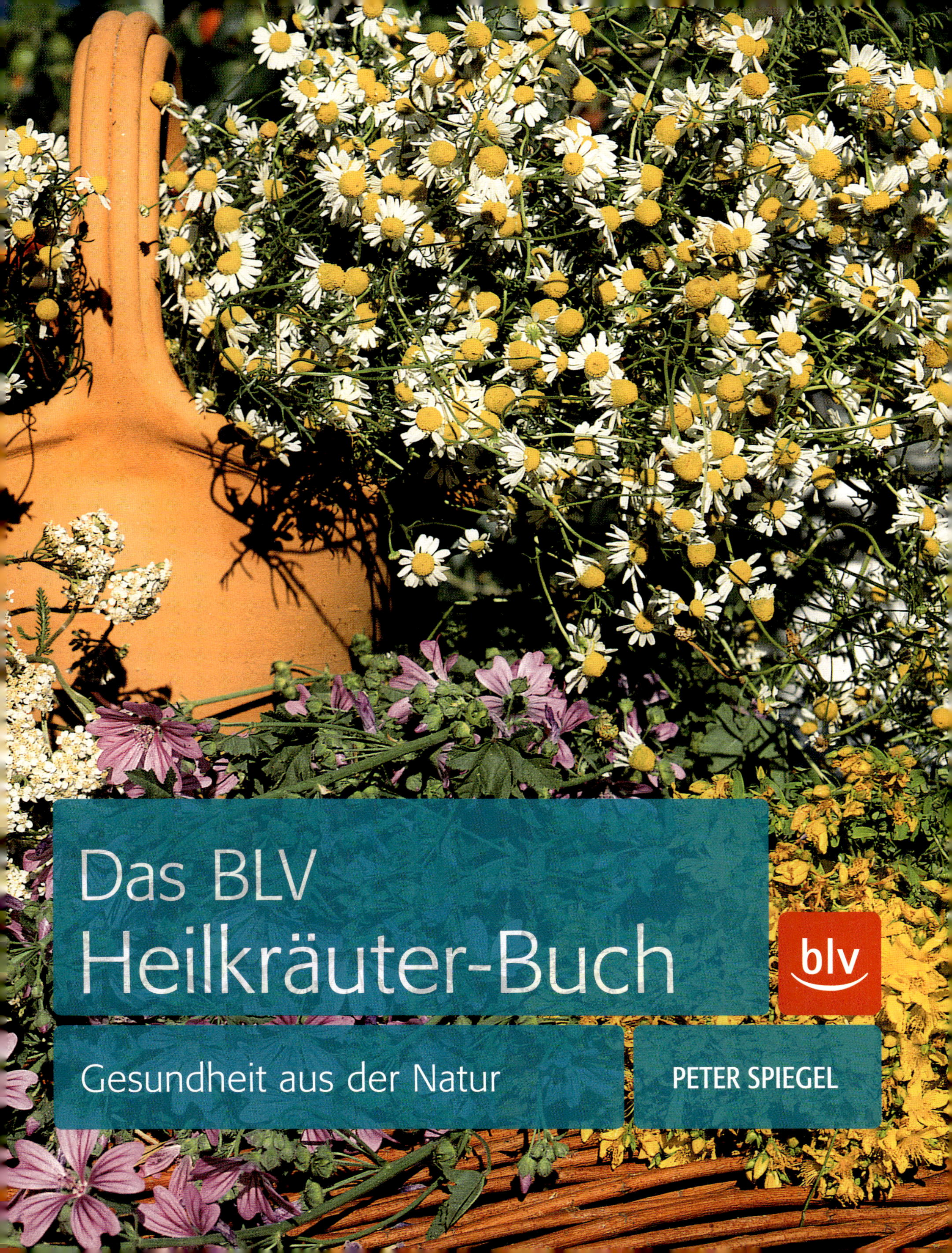

Das BLV Heilkräuter-Buch

Gesundheit aus der Natur

PETER SPIEGEL

blv

Was Sie in diesem Buch finden

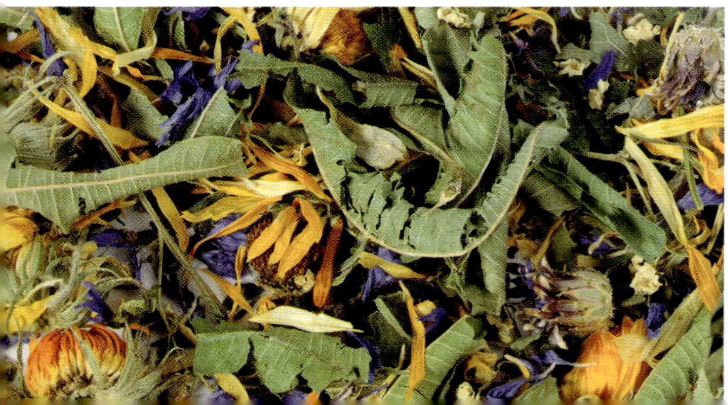

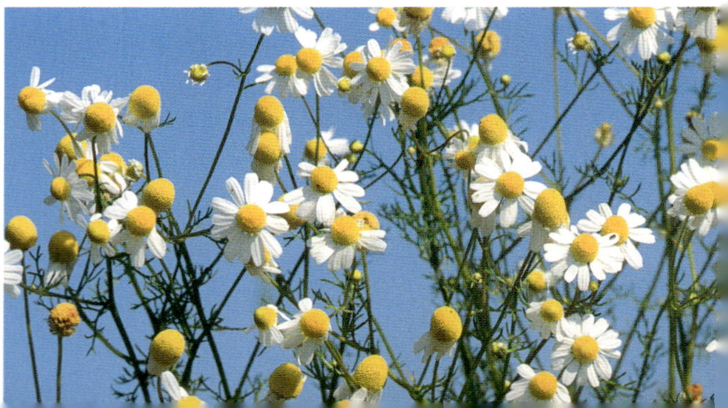

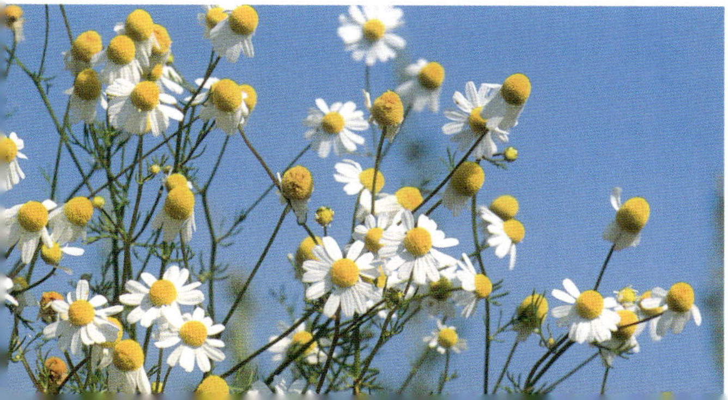

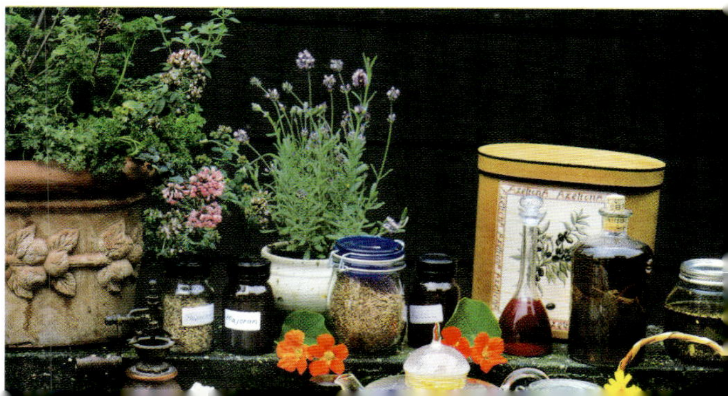

Warum dieses Buch entstanden ist

Dieses Buch habe ich aus Liebe zu unseren Heilkräutern geschrieben. Nachdem ich mich seit mehr als 50 Jahren intensiv mit Heilpflanzen und seit über 30 Jahren mit der Biochemie nach Dr. Schüßler beschäftige, möchte ich dieses erworbene und erfahrene Wissen nun mit diesem Buch weitergeben. Möge es bei Ihnen auf fruchtbaren Boden fallen.

An meiner Wiege muss eine Fee gestanden haben, die mit einem Hauch in meine Seele in mir die Liebe zu den Heilkräutern geweckt hat. Denn anders kann ich es mir nicht erklären, dass ich mich schon als kleiner Bub sehr intensiv mit den Heilkräutern beschäftigte, ohne dass mich das irgendein Mensch geheißen hätte.

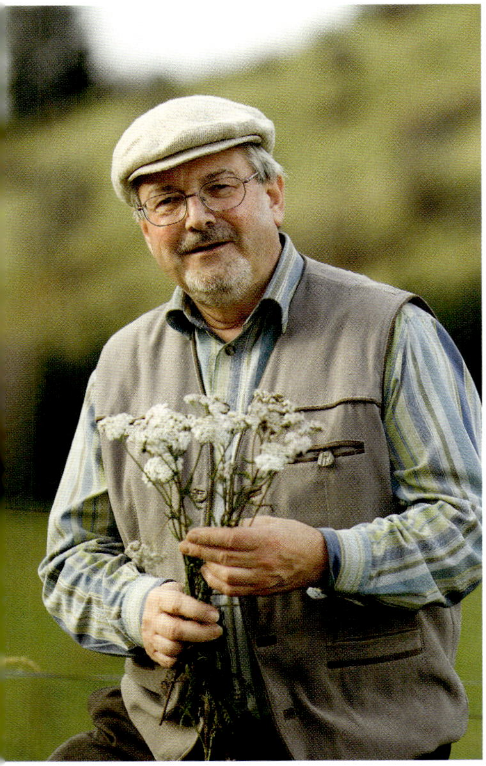

Dankbar bin ich meiner Großmutter, der Spiegels-Oma, die einen sehr hübschen Schrebergarten mit vielen Heilkräutern liebevoll pflegte. Von ihr bekam ich auch mein erstes Kräuterbuch geschenkt. Das Wissen dieses Kräuterbuches verhalf mir als neunjährigem Jungen zu einem großen Schlüsselerlebnis mit einer Heilpflanze: Beim Hantieren mit einer Handsichel, was mir natürlich streng verboten war, schnitt ich mich ganz fürchterlich in meine Finger. Das Ergebnis war eine tiefe, klaffende Wunde, die bis auf die Knochen reichte. Ich überlegte, wie ich mir wohl helfen könnte, und spontan kam mir eine Empfehlung aus dem Kräuterbuch in den Sinn, in dem es hieß, dass bei Hieb- und Stichverletzungen der Spitzwegerich nützlich sei. So suchte ich den Spitzwegerich, den ich auch bald fand, kaute die Blätter und gab den Speichel in die Wunde. Mit Leukoplast konnte ich die Wundränder zusammenziehen, und ich war überrascht, wie schnell die Wunde in den nächsten Tagen heilte.

Dankbar bin ich auch meinem Großvater, dem Rudolf Mauer. Mit ihm verband mich ein sehr inniges Verhältnis. Auf den vielen Wanderungen im schönen Thüringer Land weckte er in mir die Liebe zur Natur und lehrte mich einen verständnisvollen Umgang mit ihren Gaben. Oft unterhielten wir uns mit den Kräuterweibern im Thüringer Wald. Diese Frauen gaben mir gute Ratschläge, welche Kräuter ich sammeln konnte. Der aromatische Kräuterduft der Bergwiesen ist bis heute in meiner Nase lebendig geblieben.

In meiner Heimatstadt Gera gab es einen Kräuter verarbeitenden Betrieb, die Firma Lothar Höpfner. Für diese Firma sammelte ich von meinem 12. bis 14. Lebensjahr Heilkräuter. Diese Arbeit war so ganz nach meinem Geschmack. So erinnere ich mich noch gut an das Sammeln von Taubnesselblüten, die am höchsten bezahlt wurden. Doch es war auch ein mühseliges

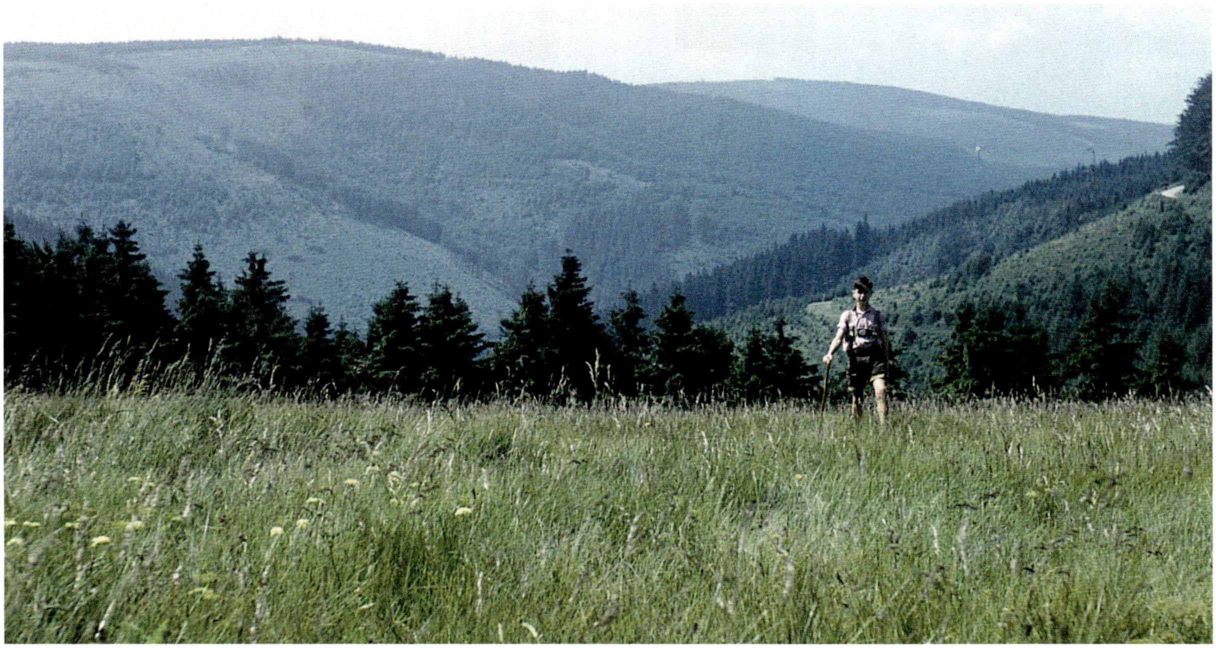

Geschäft, bis man davon ein Kilo beieinander hatte.
Als sich nach dem Schulabschluss die Frage der Berufswahl stellte, stand für mich fest, dass ich den Beruf des Drogisten erlernen wollte, denn damals waren die Drogerien noch vorwiegend reine Kräuterhandlungen. Ich hatte das Glück, noch in einer richtigen Kräuterdrogerie meine Lehre zu beginnen, es war die »Drogerie am Markt« in Gera.
In der Zeit nach dem Kriege standen die Heilkräuter noch in einem hohen Ansehen. So sehe ich vor meinem inneren Auge die vielen Lindenbäume in der Schützenallee, wo während der Blütezeit viele Leitern an den Bäumen lehnten, damit die Leute an die oft hoch hängenden Lindenblüten gelangen konnten. Seit dieser Zeit habe ich niemanden mehr Lindenblüten sammeln sehen.

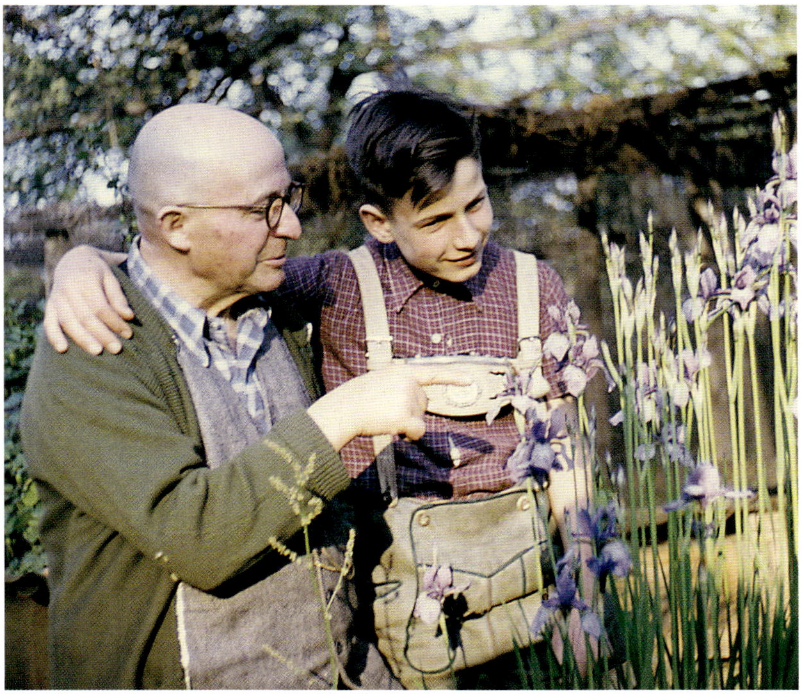

Oben: Als kleiner Bub streifte ich oft durch die herrliche Landschaft des Thüringer Waldes. Schon damals beschäftigte ich mich sehr intensiv mit den Heilkräutern unserer Heimat.

Unten: Mein Großvater, Rudolf Mauer, weckte in mir die Liebe zur Natur und den verständnisvollen Umgang mit ihren Gaben.

Nach Abschluss meiner Lehre wanderte ich nach dem »Westen« aus. Doch hier hatte sich der Charakter einer Drogerie, wie ich ihn schätzte, schon sehr gewandelt. Ich war dann viele Jahre in der pharmazeutischen Industrie tätig, ohne dass mich in dieser Zeit die Liebe zu den Heilpflanzen verlassen hätte. Um meine seit vielen Jahren angehäuften Kenntnisse umzusetzen, machte ich mich 1978 als Heilpraktiker selbstständig.
Als einen großen Glücksfall betrachte ich die Erwerbung eines alten Hauses »Am Maienländer Tor« in Löffingen. Das Haus, die Landschaft und die Menschen, die hier leben, wir passten zusammen. Bald führte ich für interessierte Menschen Heilkräuterwanderungen durch. So lernte ich verschiedene Routen rund um Löffingen kennen. Doch keine Route war so ergiebig wie die Wanderung von Löffingen durch das schöne Stadttor ins Maienland, zur Wallfahrtskapelle Witterschnee und weiter in Richtung Dittishausen. In dieser Heckenlandschaft, am Übergang vom Kalkstein zum Buntsandstein, fand ich viele Heilkräuter. Aus diesen Kräuterwanderungen wurde die Idee geboren, einen Heilkräuterpfad fest zu installieren. Eine nähere Beschreibung finden Sie im Kapitel »Begegnung mit Heilpflanzen« ab Seite 32.

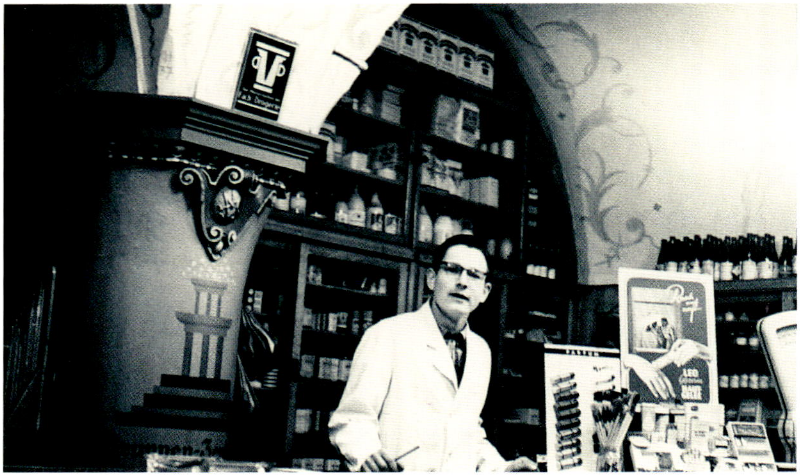

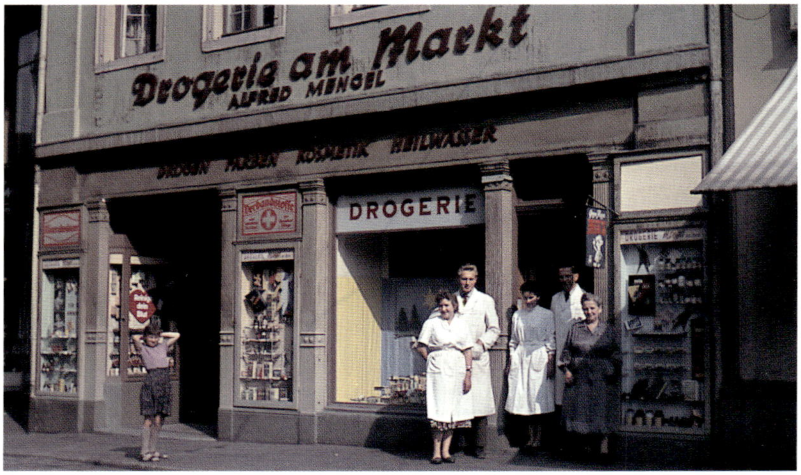

Oben: Der Autor als Lehrling: »Was wünschen Sie bitte?«

Unten: Die übrige Belegschaft mit den beiden Chefs Walter und Fritz Fuchs.

Das Löffinger Heilkräuterstüble

Im Herbst 1993 konnte ich einen lang gehegten Traum verwirklichen, indem ich hier in meinem »Hexenhäuschen« neben dem Maienländer Tor eine besondere Drogerie, das Löffinger Heilkräuterstüble, eröffnete.
Eine Drogerie war im ursprünglichen Sinn eine Drogenhandlung. Erschrecken Sie nun nicht, lieber Leser, wenn Sie das Wort »Drogen« lesen. Dieses ist romanischen Ursprungs und bedeutet nichts anderes als »getrocknete Pflanzenteile«. Eine ältere Quelle könnte auch das arabische Wort »dowa« = Heilung, Heilmittel sein.
Es ist schade, dass die ursprüngliche Drogerie in Deutschland praktisch ausgestorben ist und ihren Namen nur noch in Kosmetikverkaufsläden und Supermärkten weiterträgt. Ganz anders verlief dagegen die Entwicklung in der Schweiz. Dort konnte man weitestgehend die alten Traditionen beibehalten und sich darüber hinaus auch für homöopathische Mittel qualifizieren.

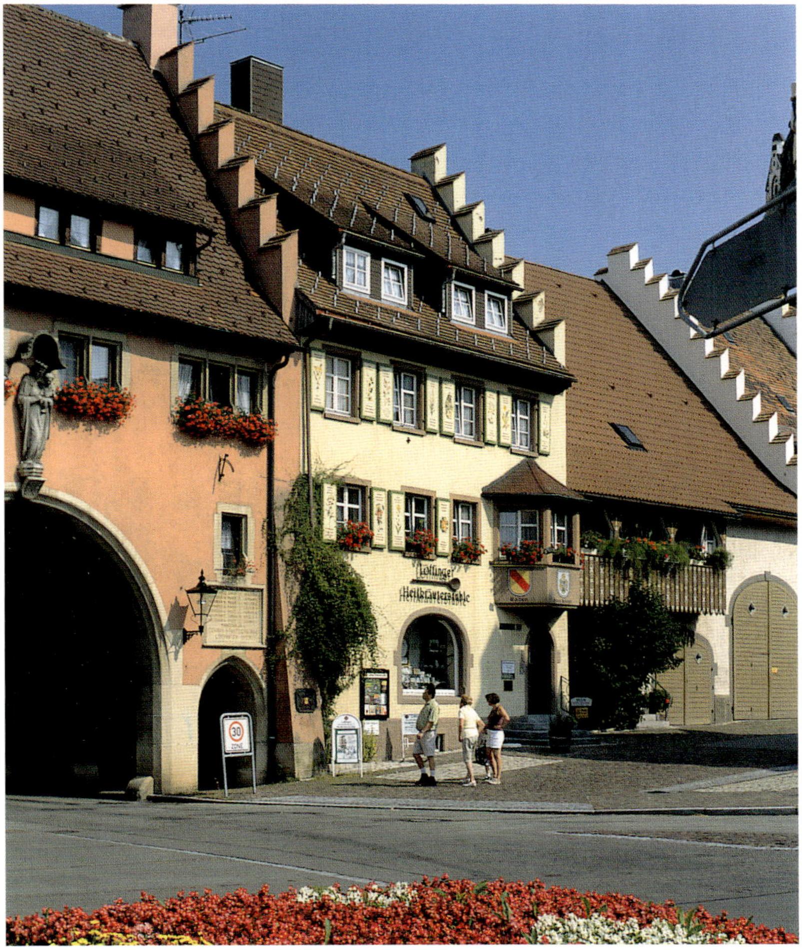

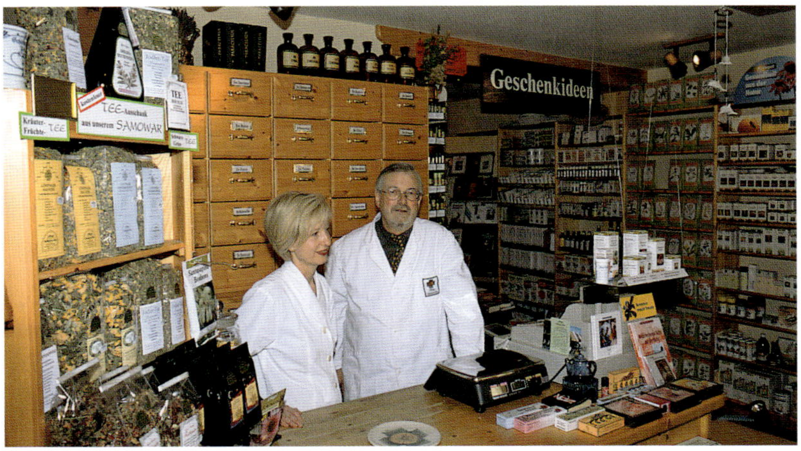

Oben: Das Löffinger Heilkräuterstüble am Maienländer Tor.

Unten: Im Löffinger Heilkräuterstüble, der Autor mit seiner bewährten, langjährigen Mitarbeiterin Priska Winterhalder.

In meiner Drogerie führe ich mittlerweile über 450 verschiedene Heilkräuter, die ich zum Teil in ganz Europa versende. Wenn Sie einmal hier in der Nähe vorbeikommen sollten, schauen Sie doch einfach mal auf eine Tasse Tee rein. Außer Heilkräutern in sehr guter Qualität bekommen Sie bei mir Naturheilmittel, unter anderem in der Tradition der Buckelapotheker Thüringens, Naturkosmetik und ein gutes Sortiment an Büchern über Natur, Heilkräuter, Gesundheit und zur Besinnung.
Allein lässt sich ein solches Fachgeschäft natürlich nicht führen, deshalb möchte ich mich an dieser Stelle herzlich bei meiner langjährigen Mitarbeiterin Frau Priska Winterhalder bedanken.
Meinen Kindern Julia und Björn danke ich für ihr Verständnis und Olav für seine technische Beratung und praktische Mitwirkung bei der Herstellung des Manuskriptes.

Peter Spiegel
Kräuterdrogist und Heilpraktiker

Mittlerweile habe ich aus Altersgründen das Kräuterstüble an meine Nachfolgerin Johanna Löffler übergeben, die diesen besonderen Laden weiterführt:

Löffinger Heilkräuterstüble
Inh. Johanna Löffler
Am Maienländer Tor
79843 Löffingen
www.heilkraeuterstueble.com
E-Mail:
info@heilkraeuterstueble.com

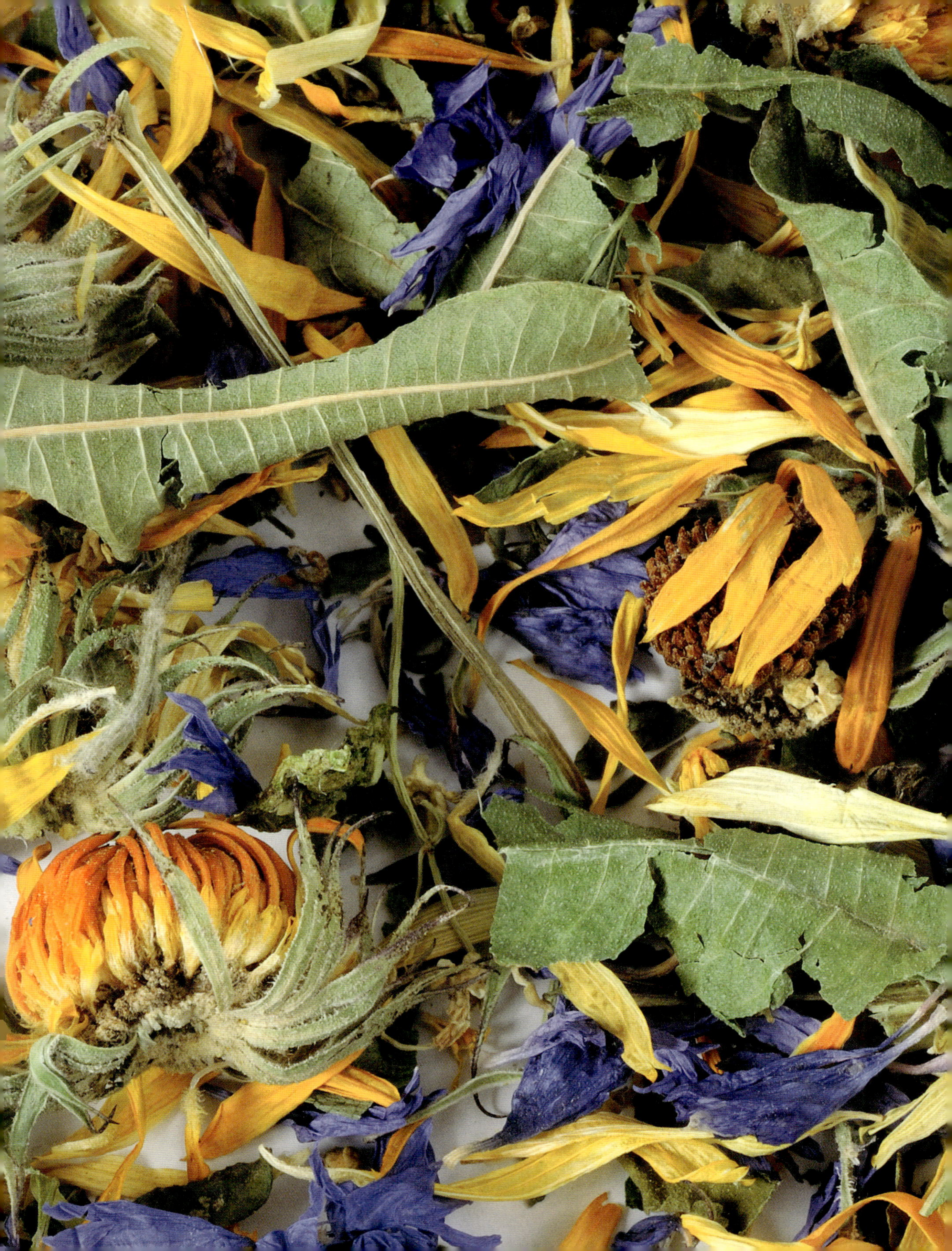

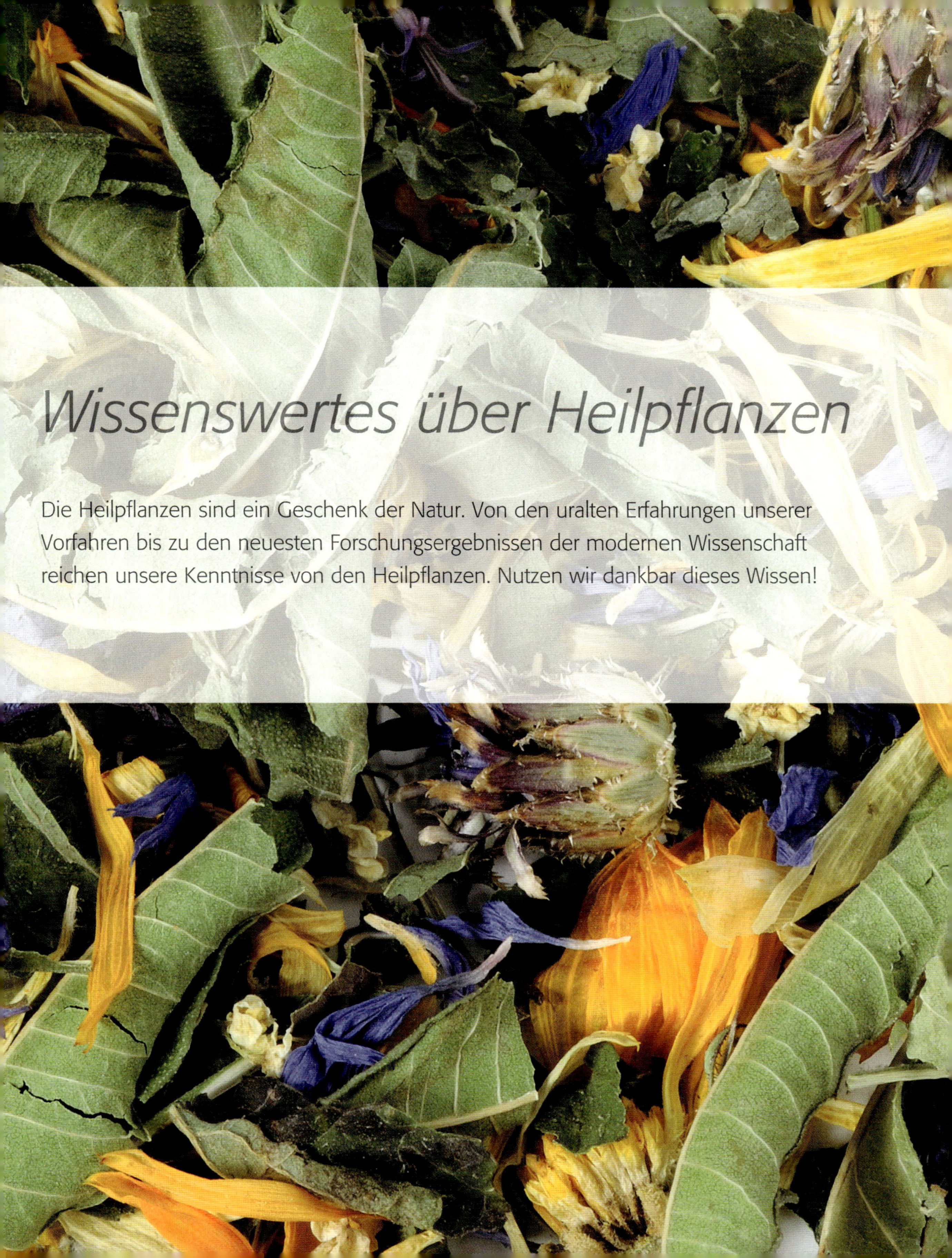

Wissenswertes über Heilpflanzen

Die Heilpflanzen sind ein Geschenk der Natur. Von den uralten Erfahrungen unserer Vorfahren bis zu den neuesten Forschungsergebnissen der modernen Wissenschaft reichen unsere Kenntnisse von den Heilpflanzen. Nutzen wir dankbar dieses Wissen!

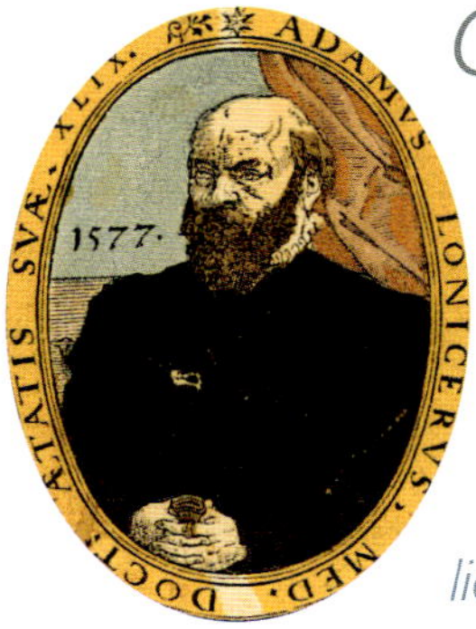

Geschichte der Heilpflanzen

Woher kommt das Wissen über unsere Heilkräuter? Es ist eng verbunden mit der Geschichte der Menschheit. Ich habe mir oft die Frage gestellt, wie wohl unsere Vorfahren zu diesem Wissen über die Heilkräfte der Kräuter gekommen sind. Es ist davon auszugehen, dass es, seit Menschen auf dieser Erde existieren, auch Krankheiten gibt und dass die Menschen aus nahe liegenden Gründen immer daran interessiert waren herauszufinden, wie diese Krankheiten behandelt werden könnten.

Unsere frühen Vorfahren hatten zu den Pflanzen sicher ein ganz anderes Verhältnis, wie wir es uns heute nicht mehr vorstellen können. Menschen, die den Nutzen der Heilkräuter, aber auch deren Gefahren besonders gut kannten, galten als weise. Diese so genannten weisen Frauen und Männer waren in der jeweiligen Gesellschaft besonders geachtet, aber auch manchmal gefürchtet. Ein trauriges Kapitel in unserer europäischen Geschichte ist die Verfolgung von Menschen, die man Hexen nannte, durch staatliche und kirchliche Gewalt. Es ist noch nicht allzu lange her, dass von Sizilien bis zum Nordkap die Scheiterhaufen brannten. So wurde unschätzbares Wissen, das in der Regel immer mündlich weitergeben wurde, vernichtet.

Jede Pflanze, sei es ein kleines Gänseblümchen oder ein riesiger Eukalyptusbaum, ist für mich ein großes Wunderwerk der Natur. Wir müssen uns bewusst machen, dass das Leben auf unserer Erde mit den Pflanzen begann, und erst durch die Pflanzen wurde tierisches und menschliches Leben ermöglicht. Nur die Pflanze ist in der Lage, mittels ihres Blattgrüns aus dem Kosmos einfallende Energie, in der Regel ist es das Sonnenlicht, aufzunehmen, umzuwandeln und zu speichern. Das ist ein sehr komplizierter Vorgang, den kein Wissenschaftler bis heute nachahmen kann. So versteht es die Pflanze, mit Hilfe dieser Energie aus den anorganischen Stoffen Wasser, Luft und Mineralstoffen organische Stoffe wie Zucker, Fett, Eiweiß, Vitamine usw. aufzubauen.

Damit ermöglicht erst die Pflanze menschliches und tierisches Leben auf unserer Erde. Anders herum ausgedrückt kann man sagen, dass die Pflanzen sehr gut ohne uns Menschen leben könnten. Ohne die Pflanzen jedoch gäbe es auf unserer Erde kein menschliches und auch kein tierisches Leben. Die Heilpflanzen, mit denen wir uns hier beschäftigen, zeichnen sich darüber hinaus durch besondere Inhaltsstoffe aus, die in der Lage sind, Krankheiten zu lindern oder gar zu heilen.

Auch Tiere kennen ihre Heilpflanzen. So konnte ich schon mehrmals Rehe beobachten, die ganz zielstrebig einen Besenginsterbusch aufsuchten, an den gelben Blüten herumknabberten und dann wieder verschwanden, ohne anderen Kräutern auch nur einen Blick zu gönnen. Leider habe ich bis heute noch kein Reh befragen können, was es wohl auf dem Herzen hatte. Für uns Menschen leistet der Besenginster, der besonders vorsichtig dosiert werden sollte, gute Dienste bei Herzrhythmusstörungen. Gamswild wälzt sich gern bei Verletzungen im Spitzwegerich, dies konnte wiederholt von Jägern beobachtet werden. Hier haben wir eine gute Verbindung zu unserem Heilkräuterwissen, denn Spitzwegerich wird seit alters her zur Wundbehandlung eingesetzt.

Die ältesten Quellen

Die ältesten schriftlichen Aufzeichnungen über Heilkräuter finden wir in den Schriftrollen des **Papyrus Ebers**, die etwa 1600 Jahre vor unserer Zeitrechnung entstanden. Sie stammen aus den Grabkammern der ägyptischen Pharaonen. Es ist faszinierend, wie genau und detailreich die Beschreibungen mancher Heilkräuter ausfallen. So wird beispielsweise der Quendel, unser

Feldthymian, dort als eine desinfizierende Pflanze beschrieben. Von den genannten Anwendungsbeispielen können wir alles übernehmen – nur dass wir heute natürlich keine Mumien mehr mit Quendel füllen.
Auch die sumerischen **Keilschriften** vom Anfang des 2. Jahrtausends v. Chr. sind nicht nur für die Wissenschaftler von größtem Interesse. Und aus dem 8. vorchristlichen Jahrhundert ist eine Schrift überliefert, in der bereits von einem Heilkräutergarten des babylonischen Königs Mardukapaliddina II. die Rede ist, in dem über 64 verschiedene Heilkräuter kultiviert worden sein sollen.
In der **Bibel** werden sowohl im alten Testament unter Moses als auch im neuen Testament immer wieder verschiedene Heilkräuter erwähnt.
Durch die Asterix-Bücher sind die heilkundigen Druiden wieder näher in unser Bewusstsein geraten. Die **Kelten** besaßen eine auf hohem Niveau stehende Heilkunde. Besonders die Mistel, die nur in besonderen Mondnächten mit einer goldenen Sichel geerntet werden durfte, erfreute sich einer hohen Wertschätzung. Von den **Germanen** wissen wir durch die Überlieferungen aus der Edda, wo von »neun heilkundigen Jungfrauen« berichtet wird. Einer der wertvollsten Funde aus jener Zeit ist ein reich verziertes Holzkästchen aus dem Oseberg-Schiff, das bei Oslo in Norwegen gefunden wurde und wohl erhaltene Kräuter barg, die man der toten Wikingerfürstin mit ins Grab gegeben hatte.

Eine unerschöpfliche Quelle über Heilkräuter sind die vielen **Sagen und Märchen**. Frau Holle zum Beispiel, die in dem Kindermärchen die Betten ausschüttelt, damit es schneit, war eine germanische Göttin, die dem Volksglauben zufolge in einem Holunderbusch wohnte. Die »Wildfräuleins«, aber auch die »Elfen« lehrten den Menschen die Kenntnis der Kräuter.
In den griechischen Sagen begegnet uns der heilkundige Zentaur **Chiron**. Dieser unterrichtete viele Helden in der Heilkräuterkunde, darunter Achilles, Äskulap und Odysseus.

Hippokrates und seine Erben

Im klassischen Hellas ragt **Hippokrates** (460–375 v. Chr.) an Bedeutung besonders hervor. Der Priesterarzt lehrte und wirkte in einem Asklepion (Heiltempel) auf der Insel Kos, nicht weit vor der heutigen türkischen Küste gelegen. Viele seiner Schriften sind in ihren Aussagen unwahrscheinlich modern und zeitlos. So schreibt Hippokrates unter anderem:
Krankheiten befallen uns nicht aus heiterem Himmel, sondern entwickeln sich aus täglichen kleinen Sünden wider die Natur. Wenn diese sich gehäuft haben, brechen sie scheinbar auf einmal hervor.
Bekannt ist Hippokrates vor allem durch den »Hippokratischen Eid« der Ärzte. Aber auch die Heilpraktiker sehen in ihm einen ihrer geistigen Väter. In dieser Aussage liegt kein Widerspruch, kann doch ein Vater auch zwei Söhne haben. Weitere berühmte Namen sind **Aristoteles**, der ein Lehrer von Alexander dem Großen war, und auch sein Schüler **Theophrast**. Beide gelten als große Kenner der Heilkräuterkunde.

Erst das Wort, dann die Heilpflanze, zuletzt das Messer!
Dieser berühmte Ausspruch stammt von **Asklepios von Thessalien**. Hier erkennen wir den hohen Stellenwert, der dem Gespräch und der Heilpflanze in der Antike zukam. Wie sieht es heute damit aus? Obwohl wir alle für unser tägliches Brot weniger arbei-

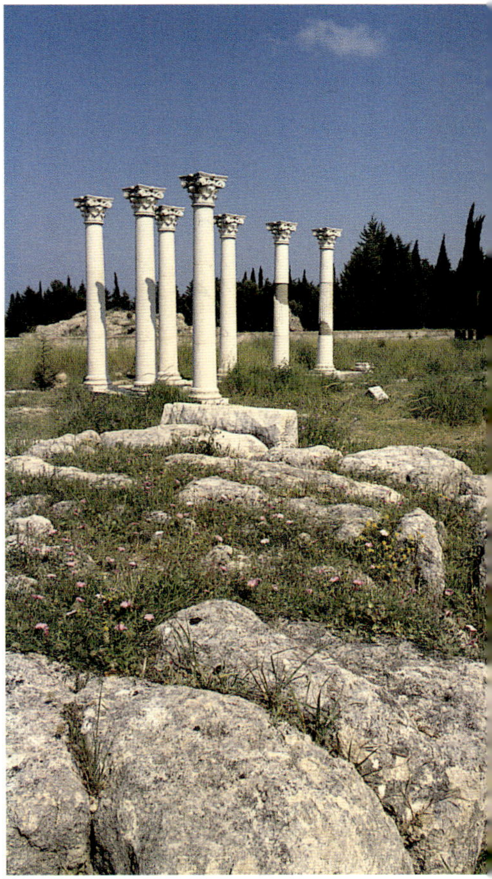

Die Ruinen des Heiltempels (Asklepion) auf Kos, der Wirkungsstätte des Priesterarztes Hippokrates.

ten müssen als unsere Vorväter, haben wir füreinander keine Zeit mehr, vor allem nicht für das Wort. Besonders gravierend ist dieser Zeitmangel, wenn das Gespräch mit dem Patienten dem medizinischen Betrieb zum Opfer fällt.
Sehr beeindruckt hat mich der bewahrte Bauriss eines Käutergartens für Heil- und Gewürzpflanzen des Klosters von St. Gallen in der Schweiz aus dem Jahre 820. In diesem Herbularius finden wir 16 Beete mit den dort angebauten Kräutern. Jedes Jahr unternehme ich eine Kräuterwallfahrt auf die Insel Reichenau im Bodensee. Hier wirkte in dem Benediktinerkloster Mittelzell der **Abt Strabo** (809–849). Dort schrieb er ein bemerkenswertes Kräuterbuch in Gedichtform »De cultura hortorum«, auch kurz »Hortulus« genannt. Auf sinnige Art und Weise werden hier 23 Pflanzen charakterisiert, die in diesem Kräutergarten gediehen.
Da es von diesem historischen Kräutergarten noch Pläne gibt, konnte er wieder genau in dem alten Stile angelegt werden.
Als erste Heilpflanze nennt Strabo den Salbei, mit folgenden Sätzen:
Der Salbei leuchtet an erster Stelle hervor, lieblich im Geruch, bedeutend an Kraft und nützlich als Trank, hilfreich ist er befunden in den meisten Krankheiten der Menschen und hat es verdient, sich stets einer grünen Jugend zu erfreuen.
Für einen Kräuterfreund ist dieser Garten ein besonderer Ort der Kraft, besonders am frühen Morgen, bevor die Heerscharen von Touristen hereingebrochen sind.

Hildegard von Bingen

Eine interessante Frauenpersönlichkeit des frühen Mittelalters ist Hildegard von Bingen (1098–1179). Obwohl sie nie wirklich heilig gesprochen wurde, nennt man sie von alters her die Heilige Hildegard von Bingen.
Sie hat verschiedene Schriften hinterlassen, die vor ca. 100 Jahren in der königlichen Bibliothek in Kopenhagen wieder aufgefunden wurden. Drei Bücher kennzeichnen ihr Wissen und die ihr zugeschriebene seherische Begabung: »Scivias«, eine mystische Offenbarung, »Causae et Curae«, über die Ursache und Heilungen von Krankheiten,

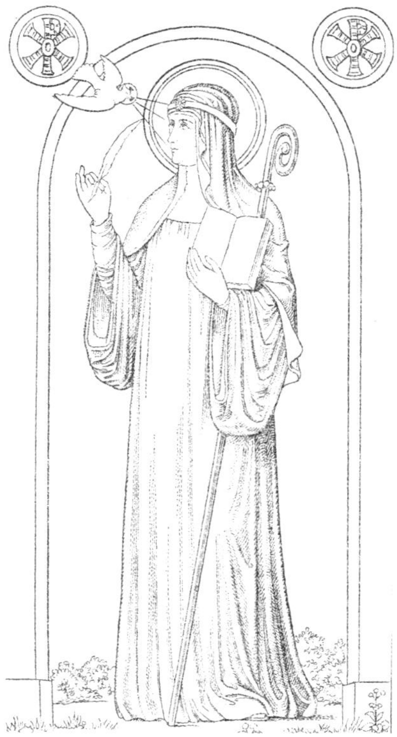

Die Heilige Hildegard war kundig in vielen Heilmethoden und gilt als erste deutsche Ärztin.

und »Physica« ein fast naturwissenschaftliches Werk.
Die Heilige Hildegard wirkte als Äbtissin in einem Benediktinerkloster bei Sobernheim an der Nahe auf dem Disibodenberg. Nachdem dort das Kloster zu klein wurde, ließ sie auf dem Ruppertsberg, dort, wo die Nahe in den Rhein mündet, ein neues Kloster errichten. Dieses wurde 1631 im Dreißigjährigen Krieg zerstört. Auch von der alten Klosteranlage auf dem Disibodenberg sind heute nur noch einige Ruinen übrig. Das Gelände selbst aber, von mächtigen Eichen bewachsen, ist auch heute noch ein Ort der Ruhe und Einkehr, ein Ort der Kraft!
Hildegard von Bingen war eine Frau mit einer ausgezeichneten Beobachtungsgabe, die mit beiden Beinen mitten im Leben stand und dem Volke »auf's Maul schaute«. Sie verstand den Menschen als eine Einheit von Leib und Seele. Nichts Menschliches war ihr fremd, und sie zierte sich auch nicht, selbst sexuelle Probleme beim Namen zu nennen. Die sexuelle Vereinigung von Mann und Frau war für Hildegard ein göttlicher Akt, durch den der Mensch ganz wird. So schreibt sie unter anderem:
Wenn der menschliche Samen an die richtige Stelle fällt, dann nimmt ihn das Blut des Weibes mit liebendem Verlangen auf und zieht ihn in sich hinein, so wie der Atem etwas in sich hineinzieht. So mischt sich das Blut des Weibes mit dem Samen des Mannes, und es wird ein Blut, so dass auch das Fleisch des Weibes von dieser Blutmischung erwärmt wird, wächst und zunimmt.

Und so ist das Weib durch den Mann ein Fleisch mit dem Mann. Auch der Mann wird durch die Frau erst ganz.

Waren es vielleicht diese freimütigen und offenen Bekenntnisse, die eine offizielle Heiligsprechung immer wieder verhinderten? Doch mit Volkes Stimme ist die Hildegard schon längst heilig gesprochen und gilt darüber hinaus als erste deutsche Ärztin!

Neben vielen lateinischen Pflanzenbezeichnungen (Consolida) finden wir bei der Heiligen Hildegard auch altdeutsche Namen volkstümlicher Heilpflanzen wie Bluotwurz (Blutwurz), Brunnrassin (Brunnenkresse), Lungwurz (Lungenkraut), Oerlen (Erle), Quenela (Quendel), Wermuoda (Wermut) und Wolfisgelegena (Arnika). Die Stagwurtz (Eberraute) verarbeitete sie zusammen mit anderen Wurzeln zu einem magenstärkenden Wein. Auch der Salbei stand bei ihr in hohem Ansehen; so schreibt sie:

Wer an starker Verschleimung und stinkendem Atem leidet, soll Salbei in Wein kochen und öfters davon trinken.

Es war ein großer Glücksfall der Geschichte, dass die Heilige Hildegard nicht im 16. Jahrhundert lebte, denn dort wäre sie sicher als Hexe verbrannt worden. So nah können Heilige und Hexen beieinander stehen.

Die Gebeine (Reliquien) der Heiligen Hildegard ruhen in der Eibinger Pfarrkirche in einem kostbaren, von der Abtei Maria Laach gestifteten Schrein. Zwischen 1900 und 1904 entstand oberhalb von der alten Abtei in Rüdesheim-Eibingen als Stiftung des Fürsten Karl von Löwenstein das neue Hildegardkloster, wo die Erinnerung an diese große Frau wach gehalten wird.

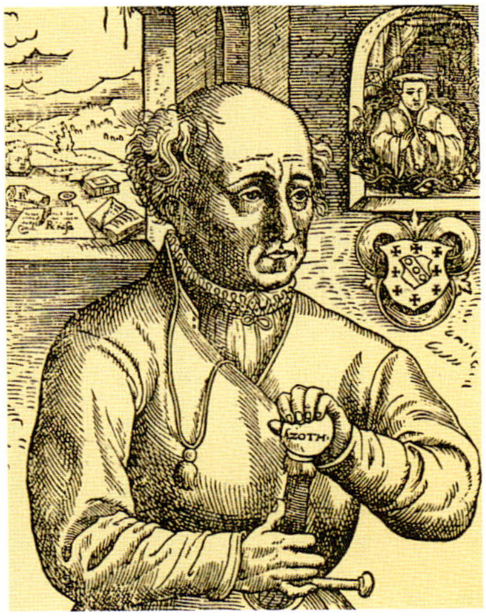

Paracelsus kurierte körperliche und seelische Leiden erfolgreich mit Heilkräutern. Sein Credo: Für jede Krankheit ist ein Kraut gewachsen.

Paracelsus

Auf meinen vielen Wanderungen kommen mir oft Aussprüche des Paracelsus (1493–1541) in den Sinn:

Alle Wiesen und Matten,
alle Berge und Hügel
sind Apotheken Gottes,
Für jede Krankheit
ist ein Kraut gewachsen.

Auch wenn ich das Johanniskraut in den Händen halte, werde ich immer an Paracelsus erinnert, der mit vollem Name Philipus Aureolus Theophrastus Bombastus von Hohenheim hieß. Paracelsus verstand die Heilpflanzen und deren Anwendung. Er war meines Erachtens der erste Arzt, der Gemütserkrankungen und Depressionen als eigenständiges Krankheitsbild erkannte und erfolgreich mit Johanniskraut behandelte. In den damaligen Zeiten galten Menschen mit seelischen Störungen oft als vom Teufel beses-

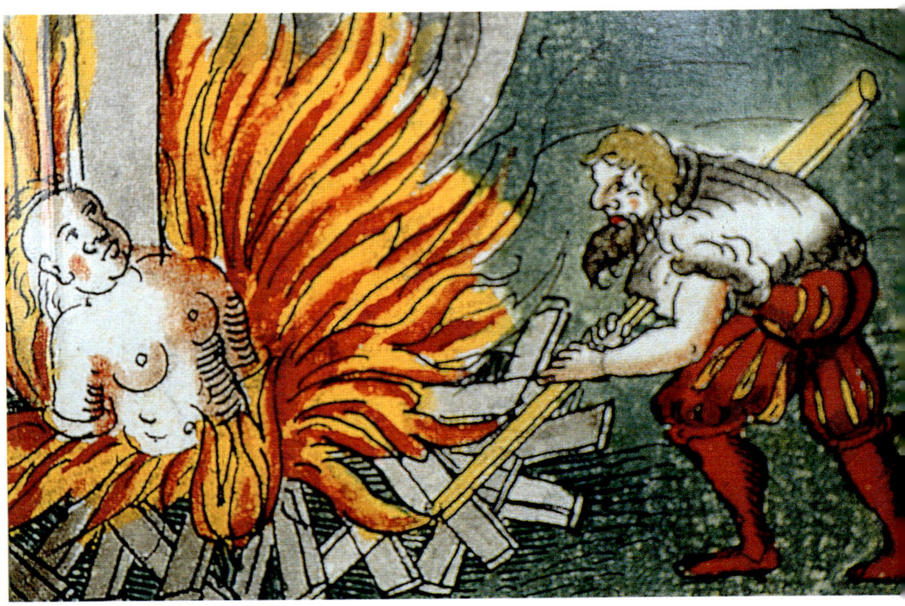

Im ausgehenden Mittelalter wurden heilkundige Frauen vielfach der Hexerei angeklagt und auf dem Scheiterhaufen verbrannt.

sen, und wer einmal in diesen »Kasten« fiel, kam nicht wieder heraus. Auch wurden viele dieser eher bemitleidenswerten Menschen als Hexen von der Gesellschaft ausgesondert und nach langen Folterqualen zu Tode gebracht.
Dieser Hexen- und Teufelswahn, der bis in das 18. Jahrhundert hinein andauerte, ist ein ganz übles Kapitel unserer Geschichte. Wenn einem das unvorstellbare Leid dieser vielen unschuldigen Menschen bewusst ist, sieht man den ganzen Fastnachtsrummel um die Hexen mit anderen Augen.
Paracelsus war in den damaligen, und wäre auch in heutigen Zeiten noch, ein Außenseiter seiner ärztlichen Zunft. Vielen passte seine offene, auch manchmal recht derbe Ausdrucksweise nicht, und er hatte, besonders wegen seiner großen Heilerfolge, viele Neider. Paracelsus war ein Anhänger der so genannten Signaturenlehre. Hierbei wird aus der »Signatur«, das heißt aus den äußerlichen Besonderheiten einer Pflanze, auf ihre Heilwirkungen geschlossen. So nahm man beispielsweise an, dass gelb blühende Pflanzen gut bei Störungen der Galle wirksam wären. Beim gelb blühenden Löwenzahn und auch beim Schöllkraut würde dies auch zutreffen, doch verallgemeinern lassen sich diese Aussagen natürlich nicht.

Segenssprüche und andere Rituale

Oft habe ich mir Gedanken darüber gemacht, wie wohl unsere Vorfahren die den Pflanzen innewohnenden Heilkräfte herausgefunden haben. Diese Frage kann ich natürlich nicht genau beantworten. Ich kann nur vermuten, dass sie zu den Pflanzen ein ganz anderes Verhältnis hatten als wir heutzutage. Mit einem besonderen Fühlen und Schauen konnten sie intuitiv die Heilkräfte, aber auch die Gefahren erkennen, die in den Pflanzen stecken.
Die Anwendung der verschiedenen Heilpflanzen war in alten Zeiten oft mit besonderen Ritualen und bestimmten Zauber- und Segenssprüchen verbunden. So musste z. B. ein Gichtkranker in einer Vollmondnacht dreimal mit folgendem Spruch um einen Holunderbusch gehen:

Holunder ich hab die Gicht,
du hast sie nicht,
nimm mir sie ab,
damit ich sie nicht mehr hab.

Heute lächeln wir über diese besonderen Anwendungsformen. Doch etwas hat sich von diesen alten Segenssprüchen bis in unsere Tage gerettet, wenn eine Mutter ihrem Baby liebevoll über das Bäuchlein streichelt und sagt: »Heile, heile Segen …«

Franz von Assisi (1181–1226) bezeichnete die Pflanzen sogar als unsere Brüder und Schwestern. Für ihn waren sie wie wir Gottes Geschöpfe ganzheitlichen Denkens. Mit diesen Gedanken liegt der große Prediger und Heilige auf einer mentalen Ebene mit den Naturreligionen der Indianer! Diese Achtung und universelles Verständnis für unsere Pflanzen ist uns modernen Menschen weitestgehend abhanden gekommen. Immer wieder begegne ich jedoch Menschen, bei denen ich fast instinktiv fühle, dass diese Begabungen, wenn auch tief im Unterbewussten, da sind und nur wieder aufgeweckt werden müssen. Dies ist ein Sich-öffnen, ein Reife- und auch ein Lernprozess. Man muss die Heilpflanzen mit Liebe sehen und ihr Wesen erkennen.

Der Herrgott ließ die Kräuter der Erde nicht umsonst wachsen. Er wollte, dass man sie auch gebrauchen lernt und damit Übel und Krankheiten in unserem Dasein verhindert, lindert und heilt.
Mit diesem Ausspruch hat der Kräuterpfarrer und »Wasserdoktor« **Sebastian Kneipp** (1821–1897) den Einsatz der Heilkräuter zur Vorbeugung von Krankheiten und Wiederherstellung der Gesundheit be-

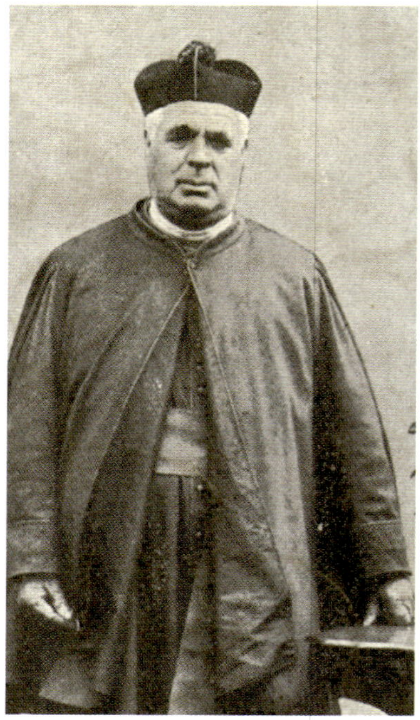

Kräuterpfarrer und »Wasserdoktor« Sebastian Kneipp (1821–1897).

reits im vorletzten Jahrhundert treffend beschrieben. Gerade in unserem technisierten Zeitalter ist es wichtig, sich der alten Werte und Weisheiten unserer Vorfahren zu besinnen. Das Sammeln von Kräutern in der freien Natur vermittelt ein unmittelbares Naturerlebnis für die ganze Familie.

»Buckelapotheker« …

Schon vor über 300 Jahren stellte man im Thüringer Wald gute Volksheilmittel her, die sich bis in unsere heutigen Tage bewährt haben. So heißt das Gebiet um die Höhen beidseitig des wunderschönen Schwarzatals noch heute »der Kräutergarten«. Goethe ritt oft von Ilmenau nach dem idyllisch gelegen Schloss Schwarzburg. Er schildert den Thüringer Kräutergarten wie folgt:

In jenen Waldgegenden hatten sich nämlich von den dunkelsten Zeiten her geheimnisvoll nach Rezepten arbeitende Laboranten angesiedelt und vom Vater zum Sohn manche Arten von Extrakten und Geistern [Essenzen aus Weingeist] bearbeitet, deren allgemeiner Ruf von einer ganz vorzüglichen Heilsamkeit durch emsige Balsamträger erneuert, verarbeitet und genutzt ward …

Diese Balsamträger oder Olitätenhändler (von lat. »olium« = Öl) bezogen ihre Ware von den Laboranten des Schwarzburger Oberlandes im Thüringer Wald. Der Volksmund nannte diese Händler treffend **Buckelapotheker**, da sie von der Kiepe auf dem Rücken Kräuterdestillate, Balsame und Essenzen verkauften.

Verwendet wurden in erster Linie die Heilpflanzen des Kräutergartens wie Kamille, Angelika, Schafgarbe, Bärwurz, Löwenzahn, Augentrost, Beinwell, Salbei und Arnika, die noch in meinen Kindheitstagen ganze Bergwiesen bedeckten. Die Thüringer Minze war eine spezielle Zuchtform der Pfefferminze. Sie war reicher an ätherischen Ölen, Gerb- und Bitterstoffen als die englischen und französischen Arten und auf europäischen Kräutermärkten unter anderem als Mittel gegen die damals wütende Cholera sehr gefragt. Aber auch mineralische Stoffe wie Pottasche und Schieferalaun wurden verarbeitet. Die Buckelapotheker schleppten ihre Naturarzneimittel, in Spanschachteln verpackt, auf stuhlartigen Gestellen (Ranzen) zu Fuß weit über ihre Thüringer Heimat hinaus. Ihre Wanderrouten reichten bis

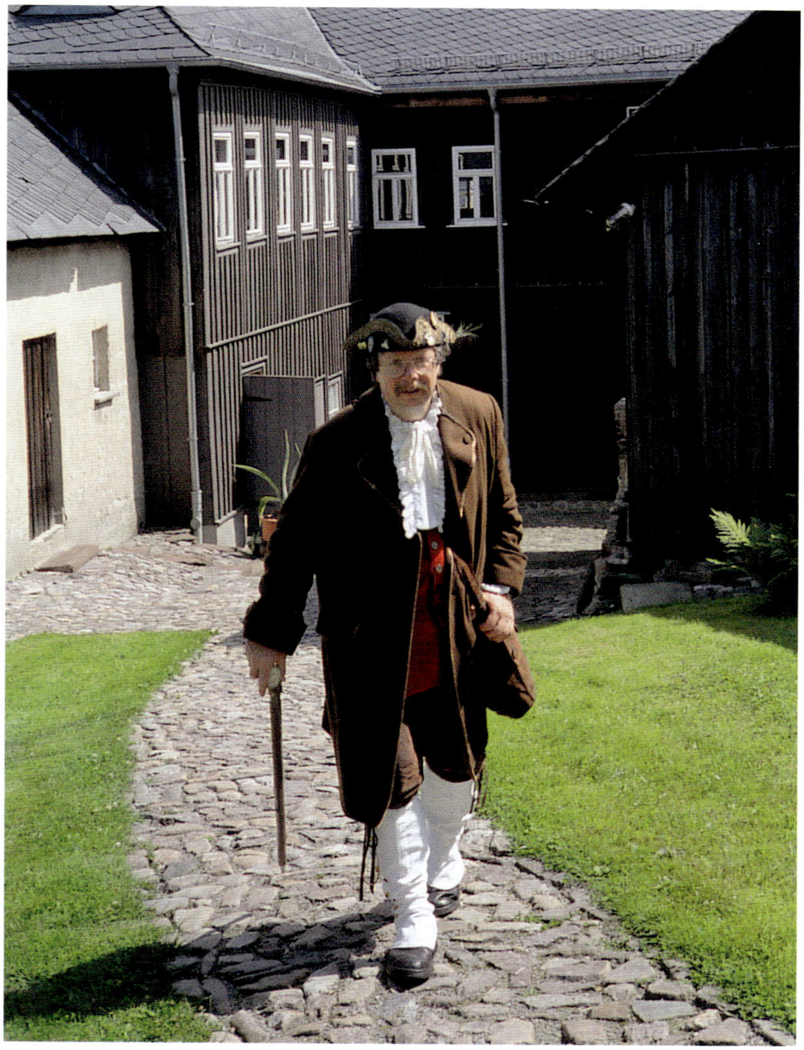

Heinz Liebermann, Vorsitzender des Fördervereins Olitätenwege, in der historischen Tracht der »Buckelapotheker«, Großbreitenbach.

nach Holland, Ungarn, Polen und in die Schweiz. Durch diesen Handel brachten sie einen bescheidenen Wohlstand in ihre oft sehr armen Bergdörfer. Hierbei kann man gewisse Parallelen mit den Schwarzwälder Uhrenhändlern feststellen.

… und ihre modernen Nachfolger

Den alten Traditionen der Buckelapotheker fühle ich mich geistig verbunden. Immer wieder zieht es mich zu den Orten des Thüringer Kräutergartens wie Königssee, Oberweißbach, Großbreitenbach und Cursdorf, um nur einige zu nennen. Besonders freue ich mich, wenn ich auf meinen Wanderungen im Thüringer Wald rund um den Fröbelturm Menschen treffe, die sich für die alte überlieferte Heilkräuterkunde einsetzen; zu ihnen gehört die engagierte Elvira Grudzielski, Inhaberin eines Buchladens in Oberweißbach und Verfasserin des Buches »Mein Thüringer Kräuterland«. Der Förderverein Olitätenwege im Thüringer Kräutergaren e.V. mit seinem Vorsitzenden Heinz Liebermann, dessen Geschäftsstelle sich an einen historischen Platz in der alten Apotheke in Großbreitenbach befindet, setzt sich für die Aufarbeitung und Pflege der alten Heilmitteltraditionen und der Reaktivierung der Olitätenwege unter Einbeziehung des traditionellen Brauchtums im Thüringer Kräutergarten ein. So wird das Andenken an die Vergangenheit der Buckelapotheker, Laboranten und ihren Olitätenhandel wieder mehr ins Bewusstsein gerückt. Dank dieser vielfältigen Aktivitäten gibt es heute wieder den bewährten »Hingfong«, allgemein bewährt bei Unwohlsein, das rote Lebensöl, den Thüringer Bergbalsam, den Fichtennadel-Nervgeist und die heilkräftige Arnikatinktur. Nicht zu vergessen die berühmten Kräuterliköre wie Liebmanns »Kräuterweiblein«.
Der Vollständigkeit halber müssten hier noch viele Namen von Leuten genannt werden, die sich für die Heilkräuterkunde verdient gemacht haben. Doch das würde den Umfang dieses Büchleins bei weitem sprengen.
Es ist für mich jedes Mal eine große Freude, mit Schulklassen Kräuterwanderungen zu unternehmen. Bei jedem dieser Ausflüge berichten mir die Kinder mit strahlenden Augen von ihren Großmüttern und Großvätern, die ihnen mancherlei über die Kräfte der Heilkräuter erzählt haben. Diesen Großeltern und auch deren Vorfahren, die das uralte Wissen um die Heilkräuter über Generationen weitergegeben haben, möchte ich mit meinem Dank hier ein Denkmal setzen.

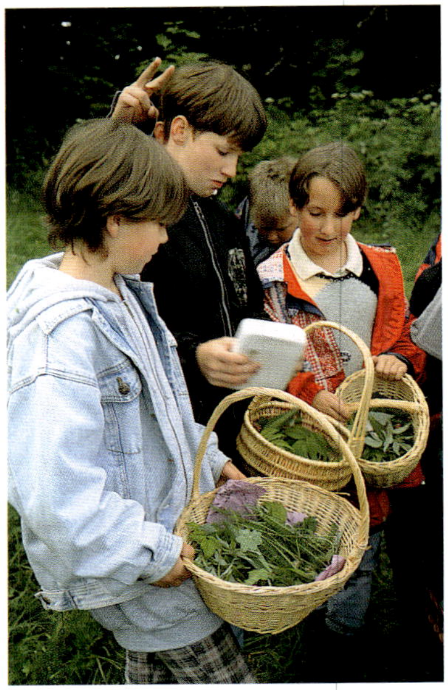

Löffinger Schülerinnen beim Sammeln von Wildkräutern (siehe auch S. 57).

DIE KRÄUTERKUNDIGEN VON DER URZEIT BIS ZUR GEGENWART

Urzeit	instinktiv begabte heilkräuterkundige Männer und Frauen
Vorzeit	weise Frauen, Medizinmänner, Zauberer, Priesterärzte, Hebammen
Altertum	Anfänge der geschichtlichen Heilpflanzenkunde bis etwa 476 n. Chr.: Priesterärzte, heilkundige Menschen (Wurzelsammler, Kräuterweiber)
Mittelalter	ca. 476–1500 n. Chr.: heilkundige Mönche und Nonnen, Ärzte, Heilkräuterkundne wie z. B. Schäfer, Bader, Heilkräuterweiber, Schmiede als Wundbehandler
Neuzeit	ca. 1500 n. Chr. bis zur Gegenwart: Ärzte, Heilpraktiker, heilkräuterkundige Laien, Anhänger der Naturheilkunde
Gegenwart	Heilpraktiker, Ärzte für Naturheilkunde, andere Heilkräuterkundige wie z. B. Anhänger der Kneipp'schen Heilweise, dazu, wie seit den Urzeiten, Mütter und Großeltern

Heilkräuter in der christlichen Tradition

Unsere Vorfahren standen in einem besonderen Verhältnis zu ihrer Umwelt, wie es heute nur noch bei einigen Naturvölkern der Fall ist. So war nicht immer selbstverständlich, dass es eine gute, ausreichende Ernte gab, die den Fortbestand der Familie oder Sippe sicherte. Das Leben war eingebettet in den Lauf der Jahreszeiten, abhängig in großem Maße von Jagdglück und den Witterungen, die das Wachstum der Pflanzen beeinflussten. Bei Krankheiten und Verletzungen war man allein auf die Heilkräfte der Pflanzen angewiesen. Die Beziehung zwischen Mensch und Natur war von Ehrfurcht und Dankbarkeit geprägt. In der heutigen, technisierten Welt ist dieses Verhältnis oftmals gestört.

Diese Heilkräfte, oder, wie es die Heilige Hildegard ausdrückte, die »Grünkraft« der Pflanzen, kamen nicht von ungefähr, sondern bedurften eines göttlichen Segens. Es ist ein uraltes Bedürfnis der Menschen, sich dieses Segens für die Heilpflanzen zu vergewissern. In allen Kulturen verehrte man mütterliche Gottheiten. Bei den Germanen war es in vorchristlichen Zeiten Freya, die Göttin der Fruchtbarkeit. Auch im alten Rom stattete man zur Reifezeit Dankopfer ab und weihte die Kräuter in feierlichen Prozessionen.

Mit der Einführung des Christentums änderte sich dies, denn die Kirche war der Auffassung, dass Krankheiten als Verfehlungen und göttliche Strafen anzusehen waren. Heil und Heilung könnten nur aus dem Glauben heraus erfolgen. Menschen, die sich auf die Kunst verstanden, mit den geheimnisvollen Kräutern umzugehen, wurden verfolgt und mit strengen Strafen belegt. Das schreckte sie jedoch nicht ab; im Geheimen wurden die Heilkräuter weiterhin gesammelt und bei Gebrechlichkeit und den verschiedensten Krankheiten angewandt.

Diesen Zustand konnte die Kirche auf Dauer nicht ignorieren. So entschloss man sich bereits im 10. Jahrhundert, das Kräutersammeln mit einer kirchlichen Kräuterweihe zu legalisieren. Gleich wie in alten Zeiten führte man die Heilkraft der Kräuter auf Gott und auf die Fürsprache Mariens zurück, die an die Stelle der früheren weiblichen Gottheiten getreten war. Auf alten Altarbildern sehen wir, wie Maria das Jesuskind stillt und die dabei zu Boden tropfende Muttermilch das Wachstum der Pflanzen bedingt und den irdischen Bereich heiligt. Dieser nährende Aspekt der himmlischen Mutter erinnert an die Muttergöttinnen unserer Vorfahren. Oft sehen wir auf alten Darstellungen Maria in einen prächtigen Mantel gekleidet, der für die gläubigen Menschen einen Schutzmantel symbolisiert. So wurde die Heilpflanze Frauenmantel der Heiligen Jungfrau zugeordnet. Man nannte sie auch »Maria Tränen« weil die Pflanze aus Drüsen der äußeren Blattränder wässrige Tropfen ausscheidet.

Einen besonders schönen Marienaltar habe ich in Stuppach bei Bad Mergentheim gesehen. Die Stuppacher Madonna wurde von Mathias Gothart Nithart, genannt Grünewald, in den Jahren 1513–1519 ursprünglich als Mittelbild eines spätgotischen Flügelaltars für die Maria-Schnee-Kapelle der Aschaffenburger Stiftkirche gemalt. Dieses schöne Werk gelangte 1812 nach Stuppach, wo es bis heute in einer eigens errichteten Kapelle besichtigt werden kann. Interessant und auf jeden Fall besonders sehenswert ist auch der Isenheimer Altar des gleichen Künstlers im Unterlindenmuseum in Colmar. Auf diesem Altar wird sehr eindringlich das Leiden Jesu, aber auch anderer Menschen dargestellt.

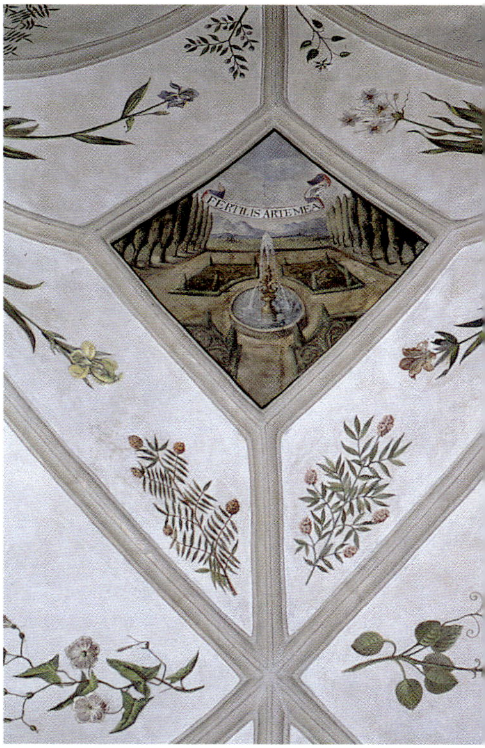

Deckengemälde mit Heilkräutern und Klostergärten in der Kirche St. Michael auf dem Michelsberg in Bamberg.

Auf verschiedenen Gemälden konnte ich dort viele Heilpflanzen und Krankheitsbilder (z.B. das Antoniusfeuer als Mutterkornvergiftung) entdecken. Besonders häufig fallen bei den alten Mariendarstellungen Abbildungen mit Erdbeeren auf, die im Mittelalter aufgrund ihrer Blüte, der dreigliedrigen Blätter, der Früchte und ihrer starken Vermehrung große Symbolkraft besaßen. Die Erdbeere galt als eine Pflanze der Dreieinigkeit. Es heißt unter Sirach 24, 18f.:

Meine Blüten wurden zu prächtiger und reicher Frucht. Kommt zu mir, die ihr mich begehrt, sättigt euch an meinen Früchten.

In altchristlichen Gebeten wird Maria als die »Blume des Feldes«, »Hüterin des Paradiesgartens«, »ewige Gärtnerin« und die »Lilie der Täler« bezeichnet.

Kräuterweihe zu Mariä Himmelfahrt

An Mariä Himmelfahrt, am 15. August, werden mit Segenssprüchen die Nutzpflanzen und Heilpflanzen geweiht. Eingeschlossen in die Weihe sind aber auch alle Blumen, denn laut einer Passage in der Marienlegende erfüllte ein wundersamer Duft die Luft, als Maria aus dem Grab emporschwebte. Dies ist das Zeichen, dass mit der Verwandlung Mariens auch die Erd- und Wachstumskräfte neu belebt wurden. Den geweihten Marienpflanzen schrieb man vermehrte Heilkraft zu sowie die Fähigkeit, dunkle Mächte abzuwehren. So wurden bei einem Gewitter als Schutz vor Blitzschlag oft geweihte Kräuterbüschel im Ofen verbrannt. Geweihte Kräuter wurden auf Saatfelder gesteckt und hinter die Fresströge der Tiere im Stall gelegt. Alles Ausdruck der allgegenwärtigen Sorge der himmlischen Mutter um ihre Kinder. Einige Heilkräuter tragen sogar direkt den Namen Mariens: die Mariendistel etwa, das Marienblümchen und auch Mariens Bettstroh (Quendel).

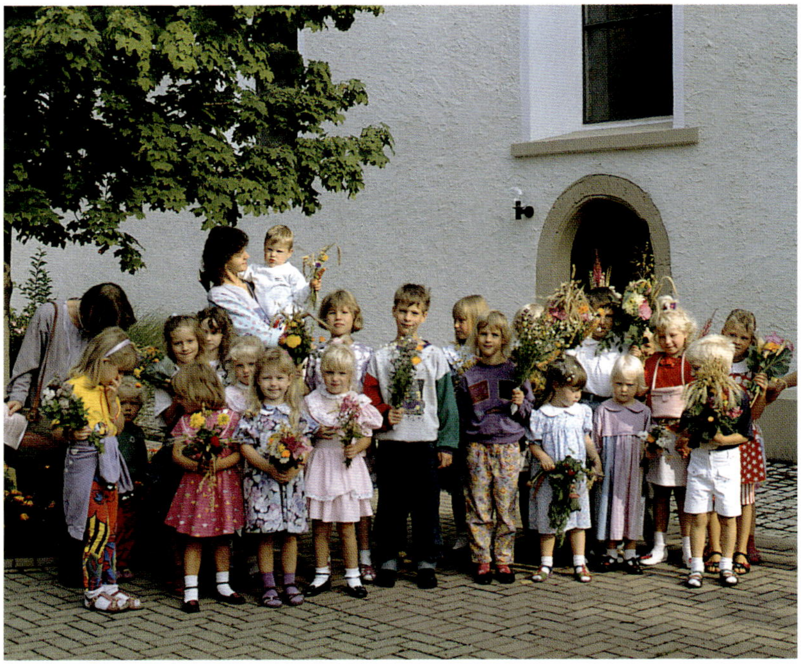

Eine dieser jungen Damen überreichte mir spontan nach der Kräuterweihe ihren Kräuterbüschel (St. Michael in Löffingen).

Es ist für mich eine große Freude zu sehen, dass an vielen Orten dieser uralte Brauch der Kräuterweihe weitergepflegt und mancherorts sogar wieder neu eingeführt wird.

Für die **Erstellung eines Kräuterbüschels** gab es feste Regeln.

Als Kräuter waren meist enthalten: Johanniskraut, Tausendgüldenkraut, Schafgarbe, Kamille, Wermut, Baldrian, Pfefferminze, Beifuß und Spitzwegerich. In der vorgegeben Anzahl der Kräuter – 7, 9, 15, 77 und 99 – erkennen wir ein uraltes, magisches (Zahlen-)

Ritual. In Gengenbach werden zum »Kräuterbüscheltag« sogar riesige »Krautwische« zur Kirche gebracht. Interessant ist, dass es sich bei den Kräutern oft um Frauenkräuter, alte Zauberpflanzen und so genannte Hexenkräuter handelt. Heute nehmen wir es mit der Zusammenstellung der Kräuterbüschel nicht mehr so genau. Wie ich in den vergangenen Jahren hier im Hochschwarzwald beobachten konnte, sind die Kräuterbüschel oft ein Gemisch aus Gartenblumen, Heilkräutern und Getreidepflanzen.

Seit Jahren führe ich an Mariä Himmelfahrt eine Kräuterwanderung durch, die mit dem Sammeln eines Kräuterbüschels verbunden ist. Mein eigenes Kräuterbüschel beinhaltet jedes Mal auch die

Brennnessel, die ich dadurch besonders ehren will. Anschließend besuchen wir dann eine Heilige Messe verbunden mit einer Kräuterweihe. Die so geweihten Kräutersträuße erhalten zu Hause einen Ehrenplatz. Früher auf den Bauernhöfen hingen sie oft im Herrgottswinkel.

Die Zeit von Mariä Himmelfahrt, dem 15. August, bis Mariä Geburt, dem 8. September, wird als »Frauendreißiger« bezeichnet. Während dieser Wochen sollen nach alter Überlieferung die Frauen ihre Kräuter sammeln (Frauenmantel, Schafgarbe usw.).

Fritz Schray hat in seinem Buch: »Gsälzbrot und Bärlauch, Natur und Bräuche im Jahresablauf« ein hübsches Gedicht herausgebracht, das ich Ihnen nicht vorenthalten möchte:

15. August

A Feschttag vo ganz bsondrer Art,
des ischt Mariä Hemmelfahrt.
Z' mittlescht e'r Hochsommerzeit
ischt drusse äles bsonders gweiht:
D' Kräuter hent geheime Kräft
mit' Geschmack ond mit de Säft.
Vo älem goht do Seage aus.
Drom bend't ma do en graoße Schtrauß
aus fufzeah Kräuter ganz genau
ond weiht'n Onsrer Liebe Frau.
,s ghört en Schtrauß der Gottesbraut
z' erschte's Tauseguldekraut,
Augetroscht ond Thymia,
Odermennig, Majora,
Frauenmantl ond Kamill,
Schachtelhalm ond Tormentill,
Mähdesüeß ond Herzgeschpann,
Hirtetäschle, Gundermann,
Johanniskraut ond d' Königskerz!
Die Kräuter bannet jeden Schmerz.
Wo sich au a Leide reg',
do hilft Gottes Apothek.
Lass dr jetzt die guet Arznei
herzlich anempfohle sei!
Bloß net jomere und flueche!
Naus gao ond die Kräuter sueche!

Heilkräuter aus anderen Klimazonen und Kulturkreisen

In jedem Lande wachsen diejenigen Heilpflanzen, die für die Krankheiten dieses Landes notwendig sind.

Diese Ansicht vertrat Paracelsus schon vor fast 500 Jahren. Wenn man sich mit der Heilkräuterkunde anderer Kulturen und Klimazonen beschäftigt, so ist es interessant festzustellen, dass die Bewohner gleicher Klimazonen unabhängig voneinander in der Anwendung von Heilpflanzen oft zu gleichen Ergebnissen gelangten. So verblüffte es mich ungemein, dass die heilkundigen Indianer ähnliche Rezepturen entwickelten, wie wir sie von der Heiligen Hildegard kennen.

Es gab bei uns Zeiten, zu denen nur die exotischen Drogen etwas galten. Erst durch die Kriege besann man sich wieder notgedrungen auf die heimischen Heilpflanzen, denn man brauchte ja einen Ersatz. Bei einigen »Ersatzpflanzen« stellte sich dann heraus, dass diese oft wirksamer waren. In seinem »Lehrbuch der Phytotherapie« nennt der Arzt R.F. Weiß ein gutes Beispiel: Die Blutwurz, ein ganz unscheinbares Pflänzchen, das überall in Deutschland weit verbreitet ist, ist unsere wichtigste und ergiebigste deutsche Gerbstoffdroge! Weiß schreibt:

Die Tormentilla (Blutwurz) kann also voll und ganz an die Stelle der früher fast ausschließlich verwendeten ausländischen Gerbstoffdrogen, wie Radix Ratanhiae, treten, nicht etwas als »Ersatzdroge« sondern als hochwertige eigene Arzneieinheit.

Die Überschätzung ausländischer Arzneidrogen ist auch heute wieder festzustellen – je exotischer desto besser. Gleichzeitig wird unsere wertvolle einheimische Heilpflanzenflora vollkommen unterbewertet. Es ist erschreckend, wie wenige Kinder noch die heimische Flora kennen und darüber Bescheid wissen, zu welch vielen nützlichen Dingen wir diese Pflanzen gebrauchen können. Auf meinen geführten Heilpflanzenexkursionen mit Schulkindern stelle ich fest, dass grundsätzliches Interesse an unseren Heilpflanzen vorhanden ist. Doch fehlt es immer mehr an Menschen, die dieses alte Wissen auch weitergeben können. Die noch kräuterkundigen Großmütter und -väter sterben leider zunehmend aus.

Nun soll hier freilich nicht der Eindruck entstehen, dass ich zu Kräutern eine »ausländerfeindliche« Einstellung habe. Dies ist absolut nicht der Fall. Ganz im Gegenteil bin ich unserem Schöpfer dankbar, dass er für uns Menschen auf der ganzen Welt so wertvolle Heilpflanzen wachsen lässt. Es ist nur wichtig, dass wir unsere heimische Flora nicht verachten und die Exoten stets mit Sinn und Verstand einsetzen.

Nicht umsonst lautet der Titel meiner Heilkräutervorträge: »Heilkräuter erkannt und richtig angewandt«. Es ist wichtig, die Pflanzen, die man verwendet, auch zu kennen. Ganz besonders gewissenhaft muss man sein, wenn man aus bestimmten erforderlichen Gründen einer heimischen Rezeptur Exoten beifügt. Als Grund sollte bestimmt nicht nur der schöne und ausgefallene Name dienen!

Amerika, Afrika und Asien

Als die europäischen Auswanderer nach **Amerika** kamen, hielten sie die »Wilden« dort für keine richtigen Menschen – und doch war deren Wissen um Heilbehandlungen dem der Eroberer haushoch überlegen. So wussten die Indianer z. B., dass bei der gefürchteten Mangelkrankheit, die wir Skorbut nennen, das Kauen auf Fichtennadelspitzen Abhilfe schafft. Zwar war ihnen nicht bewusst, dass Fichtennadelsprossen Vitamin C enthalten, doch war bekannt, dass man damit Skorbut verhindern oder heilen konnte. Viele Europäer litten schon auf der langen Überfahrt unter Skorbut, und viele Menschen starben auch daran. Leider wurde die Menschenfreundlichkeit der Indianer, die ihr Wissen teilen wollten, allzu oft arrogant ignoriert. Noch heute geben die amerikanischen Ureinwohner ihre Erfahrungen mit der Heilkräuterkunde von Generation zu Generation weiter.
Ganz anders die Situation in **Afrika**: Dort ist das heimische Heilkräuterwissen inzwischen vielerorts fast vollständig ausgestorben und muss zum Teil aus unseren Bibliotheken wieder zurücktransferiert werden. Es ist geradezu grotesk, welche Züge die »Heil**mitt**elbeschaffung« annehmen kann. Da werden z. B. über eine Missionsstation Hustentropfen geordert und aus dem fernen Deutschland auch geliefert. Es sind Eukalyptustropfen. Dass um eben diese Missionsstation die schönsten Eukalyptusbäume wachsen, hat niemand beachtet, noch weniger, wie man mit einfachsten Mitteln die Blätter dieser Bäume zu Hustentropfen verarbeiten kann. Nicht selten geschieht es auch, dass diese Menschen für sie fast unbezahlbare Medikamente kaufen, wo direkt bei ihren Hütten Kräuter wachsen, die für sie nicht nur kostenlos, sondern häufig auch die für ihre Beschwerden genau richtige »Medizin« darstellen. Aufgeschlossene Ärzte in der Entwicklungshilfe sind daran interessiert, diesen Menschen diese alte vergessene Volksheilkunde wieder näher zu bringen, damit sie lernen, die Heilkräuterschätze ihrer heimischen Flora auch nutzen zu können. Es ist für mich eine große Freude, diesen interessierten Ärzten ganz einfache Methoden zu zeigen, wie diese Arzneikräuter zu verarbeiten sind. Hierbei handelt es sich um altes Drogisten- und Apothekerwissen, das entstand, bevor die Menschen zu glauben anfingen, dass nur Chemiekonzerne wirksame Medikamente produzieren können.
Die **traditionelle chinesische Medizin** stellt mit ihrem enormen Repertoire von ca. 500 Heilmitteln jede andere Naturmedizin in den Schatten. Ihre Wurzeln liegen in einer langen anerkannten Pflege und Wertschätzung, die jedoch ganz auf die chinesische Kultur ausgerichtet ist. So können wir zwar vieles von der chinesischen Naturheilkunde lernen, dieses Wissen – auch bedingt durch die Verschiedenheit der Kulturen – jedoch nicht einfach übernehmen.
Die französische Pflanzenheilkunde hatte mit über 250 genau dokumentierten Drogen einen hohen Standard. Während die Heilkunde der Bader und Hebammen in Deutschland während des 19. Jahrhunderts zunehmend in Verruf geriet, wurde die französische Naturheilkunde von vielen Landpfarrern übernommen, die sich in ihrer Position verpflichtet fühlten, ihrer Gemeinde eine medizinische Grundversorgung anzubieten. Bei uns waren dies nur einzelne Pfarrer wie Sebastian Kneipp und in der Schweiz der Pfarrer Künzle.
Heute haben wir in Europa durch technischen Fortschritt scheinbar großen Wohlstand erreicht. Doch müssen wir uns nicht fragen, warum so viele Menschen krank sind, obwohl wir so viele Ärzte haben und die chemische Arzneimittelindustrie immer mehr Medikamente herstellt? Noch nie haben Krankenkassen und Staat so viel Geld für Behandlungskosten ausgegeben. Jeder trägt zu einem großen Teil selbst die Verantwortung für seine Gesundheit. Und hier kann unser alt überliefertes Kräuterheilwissen wertvolle Dienste leisten.

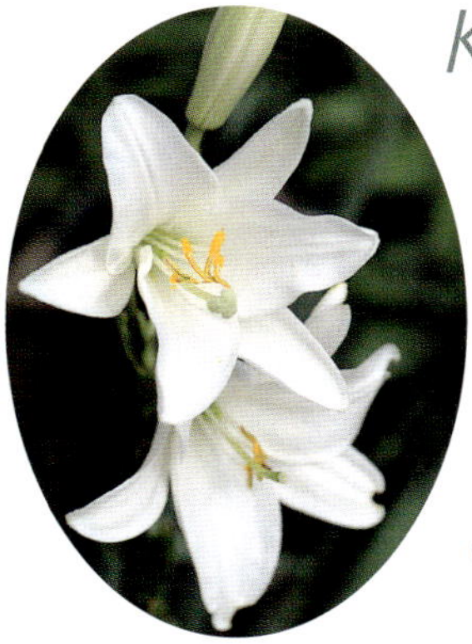

Kräuter der Bibel

Vor Jahren stieß ich aus Zufall auf verschiedene Heilkräuter der Bibel. Ich war überrascht und fasziniert von den entsprechenden Zitaten, sowohl in kulturhistorischer als auch religiöser Sicht. So öffnete sich für mich eine ganz neue Tür als Zugang zur Bibel. Welche Botschaften vermitteln uns diese Kräuter-Bibelzitate im Hinblick auf unsere körperliche und seelische Gesundheit!

Gott bringt aus Erde Heilgewächs hervor,
und wer vernünftig ist, verschmäht es nicht.

So steht es in Jesus Sirach 38,4 geschrieben.

Eine interessante, für jedermann zugängliche historische Fundgrube für Heilkräuter ist die Bibel. Bereits im ersten Kapitel des ersten Buches der Bibel heißt es:

Und Gott sprach: Es lasse die Erde aufgehen Gras und Kraut, das Samen bringe, und fruchtbare Bäume auf Erden, die ein jeder nach seiner Art Früchte tragen, in denen ihr Same ist. (Genesis 1,1)

Die Ärzte der biblischen Zeit kannten überwiegend pflanzliche Heilmittel. So prophezeit Ezechiel über die Bäume an den Flussufern des heiligen Landes:

Die Früchte werden als Speise und die Blätter als Heilmittel dienen. (47,12)

Einen ähnlichen Satz finden wir auch bei Paracelsus:

Lasst eure Pflanzen Nahrungsmittel und eure Nahrungsmittel eure Heilmittel sein.

Die Schriften der Bibel zeigen, dass viele Pflanzen bei Festen, Ritualen, in Geboten sowie in der darstellenden Kunst eine Rolle spielten. Der jüdische Leuchter hatte in den frühen Tagen Israels sechs Arme, die dem Salbei nachgebildet waren. In der christlichen Kunst, aber auch der Kunst anderer Religionen, finden wir viele Beispiele der (meist symbolischen) Abbildung von Heilpflanzen, insbesondere bei Mariendarstellungen. Viele Abschnitte der Bibel deuten darauf hin, dass Bäume und Waldstücke als heilige Stätten galten, z.B. 5. Mose 12,2 und 16,21, aber auch 2 Könige 16,4 und 17,10. Hier werden auch Verbindungen zu anderen und früheren Kulturen und Religionen deutlich.

Insgesamt werden in der Bibel 120 Pflanzenarten genannt, davon viele Heilkräuter und essbare Wildpflanzen. Diese Küchenkräuter werden in der Bibel als »Bittere Kräuter« bezeichnet und noch heute von der Bevölkerung des biblischen Landes, besonders während der Regenzeit, für Salate gesammelt. Auch die uns allen vertrauten Heil- und Gewürzpflanzen wie Pfefferminze, Dill und Kümmel wurden schon zu biblischen Zeiten gebraucht und sogar für Abgaben wie den Zehnten in Zahlung genommen. So heißt es in Matthäus 23,23:

Wehe euch, Schriftgelehrte und Pharisäer, ihr Heuchler die ihr verzehntet Minze, Dill und Kümmel und lasset dahinten das Wichtigste im Gesetz, nämlich das Recht, die Barmherzigkeit und nach den Glauben! Dies sollte man tun und jenes nicht lassen.

Im Verständnis der alten Schriften war das Paradies ein Lustgarten, ein Garten mit wohlriechenden Blüten, köstlichen Früchten und würzigen Kräutern.

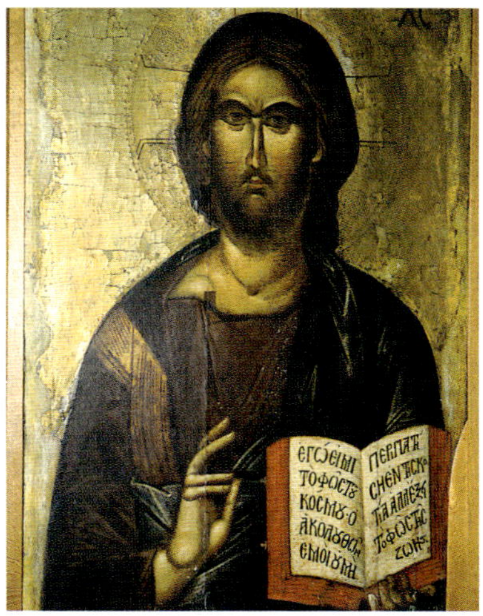

Ikonenmalerei, Christus mit dem Heiligen Buch, Dalmatien.

Heilpflanzen wurden zu Salbölen, Salben oder Balsam weiterverarbeitet:
Gibt es denn keinen Balsam in Gilead, ist dort kein Wundarzt? (Jeremia 8,22)
Der barmherzige Samariter gießt dem überfallenen Wanderer Öl und Wein auf die Wunden, bevor er sie verbindet. (Lukas 10, 34)
Immer wieder begegnet uns bei den Verfassern der Bibel eine große Ehrfurcht vor der Schöpfung Gottes:
Oh Herr, wie sind deine Werke so viel! Du hast sie alle in Weisheit geschaffen, die Erde ist voll deiner Güter. (Psalm 104, 24)
Diese Achtung vor den Pflanzen und der gesamten wunderbaren Schöpfung Gottes hat mich auf all meinen Lebenswegen begleitet.

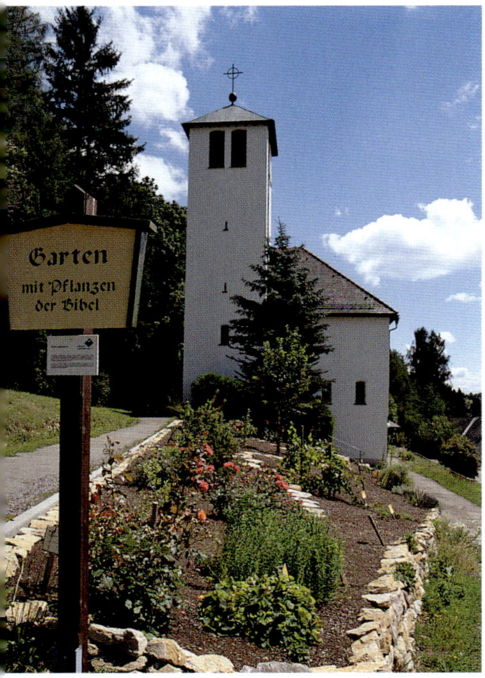

Garten mit Pflanzen der Bibel (mit Unterstützung vom Naturpark Südschwarzwald) vor der evangelischen St. Johanneskirche in Löffingen.

Dafür bin ich meinem Schöpfer aus tiefem Herzen dankbar.
Ich nenne Ihnen nun verschiedene Heilpflanzen der Bibel und die entsprechenden Textstellen. Vielleicht auch ein Grund, wieder einmal in das Buch der Bücher, die Bibel, zu schauen.

Akazie *(Acadia raddiana)*
Du sollst auch Bretter machen für die Wohnung, aus Akazienholz, zum Aufstellen. (Exodus 26,15)

Aloe *(Aloe succotrina)*
Es kam aber auch Nikodemus, der vormals bei der Nacht zu Jesus gekommen war, und brachte Myrrhe und Aloe untereinander bei hundert Pfunden. Da nahmen sie den Leichnam Jesu und banden ihn in leinene Tücher mit den Spezereien, wie die Juden pflegen zu begraben. (Johannes 19,39–40)

Alraune *(Mandragora)*
Ruben ging aus zur Zeit der Weizenernte und fand Liebesäpfel [Alraune] auf dem Felde und brachte sie heim seiner Mutter Lea. (1. Mose 30,14–16)

Apfel *(Malus sylvestris)*
Er erquickt mich mit Traubenkuchen und labt mich mit Äpfeln, denn ich bin krank vor Liebe. (Hohelied Salomos 2,5)
Siehe auch: Sprüche 25,11: Goldene Äpfel auf silbernen Schalen.

Bohne *(Vica faba)*
Nimm dir aber Weizen, Gerste, Bohnen, Linsen, Hirse und Spelt und tu alles in ein Gefäß und mache dir Brot daraus. (Hesekiel 4,9)

Brombeere *(Rubus sanguineus)*
Denn jeder Baum wird an seiner Frucht erkannt, von Dornen sammelt man ja keine Feigen, und von einem Dornbusch schneidet man keine Traube. (Lukas 6,44, 4; Mose 33,55; Sprüche 22,5)

Buchsbaum *(Buxus sempervirens)*
Ich will in der Wüste geben Zeder, Akazien, Myrten und Kiefern, ich will auf dem Gefilde geben Tannen, Buchen und Buchsbaum miteinander. (Jesaja 41,19)

Dattelpalme *(Phoenix dactylifera)*
Und sie kamen gen Elim, da waren zwölf Wasserbrunnen und siebzig Palmbäume, und sie lagerten sich daselbst ans Wasser. (2. Mose 15,27)

Dill *(Anethum graveolens)* und Schwarzkümmel *(Nigella damascena)*
Auch drischt man den Dill nicht mit Dreschschlitten und lässt auch nicht die Walze über den Kümmel gehen. (Jesaja 28,27)

Eibisch *(Malva sylvestris)*
Kann man denn fades, ungesalzenes Zeug essen, oder gibt es Wohlgeschmack an den Schleim des Eibisch? (Hiob 6,6–7)

Eiche (*Quercus*, verschiedene Arten)
Und Josua schrieb dies alles in das Buch des Gesetzes Gottes und nahm einen großen Stein und richtete ihn dort auf unter einer Eiche,

die bei dem Heiligtum des Herrn war. (Josua 24,26 und 1. Mose 35,8; 1. Könige 13,14; Hesekiel 27,6; Amos 2,9)

Feige *(Ficus carica)*
Und das Weib schaute an, dass von dem Baum gut zu essen wäre und dass er lieblich anzusehen und ein lustiger Baum wäre, weil er klug machte, und sie nahm von der Frucht und aß und gab ihrem Mann auch davon, und er aß. Da wurden ihrer beiden Augen aufgetan, und sie wurden gewahr, dass sie nackt waren, und flochten Feigenblätter zusammen und machten sich eine Schürze. (1. Mose 3,6–7)
Siehe auch: 1. Könige 4,25; 1. Samuel 25,18 und Hohelied Salomos 2,11–13.

Ginster, Weißer *(Retama raetem)*
… die vor Hunger und Kummer einsam flohen in die Einöde, neulich verdarben und elend wurden, die da Nesseln ausraufen um die Büsche und Ginsterwurzel ist ihre Speise. (Hiob 30,3–4; 1; 1)

Granatapfel *(Punica granatum)*
Heilige Kleider: Und unten an seinem Saum sollst du Granatäpfel machen von blauen und roten Purpur und Scharlach um und um und zwischen dieselben goldene Schellen auch um und um, dass eine goldene Schelle sei, darnach ein Granatapfel und wieder eine goldene Schelle und wieder ein Granatapfel, um und um an den Saum des Purpurrocks. (2. Mose 28,33–35)
Siehe auch: Numeri 13,23.

Hundskamille *(Anthemis)*
Denn alles Fleisch ist wie Gras und all seine Herrlichkeit wie die Blume des Grases. Das Gras verdorrt, und die Blume fällt ab, aber des Herrn Wort bleibt in Ewigkeit. (1. Petrus 1,24–25)

Kalmus *(Acorus calamus)*
Es riechen deine Salben [enthielt u. a. Kalmuswurzel] köstlich, dein Name ist eine ausgeschüttete Salbe, darum lieben dich die Jungfrauen. (Hohelied Salomos 1,3)

Klatschmohn *(Papaver rhoeas)*
Die Blumen sind aufgegangen im Lande, der Lenz ist herbeigekommen, und die Turteltaube lässt sich hören in unserem Lande. (Hohelied Salomos 2,12)
Siehe auch: Jesaja 40,6 und 1. Petrus 1,24–25.

Knoblauch *(Allium sativum)*
Wir gedenken der Fische, die wir in Ägypten umsonst aßen, und der Kürbisse, der Melonen, des Lauchs, der Zwiebeln und des Knoblauchs. (4. Mose 11,5)

Koriander *(Coriandrum sativum)*
Und das Haus Israel nannte es Manna. Und es war wie weißer Koriandersamen und hatte einen Geschmack wie Semmel mit Honig. (2. Mose, 16,31)

Lein *(Linum usitatissimum)*
Zum Opfer: … und er soll den heiligen, leinenen Rock anlegen und leinene Beinkleider an seinem Fleisch haben und sich mit einem leinenen Gürtel gürten und den leinenen Hut aufhaben – denn das sind die heiligen Kleider (3. Mose, 16,4)
Siehe auch: Sprüche Salomos 31,13–2; Mose 9,13–32; Esekiel 44,17–18; Johannes Offen-

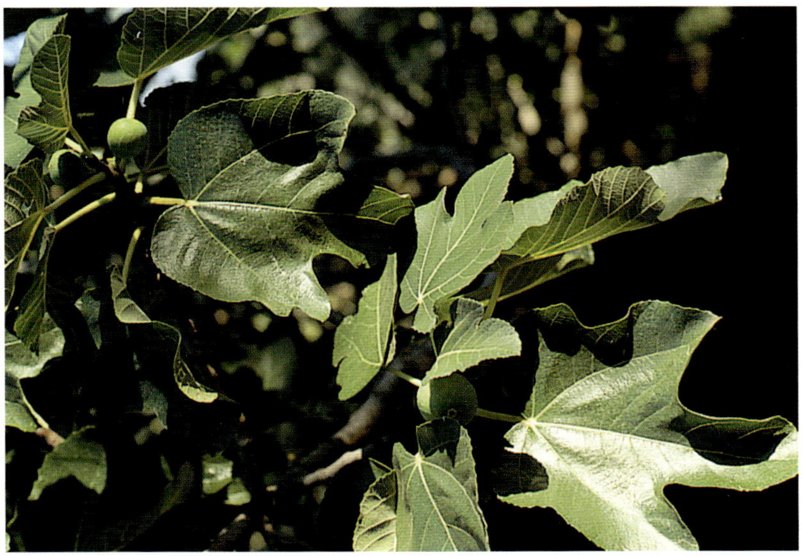

… und flochten Feigenblätter zusammen und machten sich eine Schürze.

barung 19,8 sowie Sprüche Salomos 7,16

Lilie, Weiße *(Lilium candidum)*
Schauet die Lilien auf dem Felde, wie sie wachsen, sie arbeiten nicht, auch spinnen sie nicht. Ich sage euch, dass auch Salomo in aller seiner Herrlichkeit nicht bekleidet gewesen ist wie derselben eine. (Matthäus 6,28–29; Hosea 14,6)

Linsen *(Lens culinaris)*
Da gab ihm Jakob Brot und das Linsengericht, und er aß und trank und stand auf und ging davon. So verachtete Esau seine Erstgeburt. (1. Mose 25,34)
Siehe auch: 2. Samuel 23,11.

Lorbeer *(Laurus nobilis)*
Ich habe gesehen einen Gottlosen, der war trotzig und breitete sich aus und grünte wie ein Lorbeerbaum. (Psalmen 37,35)

Mandelbaum *(Amygdalus communis)*, **Dattelbaum** *(Phoenix dactylifera)* **und Myrrhe** *(Cistus incanus)*
… so tut's und nehmet von des Landes besten Früchten in eure Säcke und bringt dem Manne Geschenke hinab, ein wenig Balsam und Honig, Würze und Myrrhe, Datteln und Mandeln. (1. Mose 43,11)
Siehe auch: Numeri 17,23; Genesis 43,11; Deut. 8,7–8; Psalmen 92,13.

Maulbeerbaum *(Morus nigra)*
Zachäus: Und er begehrte Jesum zu sehen, wer er wäre, und konnte nicht vor dem Volk, denn er war klein von Person. Und er lief voraus und stieg auf einen Maulbeerbaum, auf dass er ihn sähe, denn allda sollte er durchkommen. (Lukas 19,3–4)
Siehe auch: Psalm 78,47; Amos 7,14; 1. Makkabäer 6,34 und Lukas 17,6.

Myrte *(Myrtus communis)*
Und sollen's lassen laut werden und ausrufen in allen ihre Städten und zu Jerusalem und sagen: Gehet hinaus auf die Berge und holet Ölzweige, Balsamzweige, Myrtenzweige, Palmenzweige und Zweige von dichten Bäumen, dass man Laubhütten mache, wie es geschrieben steht. (Nehemia 8,15)

Olivenbaum *(Olea europea)*
Ölbäume wirst du haben in allen deinen Grenzen, aber du wirst dich nicht salben mit Öl, denn dein Ölbaum wird ausgerissen werden. (5. Mose 28,40)
Das Ölblatt, das nach Genesis 8,11 die zweite von Noah ausgesandte Taube heimbringt, gilt bis heute als Zeichen der Beschwichtigung, der Versöhnung und des Friedens.

Pappel, Silberpappel *(Populus alba)*
Und Jakob nahm frische Stäbe von Pappeln, Mandelbäumen und Platanen und schälte weiße Streifen daran aus, sodass an den Stäben das Weiße bloß wurde. (Genesis 30,37)

Rose *(Rosa)*
Ich bin eine Rose von Scharon. (Hohelied Salomos 2,1)

Salbei *(Salvia)*
Und er machte den Leuchter aus feinem, getriebenem Golde. Daran waren der Fuß und der Schaft, Kelche und Knäufe und Blumen. Sechs Arme gingen von seinen Seiten aus. (Als Vorbild diente der wilde, judäische Salbei) (2. Mose 37,17–18)

Senf *(Sinapis alba)*
Es ist einem Senfkorn gleich, welches ein Mensch nahm und warf's in seinen Garten, und es wuchs und es ward ein großer Baum, und die Vögel des Himmels wohnten unter seinen Zweigen. (Lukas 13,19)

Tanne *(Albies alba)*
Die Herrlichkeit des Libanon soll an dich kommen, Tannen, Buchen und Buchsbaum miteinander, zu schmücken den Ort meines Heiligtums, denn ich will die Stätte meiner Füße herrlich machen. (Jesaja 60,13)
Da sprach Gott zu Noah: Mache dir einen Kasten aus Tannenholz und mache Kammern darin und verpiche ihn mit Pech inwendig und auswendig. (1. Mose, 13,14)

Veilchen *(Viola odorata)*
Die Veilchen sind hervorgekommen im Lande, der Lenz ist herbeigekommen, und die Turteltaube lässt sich hören in unserem Lande. (Hoheslied 2,12)

Wacholder *(Juniperus)*
Zum Bau des Tempels von Jerusalem wurden Libanonzedern, Zypressen, Tannen, Pinien und Wacholder als Nadelhölzer verwandt:

So befiel nun, dass man mir Nadelhölzer aus dem Libanon haue …! (Könige 5,20–27 und 3. Mose 14,4 und 6)

Walnuss *(Juglans regia)*
Ich stieg hinab in den Nussgarten, mich zu ergötzen an den Blüten im Tal, zu sehen, ob der Weinstock gesprosst, ob die Granatäpfel in Blüte stehen.
(Hohelied Salomos 6,11)

Wegwarte *(Cichorium intybus)*
Und sollen das Fleisch essen in derselben Nacht, am Feuer gebraten, und ungesäuertes Brot dazu und sollen es mit bitteren Kräutern [Wegwarte] essen.
(Exodus 12,8)

Weinraute *(Ruta graveolens)*
Aber weh euch Pharisäern, dass ihr verzehntet die Minze und Raute und allerlei Kohl, und geht vorbei an dem Gericht und an der Liebe Gottes! Dies sollte man tun und jenes nicht lassen.
(Lukas 11,42)

Weide *(Salix)*
An den Wassern zu Babel saßen wir und weinten, wenn wir an Zion dachten. Unsere Harfen hängten wir an die Weiden dort im Lande. Denn die uns gefangen hielten, hießen uns dort singen und in unserm Heulen fröhlich sein: »Singet uns ein Lied von Zion!« (Psalm 137,1–3)
Siehe auch: Levitikus 23,40.

Wein *(Vitis vinifera)*
Ich bin der Weinstock, ihr seid die Reben. Wer in mir bleibt und ich in ihm, der bringt viele Frucht, denn ohne mich könnt ihr nichts tun. (Johannes 15,5)
Siehe auch: Amos 9,13; Matthäus 20,1–16; Matthäus 21,83; Apokalypse 14,4.

Weizen *(Triticum)*
Wenn das Weizenkorn nicht in die Erde fällt und erstirbt, so bleibt's allein, wenn es aber erstirbt, so bringt es viel Frucht. (Johannes 12,24)

Wermut *(Artemisia absinthium)*
Darum spricht der Herr Zebaoth, der Gott Israels: Siehe, ich will dies Volk mit Wermut speisen und mit Galle tränken. (Jeremia 9,14)
…die ihr das Recht in Wermut verkehrt und die Gerechtigkeit zu Boden werft! (Amos 5,7; Jeremia 23,15 und Klagelieder 3,15; Offenbarung 8,11)
Siehe auch: Sprüche Salomos 5,4; 5. Mose 29,18 und Amos 6,12.

Ysop *(Hyssopus officinalis)*
Entsündige mich mit Ysop, dass ich rein werde, wasche mich, dass ich schneeweiß werde. (Psalm 51,9)
Siehe auch: 3. Mose 14,3–4; Johannes 19,29; 1. Buch der Könige 4,33 und 5,13 sowie 4. Mose 19,6.

Zeder *(Cedrus libani)*
Er dichtete von den Bäumen, von der Zeder auf dem Libanon bis zum Ysop, der aus der Wand wächst. (1. Könige 5,13)
Siehe auch: Amos 2,9.

Zwiebel *(Allium cepa)*
Wir gedenken der Fische, die wir in Ägypten umsonst aßen, und der Kürbisse, der Melonen, und des Lauchs, der Zwiebeln und des Knoblauchs. (4. Mose 11,5–6)

Zypresse *(Cupressus sempervirens)*
Sie haben all dein Tafelwerk aus Zypressenholz gemacht und die Zedern von dem Libanon führen lassen und deine Mastbäume daraus gemacht. (Hesekiel 27,5)
Siehe auch: Jesaja 41,19 und 1. Buch der Könige 6,15.

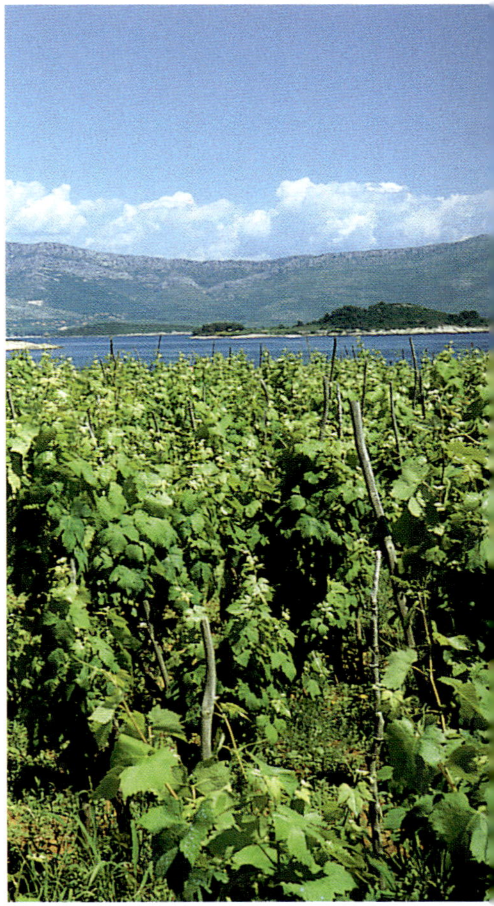

»Ich bin der Weinstock, ihr seid die Reben.« Weinberg in Dalmatien.

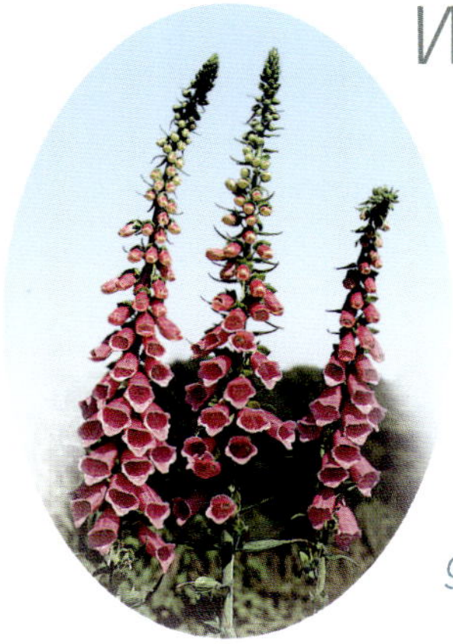

Wie wirken Heilkräuter und Giftpflanzen?

Mit dieser Überschrift habe ich mir selbst eine schwere Aufgabe gestellt! Wie schon eingangs erwähnt, ist für mich jede Pflanze ein großes Wunderwerk. Die Heilpflanzen heben sich noch davon ab, da sie Inhaltsstoffe besitzen, die uns das Leben leichter machen, Krankheiten lindern oder sogar heilen können. Diese Inhaltsstoffe kann ich in diesem Rahmen nur in einfache Wirkstoffgruppen gliedern. Diese geben meistens eine gewisse Zielrichtung für ihre Anwendung an.

Oft bestimmt nicht nur der einzelne Wirkstoff die arzneiliche Wirkung, sondern das in der Pflanze enthaltene Stoffgemisch. Dies können unter Umständen über 100 verschiedene Einzelbestandteile sein. Und noch etwas: Heilkräuter sind nicht als »Massenprodukt« anzusehen, denn jede einzelne Pflanze hat ihre eigene Persönlichkeit – genauso, wie jeder Mensch einmalig auf dieser Welt ist.

»Natürlich« ist nicht gleich ungefährlich

Die pharmazeutische Industrie versucht fieberhaft, die so genannten Hauptwirkstoffe der Heilpflanzen zu enträtseln. Das kann bei einzelnen Pflanzen ganz gut klappen. So fand man als Hauptwirkstoff der Weidenrinde die Salicylsäure, aus der dann später das Aspirin synthetisiert, also künstlich hergestellt wurde. Bei anderen Pflanzen wie z. B. der Osterluzei *(Aristolochia clematitis)* kam man allerdings zu ganz grotesken Ergebnissen: Von ihren vielen Einzelwirkstoffen wurde eine Substanz zum Hauptwirkstoff erklärt, den man in hoher Konzentration an Ratten und Mäuse verfütterte – mit dem Ergebnis, dass die Tiere krebsartige Erscheinungen bildeten. Auf Grund dieser »Erkenntnis« wurden sofort alle Präparate verboten, die einen Anteil an der seit vielen, vielen Jahren bewährten Osterluzei enthielten. Um jedoch auf einen so hohen Wirkstoffanteil zu kommen, wie man ihn bei den Tierversuchen verfütterte, müsste ein ausgewachsener Mensch täglich einen ganzen Waggon voll Osterluzei aufessen, was beim besten Willen niemand schaffen könnte. Selbst in der Homöopathie, die von den »Schulmedizinern« nach wie vor belächelt wird, galt die Osterluzei plötzlich als ganz gefährlich, sodass sie auch heute noch erst ab einer Potenzierung D11 verordnet werden darf.
Damit ich hier nicht missverstanden werde: Ich will die Unverträglichkeiten oder sogar Giftigkeit mancher Heilpflanzen nicht herunterspielen. Mich stört jedoch die Tatsache, wie hier mit zweierlei Maß gemessen wird – einerseits bei pflanzlichen Medikamenten und andererseits bei chemischen, allopathischen Arzneimitteln. Auch hier gilt der Grundsatz nach Paracelsus, dass ein jedes Ding ein Gift ist und allein die Dosis entscheidet, ob ein Ding ein Gift ist oder nicht.
Von den vielen Wirkstoffen, die eine Pflanze besitzt, könnten einige theoretisch allein durch Geschmack oder Geruch erkannt werden. Da jedoch bei manchen Wirkstoffen die Erkenntnis zu spät kommen kann, rate ich von dieser Methode dringend ab. Jeder, der sich mit unseren Heilpflanzen beschäftigt, sollte ein bestimmtes Grundwissen haben, frei nach meinem Motto: »Heilkräuter erkannt und richtig angewandt«.
Vor Jahren ging folgende Mitteilung durch den Blätterwald der Zeitungen: »Bärlauchsuppe führte zum Tod.« Was war hier geschehen? Eine Frau, die ihrem Mann ein leckeres Frühjahrssüppchen kochen

wollte, verwechselte den Bärlauch mit den Blättern der Herbstzeitlosen, die sehr giftig sind. Diese Suppe ist nun ihrem Mann überhaupt nicht gut bekommen.
Um den Bärlauch zu erkennen, gibt es aber eine ganz einfache Methode: Man zerdrückt ein Blatt zwischen den Fingern. Denn Bärlauch besitzt einen ganz typischen Knoblauchgeruch und ist daher unverwechselbar. Wieder ein Beweis, dass man nur Pflanzen verwenden soll, die man auch wirklich (er)kennt.

Pro und contra

In diesem Zusammenhang ist zu sagen, dass man zu den Heilpflanzen eine offene, aber auch kritische Einstellung haben sollte. Die Heilkräfte der Pflanzen sollten nicht überbetont werden, wie dies zum Teil in den Schriften der Maria Treben geschieht, die ich ansonsten sehr schätze. So sehr es auch jedem Krebskranken vergönnt sei, mit 1 – 2 Tassen Kräutertee geheilt zu werden, wissen wir doch, dass dies nicht immer möglich ist. Auch bei einem Patienten mit der Zuckerkrankheit (Diabetes) wäre es fatal, wenn er alle Medikamente eigenmächtig absetzen und nur noch Heidelbeerblättertee trinken würde. Ich sage auch ganz bewusst als Heilpraktiker, dass Krankheiten wie Diabetes von Ärzten überwacht werden müssen. Es spricht aber nichts dagegen, dem Patienten durch unterstützende Heilkräutertees zu helfen.
In erster Linie bin ich natürlich immer für die Naturheilkunde und speziell für die Heilkräuterheilkunde. Doch ich weiß ganz genau, dass wir in bestimmten Fällen die Schulmedizin brauchen. Oft kann sie sinnvoll mit der Heilkräuterkunde verknüpft und durch diese ergänzt werden. Es ist nicht immer die »böse Chemie«, die uns schaden kann, dasselbe kann auch bei unsachgemäßer Anwendung mit Heilkräutern geschehen. Die giftigsten Stoffe, die wir kennen, stammen oft aus dem Pflanzenreich.

GIFTPFLANZEN

Die Aktion Sorgenkind hat eine Liste der 10 Pflanzen zusammengestellt, die bei Giftinformationszentralen die häufigsten Notrufe auslösen. Die Nummern der Giftinformationszentralen finden Sie in jedem Telefonbuch. Diese Einrichtungen stehen der Öffentlichkeit rund um die Uhr zu Verfügung.
Die unten genannten Giftpflanzen finden wir nicht nur in der freien Natur, sondern oft auch in Gärten, Parkanlangen und in der Nähe von Kinderspielplätzen. Bedenken Sie dies bei der Aufklärung Ihrer Kinder.

Goldregen	Ist in allen Teilen giftig; auch das Lutschen der leuchtenden Blüten hat bei Kindern schon zu Vergiftungen geführt.
Maiglöckchen	Alle Teile sind giftig.
Seidelbast	Giftig sind alle Teile, besonders aber die Beeren und die Rinde.
Tollkirsche	Alle Teile sind sehr giftig, besonders Wurzeln und Samen.
Eibe	Ihre Beeren sind in geringer Menge weniger giftig, dafür die anderen Pflanzenteile (z. B. Nadeln, Zweige) umso mehr!
Heckenkirsche	Giftig sind die roten, blauen oder schwarzen Beeren.
Liguster	Giftig sind Beeren, Rinde und Blätter.
Stechpalme	Die roten Beeren führen zu Erbrechen, Durchfall und Schläfrigkeit. Für Erwachsene sind schon 20 – 30, für Kinder noch weniger Beeren tödlich.
Schneebeere	Ihre giftigen weißen Beeren verursachen Brechdurchfall, in großen Mengen eingenommen Verwirrtheit und Bewusstlosigkeit.
Efeu	Auch seine Blätter sind leicht giftig, besonders giftig sind jedoch die schwarzen Beeren und die Samen!

Mit den Hinweisen zu der Giftigkeit einiger Pflanzen, möchte ich Sie nicht von den Heilpflanzen abschrecken. Wir müssen uns jedoch dessen bewusst sein, dass einige sehr giftig sein können. Deshalb bedarf es beim Umgang mit Heilpflanzen stets großer Sorgfalt.

Auch mit der Bezeichnung »natürlich biologisch« wird leider viel Schindluder getrieben. So können beispielsweise pflanzliche Abführmittel bei unsachgemäßem oder dauerhaftem Gebrauch schwere Schäden verursachen.
Die Bezeichnung »natürlich biologisch« suggeriert eine gewisse Unbedenklichkeit. Um es absichtlich etwas drastischer darzustellen: Auch Strychnin (ein gefährliches Pflanzengift aus der Brechnuss), ist »ganz natürlich und biologisch«.

Wirkstoffe der Heilpflanzen

Alkaloide

Für die Giftigkeit einer Pflanze verantwortlich sind unter anderen die Alkaloide. Dies sind stickstoffhaltige Verbindungen, die wir oft bei Hahnenfußgewächsen und Nachtschattengewächsen finden. So giftig auch eine Pflanze oder ein Pflanzenteil sein mag – in der entsprechenden Dosierung oder in einer homöopathischen Verarbeitung können gerade diese Pflanzen sehr segensreich wirken. Bei der Eigenanwendung bleiben diese Pflanzen immer ausgeschlossen!

Glykoside

Dies sind Pflanzenstoffe, die chemisch gesehen aus einem Zuckeranteil und einem Nichtzuckeranteil bestehen. Beim Durchgang durch den Körper werden sie mittels so genannter Fermente wieder aufgespalten. Wir finden Glykoside unter anderem in dem herzwirksamen, aber giftigen Fingerhut und im Maiglöckchen.

Bitterstoffe

Was bitter im Mund ist dem Magen gesund.
Bitteres im Mund macht das Herz gesund.
Bitteres macht stark.
So beurteilt der Volksmund die Bitterstoffe. Wir erkennen daraus ihre auffällige arzneiliche Wirkung auf die Sekretion der Verdauungssäfte. Kräutermischungen für Senioren oder Rekonvaleszente füge ich oft Heilkräuter wie Enzian, Tausendgüldenkraut, Kalmus, Schafgarbe, Engelwurz und eventuell auch etwas Wermut bei. Dies dient nicht dazu, die Leute mit dem oft bitteren Geschmack zu ärgern, sondern hilft durch sehr gute aufbauende, tonisierende Eigenschaften bei der Regeneration.

Die Anwendung von Bitterstoffen entlastet Herz und Kreislauf, entkrampft die Bauch- und Beckenorgane und fördert die Gallensekretion. Durch ungenügende Verdauungsvorgänge kommt es oft zu so genannten Eigenvergiftungen, meistens verbunden mit Blähungen. Diese machen uns matt und müde, weil dabei viele Energien gebunden werden. Selbst Herzbeschwerden in Kombination mit dem so genannten Roemheld-Syndrom sprechen gut auf Bitterstoffe an. Letzteres sind starke Blähungen, bei denen das Zwerchfell nach oben gedrückt wird und das Herz im direkten und übertragenen Sinne »Platzangst« bekommt.

> **GIFTWIRKUNG**
>
> Die Bezeichnung, dass eine Pflanze oder ein Teil einer Pflanze giftig ist, drückt keinen Grad der Giftigkeit aus. So ist die Tollkirsche z. B. sehr giftig, bereits wenige Beeren können für ein Kind tödlich sein. Die Rinde des Holunderbusches dagegen führt beim Genuss »nur« zu einer Magen-Darm-Verstimmung.

Flavonoide

Eine weit verbreitete Naturstoffgruppe. Wir treffen die Flavonoide besonders in Weißdorn, Rosskastanie und Weinraute, aber auch in der Hauhechel an. Sie üben eine gute Wirkung auf unser Gefäßsystem aus.

Gerbstoffe

Dies sind recht kompliziert aufgebaute Stoffe, die vor allem mit Oberflächenproteinen in einer »Gerbwirkung« bei Verletzungen sowie äußerlichen und innerlichen Entzündungen wie z. B. Darmentzündungen und Durchfallerkrankungen gebraucht werden. Typische Gerbstoffdrogen sind Eichenrinde und die Blutwurz.

Saponine

Sie schäumen beim Aufkochen in Wasser wie Seife und haben gute Oberflächen entspannende, sekretolytische (schleimverflüssigende) Wirkungen, weshalb sie unter anderem gerne in Hustentees verwendet werden. Die Schlüsselblume und das Seifenkraut zählen zu den saponinhaltigen Heilpflanzen.

Schleimstoffe

Das sind mit Zucker verwandte Stoffe, die in Wasser quellen und zähflüssig werden. Sie wirken reizmildernd; die bekanntesten Beispiele dürften Huflattich, Eibisch und Leinsamen sein. Aber auch Getreidekörner enthalten Schleimstoffe und ermöglichen beim Roggen die Teigbildung.

Mineralstoffe

In vielen Pflanzen finden wir Mineralstoffe in unterschiedlichen Zusammensetzungen. Durch die modernen Anbaumethoden verarmen unsere Böden leider immer mehr. Diese Defizite in unserer Nahrung haben wiederum nachteilige Auswirkungen auf unsere Gesundheit. Auch aus diesem Grund sind unsere Wildkräuter von unschätzbarem Wert. Die Tabelle rechts nennt einige Heilkräuter, die besonders mineralstoffhaltig sind.

Ätherische Öle

Diese duftenden Stoffe werden oft auch als Seele der Pflanzen bezeichnet. Im Unterschied zu den fetten Ölen wie z.B. Leinöl und Sonnenblumenöl verflüchtigen sich die ätherischen Öle (meist) rückstandsfrei. Chemisch gesehen bestehen sie aus einer Vielzahl von Einzelkomponenten. Besonders bei den Dolden-, Lippen- und Korbblütengewächsen finden wir die ätherischen Öle. Zur Aromatherapie, einer eigenen Heilform, gibt es ausführliche und umfangreiche Literatur.

Die Wirkungen der Heilpflanzen sind nicht allein durch ihre Inhaltsstoffe bestimmt. Um heilsam wirken zu können, brauchen die Pflanzen eine besondere, von Vertrauen geprägte Beziehung zu Ihnen. Dazu kommen die richtige Dosierung, Dauer der Anwendung und Zubereitung. Es gibt Fälle, in denen bereits der Anblick einer schönen Blüte oder der Duft einer Pflanze Heilwirkung zeigt.

BESONDERS MINERALSTOFFHALTIGE HEILKRÄUTER

Eisen	Brennnessel, Löwenzahn, Erdbeere, Brombeere, Frauenmantel, Wegwarte, Thymian, Basilikum, Rosmarin, Salbei und Dill. Eisenmangel macht sich oft durch Blutarmut und Bleichsucht bemerkbar.
Kalk/Kalzium	Erdbeerblätter, Huflattich, Gänsefingerkraut, Birke, Spitzwegerich, Königskerze, Löwenzahn, Brennnessel und Melisse. Diese Pflanzen können oft zur Unterstützung in der Schwangerschaft und Stillzeit, bei Knochenkalkmängeln (Osteoporose) sowie bei verschiedenen Nervenschwächezuständen eingesetzt werden.
Kalium	Ackerschachtelhalm, Holunder, Bitterklee, Brennnessel, Schafgarbe, Melisse, Huflattich, Kamille und Leinsamen. Kaliummangel ist heute weit verbreitet, insbesondere bei Einnahme von Abführ- und Entwässerungsmitteln (Diuretika). Dadurch können Nerven-, Muskel- und Herzbeschwerden sowie Gedächtnisschwäche auftreten.
Kieselsäure	Ackerschachtelhalm, Vogelknöterich, Lungenkraut, Hohlzahn, Erika, Spitzwegerich, Löwenzahn, Gänsefingerkraut, Huflattich und Queckenwurzel. Kieselsäure steigert die Abwehr- und Widerstandskraft des Gewebes und verbessert Elastizität und Spannkraft. Sie spielt vor allem im zunehmenden Alter eine immer wichtiger werdende Rolle.
Magnesium	Hier ist in erster Linie die Melisse zu nennen. Magnesiummangel spielt bei vielen Herzbeschwerden und allgemeinen Verkrampfungen wie Magen- und Darmkrämpfen, aber auch bei Periodenkrämpfen eine große Rolle.
Zink	Es ist ganz eigenartig, dass der Spitzwegerich ein ausgesprochener Zinksammler ist und bis zu 200-mal mehr Zink enthalten kann als z.B. das Gänseblümchen, das direkt neben ihm wächst. Zink spielt in der Wundbehandlung innerlich und äußerlich eine wichtige Rolle.

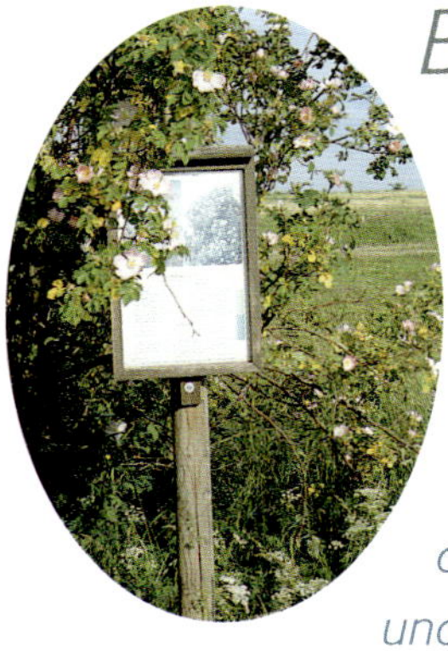

Begegnung mit Heilpflanzen

Kennen lernen kann man Pflanzen und insbesondere Heilkräuter auf unterschiedlichstem Wege. Viele Volkshochschulen u. a. Bildungsträger bieten entsprechende Vorträge an, dazu kommt eine inzwischen schier unüberschaubare Menge an Literatur. Natürlich spricht nichts gegen eine solche Art theoretischer »Vorbildung«. Ungleich gewinnbringender und schöner, weil alle Sinne ansprechend, ist es freilich, sich dann hinaus zu begeben in die Natur und die Heilpflanzen »hautnah« zu entdecken. Heilkräuterführungen wie ich sie in Löffingen und in Hinterzarten anbiete, vermitteln das Wissen.

Der Heilkräuterlehrpfad Löffingen-Dittishausen

Seit vielen Jahren gehe ich mit interessierten Menschen in die freie Natur, um die verschiedenen Heilkräuter vorzustellen.

Als ich vor 26 Jahren nach Löffingen zog, habe ich ganz systematisch das Umland nach Heilkräutern abgesucht. Als »ergiebigste« Strecke stellte sich das Gebiet zwischen Löffingen und Dittishausen heraus. In dieser recht abwechslungsreichen Heckenlandschaft, im Übergang vom Hochschwarzwald zur Baar, fand ich zwischen Buntsandstein und Kalkstein einen interessanten Weg mit einer sehr großen Artenvielfalt von Pflanzen, besonders auch Heilpflanzen, den ich fortan für meine Heilkräuterwanderungen nutzte.

Danach war es nur noch ein kleiner Schritt, diesen Weg als Rundweg zu markieren und an den entsprechenden Stellen Tafeln mit Texten zu den Heilkräutern aufzustellen. In Zusammenarbeit mit dem Schwarzwaldverein, der Touristeninformation und dem städtischen Bauhof konnte am 28. September 1990 nach zweijähriger Vorbereitungszeit der Heilkräuterlehrpfad Löffingen-Dittishausen unter dem Motto: »Heilkräuter erkannt und richtig angewandt« eingeweiht werden. Inzwischen sind viele Menschen, Groß und Klein, diesen Weg gegangen und haben Freude an dieser herrlichen Landschaft mit ihren vielen Heilkräutern gewonnen. 1992 wurde dieser Heilkräuterlehrpfad, als Erster seiner Art, vom Land Baden-Württemberg durch den Regierungspräsidenten ausgezeichnet.

Sinn und Zweck dieses Lehrpfades ist es, die Heilkräuter in ihrer natürlichen Umgebung vorzustellen. Im Gegensatz zu einem Heilkräutergarten finden wir hier die Kräuter in ihrer natürlichen Umgebung mit den entsprechenden Pflanzengemeinschaften.

Unterhaltsam und lehrreich

Der Rundweg beginnt in dem reizvollen, mittelalterlich geprägten Marktstädtchen Löffingen, das an der B31 zwischen dem Titisee und Donaueschingen liegt. Als Wegmarkierung dient ein grünes Kreuz mit einer stilisierten Arnikablüte auf weißem Grund. Auf insgesamt 30 Tafeln werden die Heilkräuter mit Abbildungen und Erklärungen über ihre Merkmale, Vorkommen, die verwendbaren Teile und deren Inhaltsstoffe sowie Anwendung und Zubereitung kurz und prägnant dargestellt.

Wir wandern aus der Stadtmitte durch das Stadttor, das Maienländer Tor. Direkt dahinter sehen wir zwischen Asphalt und Mauer das Schöllkraut aus den schmalen Ritzen sprießen, und eine Heckenrose hat sich die wenige Erde um einen Laternenmast als ihr Refugium auserkoren. Es ist so, als wollten diese Heilpflanzen uns auffordern, ihr Lebensrecht auch in den Städten anzuerkennen. Nach kurzer Wegstrecke verlassen wir das Städtchen und biegen bei einer schönen Lindengruppe mit Kreuz nach rechts auf einen Wirtschaftsweg ab. Wer will, kann von hier aus einen lohnenswerten Abstecher zur Wallfahrtskapelle Witterschnee unter-

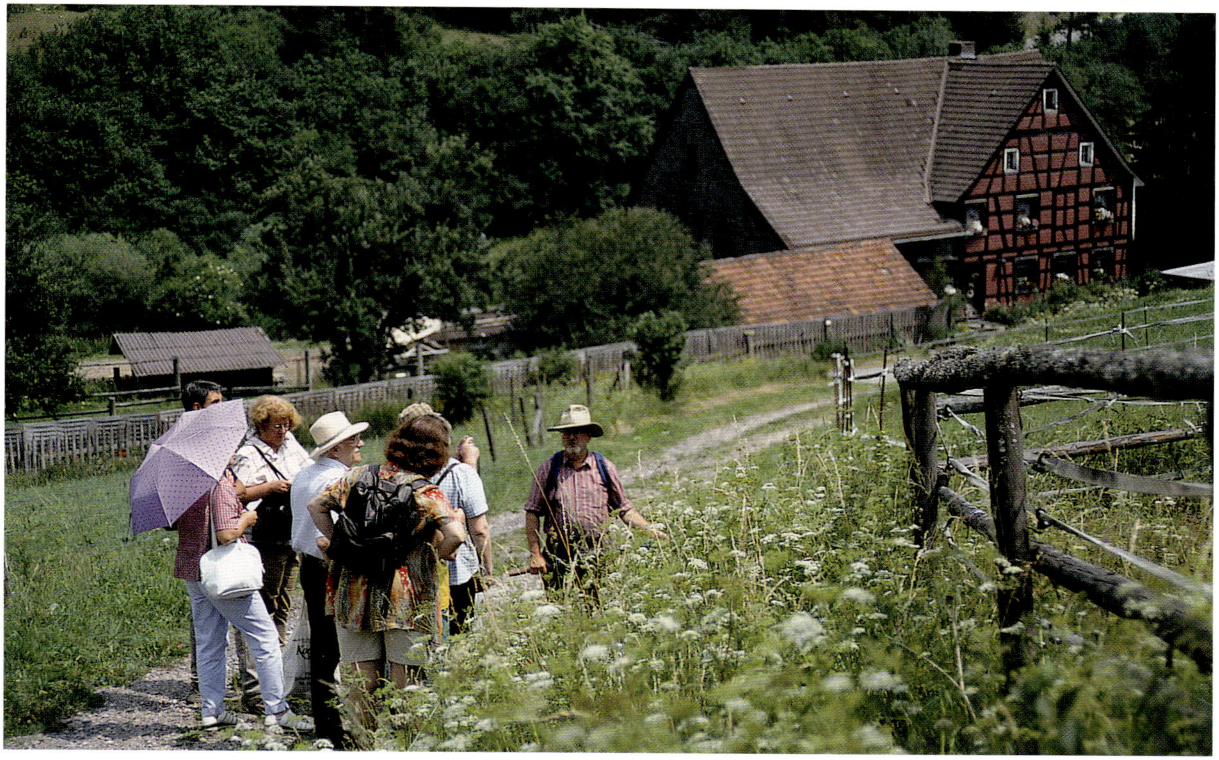

Auf dem Heilkräuterlehrpfad bei der »Öle«, einer ehemaligen Ölmühle – Heilkräuterunterricht in Gottes freier Natur!

nehmen, die bereits von hier aus zu uns herübergrüßt. Sie müssen dazu nur dem nach links abbiegenden von Birken gesäumten Pfad folgen.
Kurz nach der Unterführung sehen wir auf der rechten Seite die erste Tafel zur Vogelbeere. Weiter führt uns der Höhenweg durch eine reizvolle Heckenlandschaft mit Weißdorn, Schlehe und Johanniskraut in das Tal der Mauchach zur so genannten Öle, einer ehemaligen Ölmühle für Leinsamen, der hier in früheren Zeiten in großen Mengen angebaut wurde. Heute ist dort eine Pension untergebracht. Am Mühlenbrunnen sehen wir reichlich die Pestwurz wachsen, und am Bach ist das stattliche Mädesüß zu sehen.
Über eine kleine Holzbrücke für Wanderer überqueren wir ein Bächlein und anschließend in einer Kurve die nach Dittishausen führende Landstraße. Unmittelbar nach der Straßenbrücke folgen wir einem verwunschenen Pfad entlang der Mauchach. Hier wachsen Pestwurz, Königskerze und Maiglöckchen.
Durch den Wald führt nun der Weg bergan und geht dann am Waldrand auf dem Dreiruhen-Haldenweg eben weiter mit prächtiger Fernsicht zu Schwäbischer Alb, Buchberg und Randen. Auf diesem Weg begegnen uns Brennnessel, Holunder, Tollkirsche, Himbeere, Brombeere und Spitzwegerich.
Über einen Wiesenweg zwischen den Feldern erreichen wir talwärts eine romantisch gelegene, von Birken umgebene Grillhütte mit Sitzbänken, die zum Verweilen einlädt. Hier sehen wir ein kleines Vorkommen der Weißen Taubnessel. Durch den Wald erreichen wir nach wenigen Schritten wieder die Mauchach,

Infos über die Heilkräuterlehrpfade der Sonnenwinkel-Gemeinden erhalten Sie bei: Tourist-Info Löffingen: 07654-802-70, Verkehrsverein Dittishausen: 07654-92 21 22
Tourist-Info Eisenbach: 07657-91 03-30 oder beim Verfasser (siehe S. 9).

die wir hier auf einer Brücke überqueren. Zunächst am Waldrand, später an Blumenwiesen mit Löwenzahn, Wiesenstorchschnabel, Schafgarbe und Quendel vorbei führt nun der Weg bergauf bis an einem Wegkreuz, umgeben von einer schönen Lindengruppe, die Höhe am Ortseingang von Löffingen erreicht ist.
Auf dem Heilkräuterlehrpfad sollten keine Heilkräuter gesammelt werden. Deshalb wurde auf jeder Tafel folgender Merksatz angebracht: »Lass bitte hier die Pflanze stehen, denn der Nächste möchte sie auch gerne sehen.« Dankbar möchte ich hier erwähnen, dass die Löffinger Apotheken für den Heilkräuterlehrpfad zwei Ruhebänke gestiftet haben. Von Ende Mai bis Mitte Oktober werden regelmäßig geführte Heilkräuterwanderungen durch den Verfasser angeboten. Für Gruppen können auch besondere Termine vereinbart werden. Aber auch allein ist der Weg leicht zu finden, da er gut ausgeschildert ist.
Mittlerweile hat der Heilkräuterlehrpfad einige Nachfolger gefunden. So konnte ich zusammen mit dem Schwarzwaldverein Eisenbach im Ortseil Bubenbach in einem wunderschönen Wiesental einen weiteren Lehrpfad einweihen.

Besuchenswerte Heilkräutergärten

Wesentlich älter und somit auch weiter verbreitet als Kräuterlehrpfade ist die Idee des Heilkräutergartens. Das Anlegen eines Heilkräutergartens hat eine sehr lange Tradition. Ich kann mir gut vorstellen, wie unsere Vorfahren auf die Idee kamen, bestimmte Heilkräuter und Nutzpflanzen in der Nähe ihrer Schlafstätten anzupflanzen, um sich so die oft mühsame Pflanzensuche über Berg und Tal zu ersparen. Auf diese Weise wurden die Heilkräuter aber auch zu Zierpflanzen, die einfach durch ihren Anblick das Herz erfreuen und schon dadurch auch heilend wirken.
Später wurden diese Pflanzen dann auch zentral in Klostergärten angebaut, sodass sie bei Bedarf auch einem großen Teil der Bevölkerung zur Verfügung standen. Diese Klostergärten hatten, wie wir auf alten Zeichnungen erkennen können, in der Regel die Form eines viergeteilten Rechteckes. In der Mitte befand sich häufig ein Brunnen oder ein kleiner Teich. Schon in der Bibel (Gen. 2, 8) wird das Paradies als ein Garten angesehen.

Einladung zum Schauen und Staunen

Nachfolgend habe ich für Liebhaber eine Reihe besonders interessanter Heilkräutergärten zusammengestellt. Einer ist sicher auch in Ihrer Nähe.

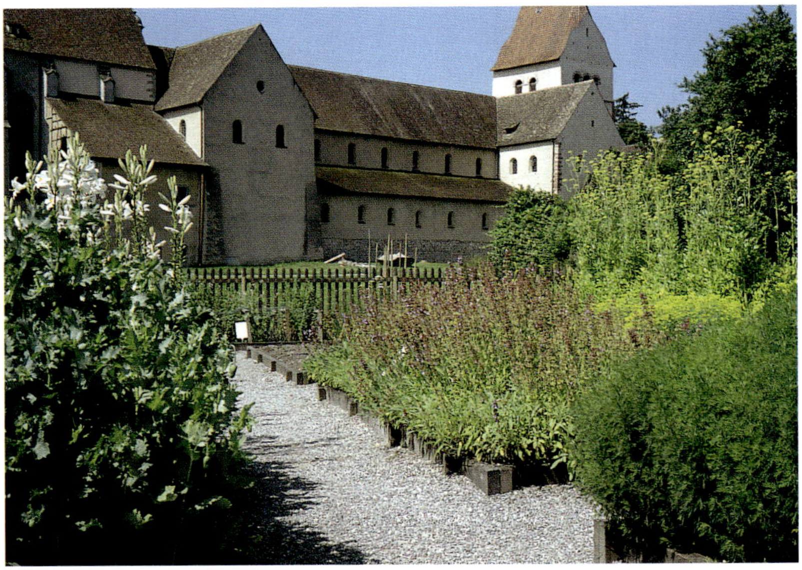

Dank genauer Aufzeichnungen aus dem 9. Jahrhundert konnte der Klostergarten in Mittelzell auf der Insel Reichenau im Bodensee wieder rekonstruiert werden.

Mit dem **Klostergarten von St. Gallen** in der Schweiz und dem **Klostergarten in Mittelzell auf der Insel Reichenau** im Bodensee besitzen wir aus dem 9. Jahrhundert genaue Informationen über die Größe dieser Klostergärten, der Anzahl der Beete und was für Heilkräuter dort jeweils angepflanzt wurden. Zwischen 830 und 840 schuf der Reichenauer Abt Walafried Strabo das Lehrgedicht »Liber de cultura hortorum«, in dem er den Kräutergarten des Klosters ausführlich darstellt. In 25 Gedichten (Liedern?) aus 444 Hexametern beschreibt er 24 Heil- und Küchenkräuter mit allen wesentlichen

Eigenschaften sowie Zierpflanzen, die heute noch in unseren Gärten angebaut werden. Die Mönche und auch die Nonnen waren der Krankenpflege verpflichtet. So dienten diese Kräu-tergärten auch gleichzeitig als Apotheke des Klosters. Dieser Garten kann jederzeit besichtigt werden.
Nicht allzu weit davon ist als ein besonderes Kleinod das **Kräutergärtlein zu Allerheiligen in Schaffhausen** (ehemaliges Kloster) zu empfehlen. Nur wenige Schritte vom tosenden Verkehr des Bahnhofvorplatzes entfernt, ist dieser Garten ein Ort der Stille und Meditation. Ein weiterer empfehlenswerter Kräutergarten in der Schweiz befindet sich in dem **Freilichtmuseum Ballenberg** im Berner Oberland. Der Heilkräutergarten liegt gleich neben einem alten Fachwerkhaus, in dem eine historische Drogerie als Museum untergebracht ist.

Weiterhin sei der Kräutergarten des ehemaligen **Klosters der Benediktiner-Reichsabtei in Gengenbach** genannt, der jederzeit zugänglich ist und einen Besuch lohnt. Dieser Kräutergarten wurde liebevoll von Herrn Eugen Lang nach alten Vorbildern wieder neu angelegt. Hier kann man auch gut das Schicksal der klösterlichen Kräutergärten nachvollziehen, die mit der Installierung der Apotheken ihren ursprünglichen Zweck verloren.
Das **Kloster Andechs** in Bayern ist nicht nur wegen seines Bieres berühmt, sondern besitzt auch eine alte Heilkräutertradition. Dieser Kräutergarten ist, obwohl in eigener Literatur des Klosters immer wieder genannt, aus mir nicht nachvollziehbaren Gründen für die Öffentlichkeit jedoch leider nicht zugänglich.
Der Einfluss der Klöster auf die ihnen einst untergeordneten Landleute wirkt heute noch in der Art der Anlage vieler Bauerngärten fort. In dem historischen Bauerngarten des **Schwarzwälder Freilichtmuseums auf dem Vogtsbauernhof in Gutach** in der Ortenau ist dies gut sichtbar. In den letzten Jahren wurde hier in direkter Nachbarschaft ein neuer Kräutergarten angelegt.
Nach dem gleichen Prinzip sind auch der Kräutergarten auf der **Insel Mainau** und der **Apothekergarten in Ingolstadt** gestaltet.
In Titisee/Neustadt hat der Kneipp Verein unter Frau Berti Ertl einen wunderschönen Kräutergarten angelegt.

In den Heilkräutergärten der Klöster finden wir Salbei, Eberraute, Rose, Lilie, Pfingstrose, Veilchen, Iris, Maiglöckchen, Mutterkraut, Ringelblumen, Rosmarin, Frauenminze, Kreuzkümmel, Anis, Zahnstocher, Weißen Senf, Poleiminze, Petersilie, Liebstöckel, Dill, Fenchel, Bohnenkraut, Rainfarn, Eibisch, Malven, Pastinak, Bärlauch, Rettich, Zwiebeln, Knoblauch, Artischocken, Koriander, Kerbel, Muskatellersalbei u.a.
Dies alles sind Heilpflanzen die bereits von Karl dem Großen in dem Gesetz »Capitulae de villis vel curtis imperialibus« regelrecht verordnet wurden. Hierin heißt es: »Wir wollen, dass man im Garten alle Kräuter habe, nämlich … [und hier folgt die Auflistung der Kräuter]«. Diese Anordnung sollte die arzneiliche Versorgung der Bevölkerung sicherstellen.

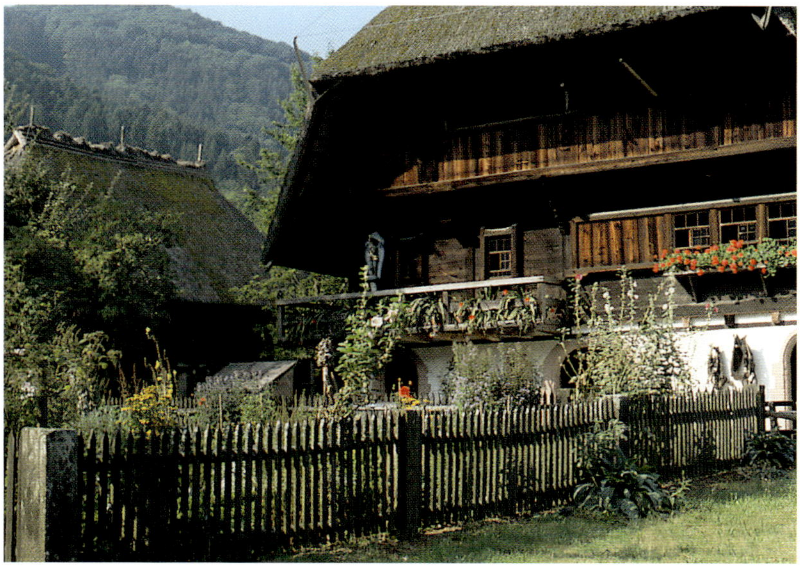

Im historischen Bauerngarten des Schwarzwälder Freilichtmuseums »Vogtsbauernhof« in Gutach können zahlreiche seit langer Zeit verwendete Heilpflanzen besichtigt werden.

Sehr sehenswert ist der eindrucksvolle **Garten von Eichstätt** im Altmühltal. Dieser wurde nach seinem historischen Vorbild, dem »Hortus Eystettensis« aus dem Jahr 1613, unterhalb der Willibaldsburg neu angelegt. Neben heimischen und exotischen Pflanzen aus aller Welt enthält der Garten viele Heilkräuter.

In **Schenkenzell bei Freudenstadt im Schwarzwald** unterhält die Firma Kytta einen **Kräuter-Schaugarten**. Bis vor wenigen Jahren baute diese Firma ihren Bedarf an Ringelblumen dort noch auf großen Feldern an. Der Garten kann nach Absprache besichtigt werden, im Sommer ist es möglich, an einer der vielen Führungen teilzunehmen.

An vielen Orten bestehen **Botanische Gärten,** die eine eigene Heilkräuterabteilung oder einen Apothekergarten einschließen – z. B. in Freiburg, Berlin-Dahlem, Gütersloh, Hamburg, Kiel, Leipzig, München, Oldenburg und Ulm.

Mir sind auch einige Apotheken bekannt, die oft ganz reizvolle Kräutergärten oder Apothekergärten angelegt haben. Beispiele sind die Apotheke in Hinterzarten, die Quellen-Apotheke in Bad Liebenzell, die Raben-Apotheke in Bad Marienberg, der Apothekergarten am Knappschaftskrankenhaus in Bottrop, der Apothekergarten in Erfurt, die Adler-Apotheke in Herbrechtingen an der Brenz, die Adler-Apotheke in Hannover-Laatsen, der Apothekergarten in Krefeld, der Kräutergarten Sanitas in Waiblingen und der Apothekergarten in Wiesbaden. Erkundigen Sie sich doch einmal nach Kräutergärten in Ihrer Umgebung und gehen Sie auf Kräuter-Entdeckungsreise.

Die tierärztliche Hochschule Hannover hat anlässlich der Expo2000 in **Celle** einen sehenswerten **Heilpflanzengarten** gegründet. Dieser Kräutergarten liegt idyllisch an der Dammaschwiese und ist von Mai bis Oktober geöffnet. Auch dieser Heilpflanzengarten wurde mit einem runden Wasserbecken in der Mitte nach den großen Vorbildern der Klostergärten angelegt. Einzigartig ist bei diesem Garten, dass der Besucher etwas über die Bedeutung der Heilpflanzen in den verschiedenen Medizinsystemen wie Homöopathie, anthroposophischer Medizin, Phytotherapie, Ayurveda oder traditioneller chinesischer Medizin erfährt. Außerdem werden Anwendungskonzepte der Heiligen Hildegard von Bingen sowie des Kräuterpfarrers und Wasserdoktors Kneipp vorgestellt. Interessant und bemerkenswert ist zudem die Tatsache, dass hier, in einem von einer Hochschule initiierten Garten, auch die Volksheilkunde sowie viele Heilpflanzen der Bachblütentherapie Eingang gefunden haben.

Im Thüringer-Wald in **Dröbischau** entstand inmitten von Waldwiesen und Berghöhen ein hübscher Kräutergarten mit Feld-, Wald-, und Wiesenkräutern. Sie sollen Aufschluss geben, welche Pflanzen bei der Olitätenherstellung für diese Region eine Rolle gespielt haben.

Ein kleiner, aber feiner Kräutergarten, **Das Reichenfelser Zaubergärtchen,** wurde in der Burgruine Reichenfels in Hohenleuben in Thüringen angelegt. Hier werden besonders die »Hexenkräuter« und der damit verbundene Aberglaube vorgestellt.

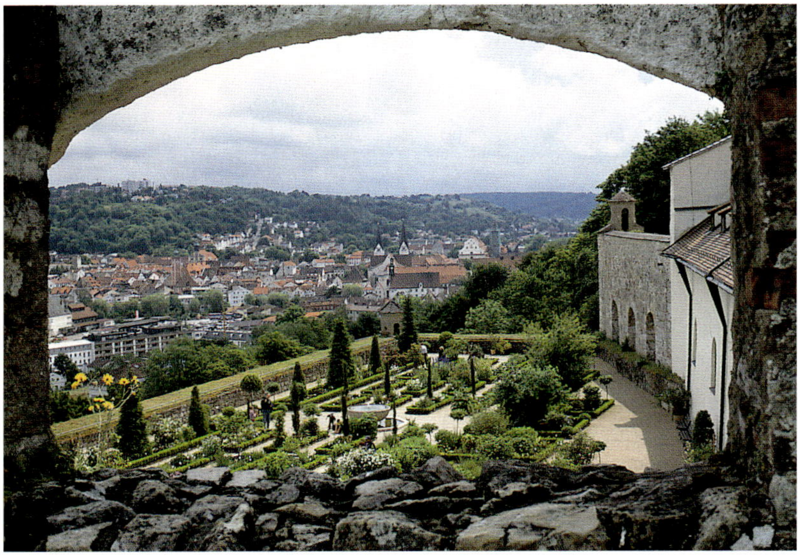

Der Garten von Eichstätt ist nach den historischen Plänen des »Hortus Eystettensis« in liebevoller Arbeit wiedererstanden.

Die Heilkräuter haben in der Volksmedizin, aber auch im Aberglauben im Spreewald von alters her eine wichtige Rolle gespielt. Sie stellen

ein wichtiges Volksgut der völkischen Minderheit der Sorben dar. Wer dafür Interesse hat, kann im **Kräutergarten des Freilandmuseum in Lehde** auf Spurensuche gehen.
Für Skandinavienfans möchte ich abschließend noch einige Kräutergärten in Norwegen und Schweden nennen:
Sehr beeindruckt hat mich **Hildurs Kräutergarten,** nicht weit vom Polarkreis auf dem Tilrem Hof ca. 6 km nördlich von Brønnøsund in Nordnorwegen gelegen. Mit über 400 verschiedene Kräutern und Gewürzpflanzen ist diese Anlage ein lebendes Beispiel für den Reichtum der Flora in Nordland. Dazu kommen Hunderte von Rosen und eine Staudensammlung, wie man sie hier im hohen Norden nicht erwarten würde. In einem gut gesicherten Keller lagern Weine aus Wildpflanzen wie Hagebutte und Holunder – der ganze Stolz von Hildur.
Der nördlichste botanische Garten der Welt dürfte wohl der **Botanische Garten von Tromsø** sein, den die dortige Universität in den letzten Jahren anlegen ließ. Auch hier finden wir viele Heilkräuter, die sich dem arktischen Klima angepasst haben.
Im Süden Schwedens liegt an der Westküste der **Norrvikens Trädgardar.** Der Gartenarchitekt Rudolf Abelin verwandelte einen alten Bauerngarten in ein richtiges Pflanzenparadies. In dem liebevoll angelegten Kräutergarten entdeckt man 80 verschiedene Kräuter- und Medizinpflanzen. Auch der recht sehenswerte botanische Garten in **Göteborg** hat eine bemerkenswerte eigene Kräuterabteilung.
In **Järvsjø,** einem kleinen Ort in Mittelschweden (Hälsingland), lässt der dortige **Apothekergarten** einem jeden Heilkräuterfreund das Herz höher schlagen. Er befindet sich neben einem historischen, aus Holzstämmen gezimmerten Gutshof und bietet dem Besucher viele Hinweise für den Gebrauch der Heilpflanzen aus historischen Zeiten.
Nicht vergessen sei der **Garten des berühmen Botanikers Linné in Uppsala** mit der historischen Pflanzenuhr. Je nach Sonnenstand kann man an den Pflanzen, genauer gesagt, am Öffnen und Schließen ihrer Blüten, die Tageszeit ablesen.
Leider ist es aus vielerlei Gründen nicht möglich, alle Kräutergärten zu nennen. Ich bin aber über Hinweise für weitere interessante Kräutergärten recht dankbar.

Ein ganz besonderes Lob und herzlichen Dank möchte ich an dieser Stelle den vielen ungenannten Gärtnern und Gärtnerinnen aussprechen, die für sich und ihre Mitmenschen mit viel Liebe wahre Pflanzenparadiese geschaffen haben. Sie vermitteln über die Gartenzäune hinweg allen Passanten große Freude.

Das Sammeln und Aufbewahren von Heilkräutern

Für alle, die nicht nur theoretisches Wissen sammeln, sondern auch praktisch zu Werke gehen wollen, nachfolgend einige Hinweise:

- Grundsätzlich sollten keine Heilpflanzen entlang von Straßen, Schienen, in unmittelbarer Nähe von Betrieben der chemischen Industrie, abgedeckten Deponien oder landwirtschaftlich intensiv genutzten Gebieten gesammelt werden.

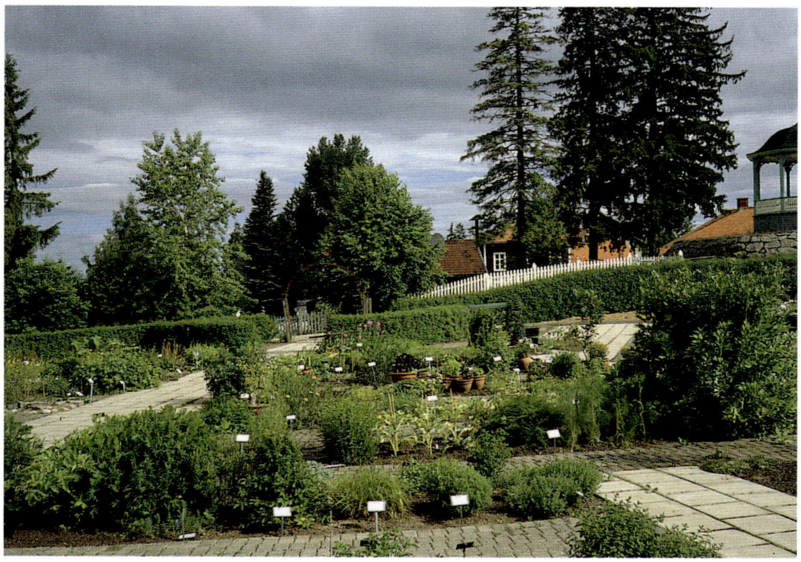

Der Apothekergarten von Järvsjø in Hälsingland, Mittelschweden, gibt viele Hinweise zum Gebrauch der Heilpflanzen in vergangenen Zeiten.

- Ernten Sie keine Pflanzen, die »krank« aussehen oder von Parasiten befallen sind.
- Am besten sammeln Sie die Pflanzen ca. 2–3 Tage nach einem Gewitterregen. Es ist nicht gut, zum Trocknen bestimmte Pflanzen vorher zu waschen, da sie dann leicht schimmeln. Etwas anderes ist es, wenn Sie die Pflanzen sofort verarbeiten. Ausgegrabene Wurzeln müssen natürlich gewaschen werden, um die Erde zu entfernen.
- Sammeln Sie nur kleine Mengen und orientieren Sie sich an dem wirklich benötigten Bedarf. Die meisten Rezepturen von Heil- und Kräutertees gehen meistens von Teelöffelmengen aus, außerdem sind die wenigsten Wildkräuter für den Dauergebrauch geeignet.
- Heilkräuter aus kontrolliertem Anbau und Wildkräuter erhalten Sie auch über Apotheken oder spezielle Kräuterhäuser wie das »Löffinger Heilkräuterstüble«.
- Über den richtigen Erntezeitpunkt können Sie sich im Sammelkalender (siehe S. 178) orientieren. Die günstigste Tageszeit ist der Vormittag, bei möglichst trockenem Wetter. Ob Sie dann noch die richtige Mondzeit mit einplanen wollen, muss ich Ihnen selbst überlassen, dafür gibt es Spezialliteratur.
- Trocknen Sie die Pflanzen nicht an der Sonne, sondern an einem luftigen und schattigen Ort. Manche werden vor dem Trocknen klein geschnitten, andere hängt man büschelweise, umgekehrt wie einen Blumenstrauß, zum Trocknen auf. Vergessen Sie nicht, die gesammelten Heilkräuter zu kennzeichnen, den Fundort und das Datum anzugeben.
- Nur absolut trockene Pflanzen können aufbewahrt werden. Bei Bedarf kann man diese im Dörrapparat oder Backofen (nicht über 60°C) nachtrocknen. Wenn die Pflanzen rascheln, sind sie trocken.
- Als Aufbewahrungsgefäß eignen sich Leinensäckchen, Glasbehälter und Blechdosen. Verwenden Sie bitte keine Plastikgefäße, egal welcher Art!
- Das Trocknen der Pflanzen ist die einfachste und verträglichste Konservierungsmethode. Sie können aber auch jederzeit aus den frischen Pflanzen einen Tee zubereiten.

Viele Heilkräuter gehören zu den seltenen, schützenswerten Arten. Sie bleiben grundsätzlich an ihren Standplatz. Haben Sie im Interesse der Pflanzen Verständnis, dass Naturschutzgebiete Tabuzonen sind, in denen nichts, auch kein Gänseblümchen, gesammelt werden darf. Im nachfolgenden Porträtteil wird auf die geschützten Pflanzen hingewiesen. Bei den Naturschutzbehörden können Sie auch Listen über die geschützten Pflanzen erhalten. Die ehrenamtlich tätigen Streifengänger in den Naturschutzgebieten sind angehalten, auf die Einhaltung der Schutzbestimmungen zu achten.

Anlegen eines Herbariums

Wer sich intensiver für Heilpflanzen interessiert und diese besser kennen lernen möchte, dem rate ich zum Anlegen eines Herbariums, einer Sammlung getrockneter Pflanzen.
Schon immer haben Menschen versucht, die Schönheit der blühenden Pflanzen zu erhalten und zu konservieren. Das einfachste Verfahren dazu ist das Pressen, da man dazu nur wenige Hilfsmittel benötigt.

»Geliebtes Heu«

Seit Mitte des 16. Jahrhunderts kennen wir wissenschaftliche Herbarien. Im 19. Jahrhundert gab es sogar ein königliches Herbarium zu Berlin. Dessen Kustor, Adalbert von Chamisso, war nicht nur Botaniker, sondern bekanntlich zugleich auch Dichter. »Mein geliebtes Heu« nannte Chamisso respektlos seine getrockneten Pflanzen, die er dennoch mit viel Liebe ordnete und bestimmte. Das Herbarium, so schreibt Chamisso, ist das lebendige Gedächtnis des Botanikers. Jürgen Dahl hat mit »Mein geliebtes Heu – Notizen zum Herbarium« Adalbert von Chamisso ein ehrendes Büchlein gewidmet. Unter anderem schreibt er von den »Bibelblättchen«: So hießen die Blätter, die man als Mittel gegen den Kirchenschlaf in Bibel und Gesangbücher legte. Oft waren dies würzige Kräuter wie Rosmarin, Salbei, Rainfarn und Lorbeerblätter – auch eine Art von Herbarium und gleichzeitig eine frühe Form der Aromatherapie.

Die ersten Schritte

Bereits als 14-jähriger fing ich mit dem Anlegen eines Herbariums an, was ich mit viel Liebe und Sorgfalt tat. Während dieser Arbeit hatte ich so ganz nebenbei Zeit und Muße, mich intensiv mit der jeweiligen Heilpflanze zu beschäftigen. Aus dieser Arbeit heraus möchte ich einige Ratschläge an Sie weitergeben.

Das Sammeln der jeweiligen Pflanzen sollte nur bei trockenem, sonnigem Wetter erfolgen. Bei feuchter Witterung schimmeln die Pflanzen sehr leicht und werden dadurch unansehnlich.

Als Ausrüstung benötigen wir ein **scharfes Messer** oder eine **Rasierklinge**, womit wir dicke Pflanzenstängel, wie sie z. B. beim Baldrian vorkommen, halbieren können, damit sie beim Pressen nicht zu dick auftragen. Zum Sammeln selbst genügt ein **Pappkasten**, der mit **saugfähigem Papier** (Küchen-Papierrolle oder alte Zeitungen), ausgelegt wird. Die Pflanzen können wir bereits vor Ort mit einer **behelfsmäßigen Presse** (dazu genügt ein dickes Buch) vorpressen.

Es ist sehr wichtig, unbekannte Pflanzen noch an ihrem Standort mit Hilfe eines **Bestimmungsbuches** zu identifizieren. Denn es ist viel leichter, die Pflanzen gleich in der Natur zu bestimmen, als dies später zu tun. Jede Pflanze sollte mit einem Zettel versehen werden, auf dem man sowohl Namen als auch Fundort und Funddatum einträgt. Diese Daten sind dann später bei der endgültigen Beschriftung der Pflanzen wichtig.

Pflanzen pressen

Das Pressen selbst sollte mit viel Liebe und Sorgfalt geschehen. Die Erfahrung und die Fingerfertigkeit kommen dann von ganz alleine. Für die **Presse** benötigt man entweder zwei Sperrholzplatten, zugeschnittenes Zeitungspapier und einen schweren Stein zum Beschweren. Es genügt aber auch, die Pflanzen mit jeweils einer Lage Zeitungspapier in ein dickes Buch zu legen und dann entsprechend schwere Bücher darüber zu stapeln. Bedenken Sie, dass bei sehr safthaltigen Pflanzen Flecken in dem Buch entstehen können.

Wichtig ist, dass die Pflanzen jeweils einzeln eingelegt werden und zwischen je zwei Exemplare genügend Papier eingefügt wird, damit sie möglichst schnell trocknen. Helle und zarte Blüten können mit einem Stückchen Löschpapier zusätzlich abgedeckt werden. Die Pflanzen müssen so arrangiert werden, wie man sie später haben möchte. Nach dem Trocknungsvorgang ist es schwierig, Korrekturen vorzunehmen. Am besten täglich, jedoch mindestens alle 2–3 Tage müssen wir die Pflanzen kontrollieren und in neues Papier umlegen. Je öfter wir dies tun, desto besser fällt das Ergebnis aus.

Das Herbarium

Nachdem die Pflanzen trocken sind, werden sie aus der Presse entnommen. Für das Aufziehen der Pflanzen eignet sich am besten ein fester weißer (saugfähiger) Zeichenkarton. Entweder nimmt man diesen Karton doppelt, oder man verwendet als Deckblatt Seidenpapier. Für die Beschriftung der Pflanzen eignen sich Herbarzettel mit folgenden Angaben: Botanischer Name, Deutscher Name, Familie, Fundort, Droge (als Droge bezeichnet man die arzneilich zu verwendenden Pflanzenteile, bei der Kamille z. B. sind es die Blüten), Bestandteile und Anwendung. Zusätzliche Hinweise können angebracht werden und festigen die Kenntnisse über die Heilpflanzen. Bei der weiteren Gestaltung sind der eigenen Kreativität keine Grenzen gesetzt: Selbst angefertigte Aufbewahrungskästen, besondere Zierschriften und Zeichnungen erhöhen den persönlichen Wert einer solchen Sammlung.

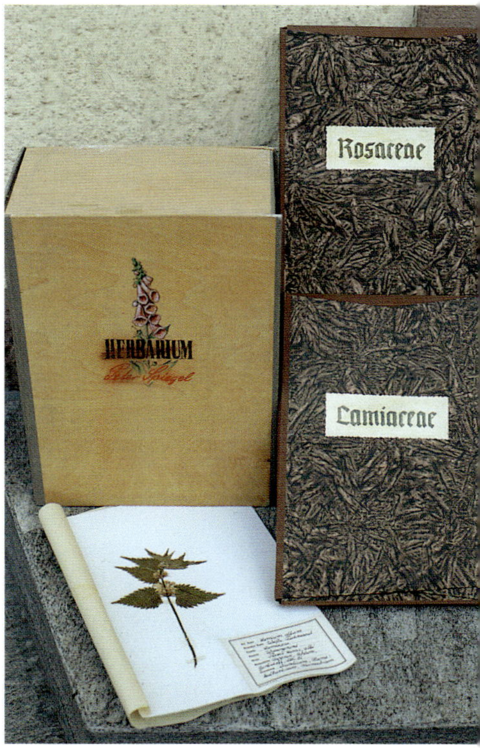

Ich bin heute noch stolz auf mein Herbarium – nicht zuletzt wegen der vielen Stunden Arbeit, die ich damit zubrachte.

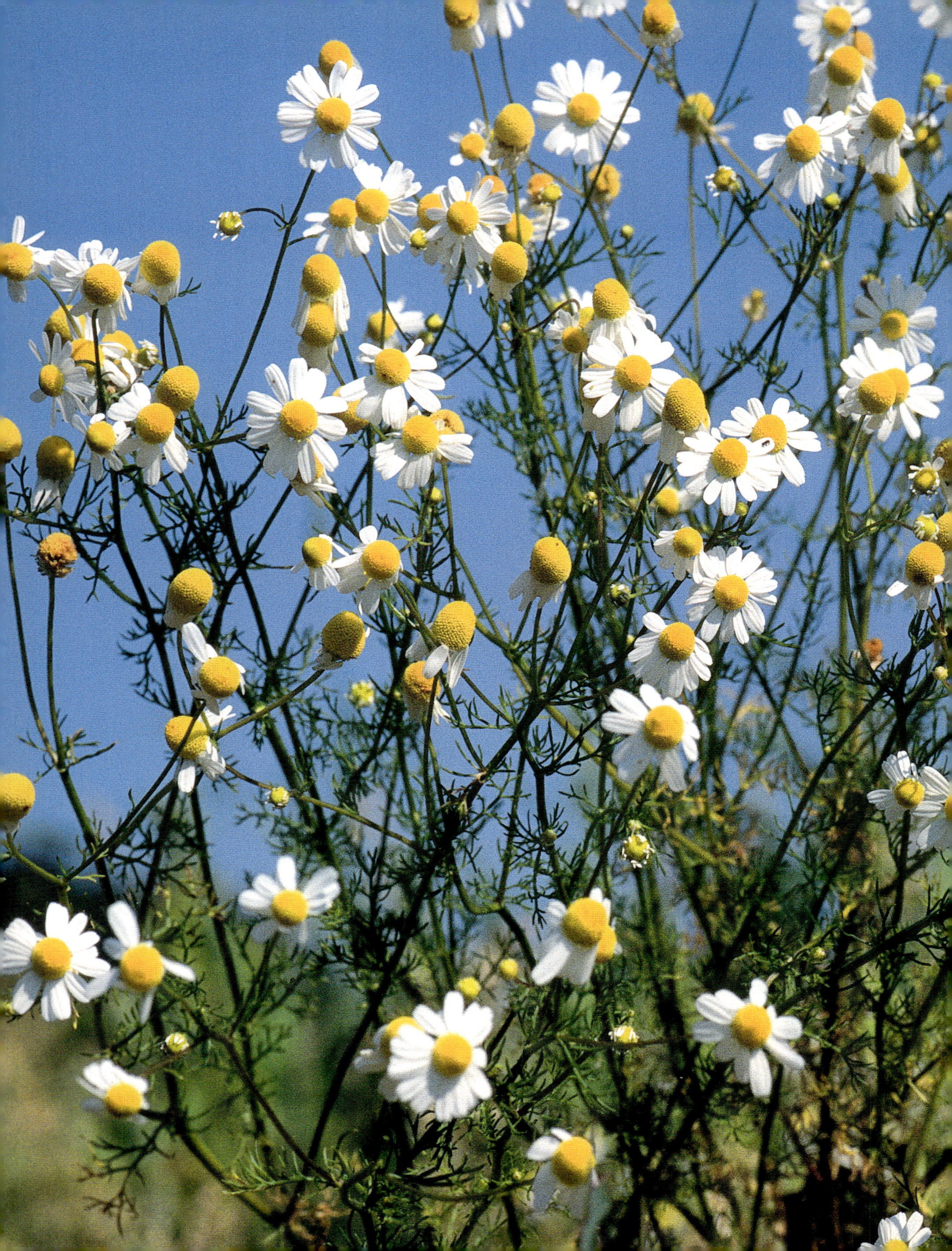

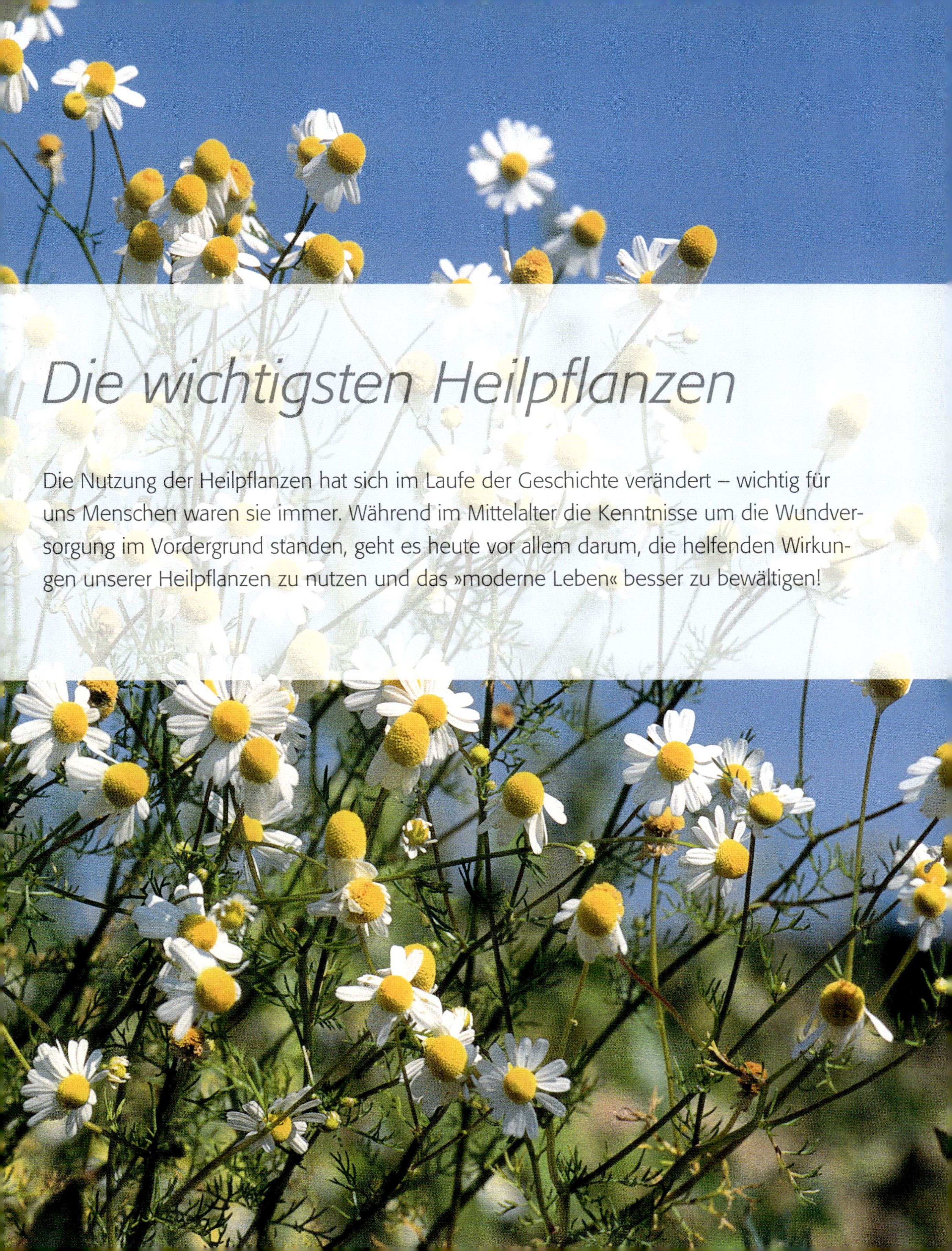

Die wichtigsten Heilpflanzen

Die Nutzung der Heilpflanzen hat sich im Laufe der Geschichte verändert – wichtig für uns Menschen waren sie immer. Während im Mittelalter die Kenntnisse um die Wundversorgung im Vordergrund standen, geht es heute vor allem darum, die helfenden Wirkungen unserer Heilpflanzen zu nutzen und das »moderne Leben« besser zu bewältigen!

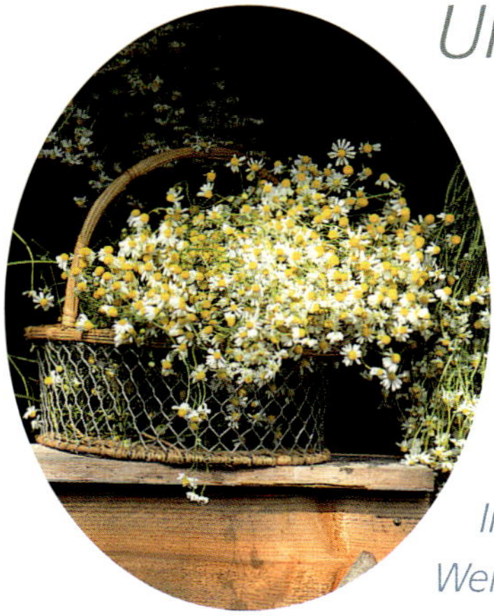

Unsere Heilkräuter

Bei den nun folgenden Heilkräuterporträts wollte ich die Pflanzen nicht in einer alphabetischen Ordnung auflisten, da sie ja auch nicht nach dem Alphabet wachsen und gedeihen. Passender erschien es mir, die Heilpflanzen, ähnlich wie in einem Heilkräutersammelkalender, nach dem Ablauf der Jahreszeiten anzuordnen. Dabei beschränke ich mich bewusst auf die heimischen Heilkräuter.

In den Porträts wird auf langatmige botanische Erklärungen verzichtet. Wer sich in der Artdiagnose unsicher ist, sollte ein ausführlicheres Bestimmungsbuch zu Rate ziehen. So können wir uns hier ganz auf die praktische Anwendung unserer Heilpflanzen konzentrieren.

Doch nun genug der großen Vorworte. Kommen Sie mit mir mit und begleiten Sie mich durch Frühling, Sommer und Herbst auf dem Heilkräuterpfad.

Bei den nachfolgenden Porträts sind geschützte Heilkräuter als solche gekennzeichnet. Bitte sammeln Sie diese Kräuter nicht selbst, sondern beziehen Sie sie über den Kräuterfachhandel oder eine Apotheke. Giftige Pflanzen, bzw. Heilkräuter, die besonders vorsichtig zu dosieren sind, erhielten in dem jeweiligen Porträt ebenfalls einen entsprechenden Vermerk.

FRÜHLING

Der Frühling ist in der Natur die Zeit des Erwachens, neues Leben entsteht. Die Heilpflanzen stehen uns mit ihrem Überangebot an grüner Lebenskraft zur Verfügung. Dankbar dürfen wir diese Hilfen für unsere Gesundheit annehmen.

Wir finden jetzt zunächst besonders die Heilpflanzen, die wir entweder für sich allein oder als Ergänzung für Wildkräutersalate verwenden können. Das sind vor allem Löwenzahn, Brennnessel, Taubnessel, Bärlauch, Gänseblümchen, aber auch die jungen Blatttriebe des Himbeerstrauches. Diese Wildkräuter zeichnen sich durch einen hohen Gehalt an Vitamin C aus, besitzen aber auch viele andere unserer Gesundheit dienliche, die Vitalität steigernde Inhaltsstoffe.

Huflattich *(Tussilago farfara)* mit Vorsicht verwenden

Familie: Korbblütengewächse (Asteraceae)

Merkmale: Ca. 10 cm hohe, filzige, mit Schuppen besetzte Blütenstängel, die ein 1–3 cm breites, goldgelbes Blütenköpfchen tragen. Erst nach der Blüte bilden sich, ähnlich wie bei der Pestwurz, die Blätter heraus. Deshalb bezeichne ich die Huflattichpflanze auch als die »kleine Schwester der Pestwurz«.

Vorkommen: An Wegrändern, vorwiegend auf Lehm-, Ton-, und Kalkböden.

Sammelgut: Blüten, später dann auch die Blätter.

Als einer der ersten Frühjahrsblüher begegnet uns der Huflattich besonders an sonnigen, trockenen Hängen, im Geröll, aber auch auf Schuttplätzen. Der Huflattich kommt zur rechten Zeit, da wir uns oft nach dem Winter mit einem trockenen Husten herumplagen. Die Blätter, die etwas später nachfolgen, können gleichermaßen wie die Blüten verwendet werden.

Huflattich wirkt schleimlösend, hustenstillend, fördert die Ausscheidung

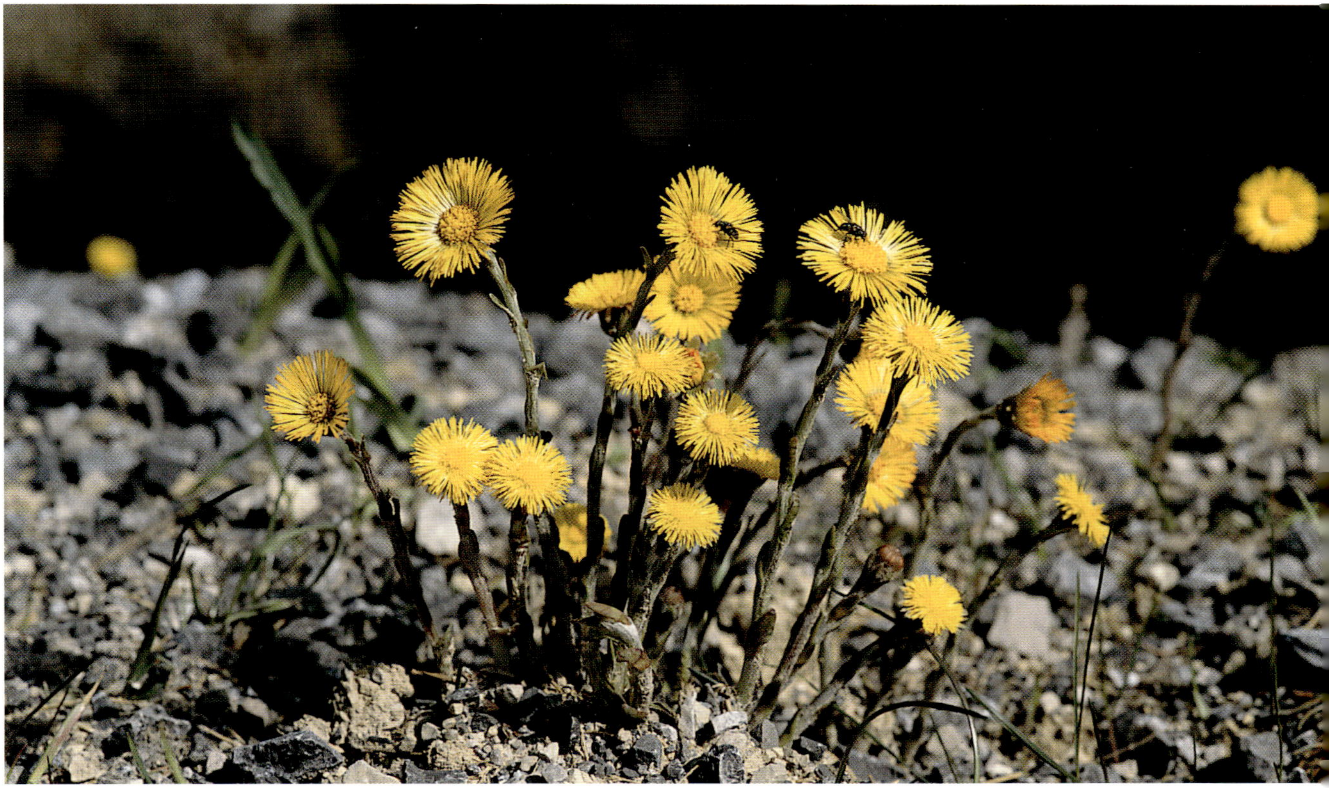

Der Huflattich treibt im zeitigen Frühjahr seine leuchtenden Blüten.

der Drüsen, treibt Harn und Schweiß und gilt als entzündungswidrig. Daher bewährte sich seine Anwendung bei Erkrankungen der Atmungsorgane, bei Husten, Heiserkeit, Bronchialkatarrhen, Bronchialasthma, Rippenfellentzündungen, leichten Magen-Darm-Erkrankungen sowie unterstützend bei der Raucherentwöhnung und bei Raucherhusten. Der Huflattich gehört wohl zu den ältesten bekanntesten Hustenmitteln. So lesen wir schon in den Kräuterbüchern von Hippokrates, Paracelsus, der Heiligen Hildegard und Matthiolus von der Anwendung »wider alle Gebresten der Brust«. Die Bergleute in den Salzbergwerken von Hallein verwendeten Huflattich gegen chronische Reizungen der Bronchien (Staublunge). Huflattich sollte aber nicht über einen längeren Zeitraum eingenommen werden.

Äußerlich findet Huflattich Anwendung in Form von Umschlägen bei Entzündungen. Im Bayerischen Wald quetscht man die Blätter für Umschläge z. B. bei offenen Beinen (Ulcus cruris), aber auch als Wundauflage bei Quetschungen und Prellungen. In der Küche kann man die Huflattichblätter ähnlich wie Kohlblätter benutzen. Lindemann empfiehlt auch erfolgreich die kosmetische Anwendung von Huflattichaufgüssen bei Hautwaschungen, Haarwäschen und Haarpackungen.

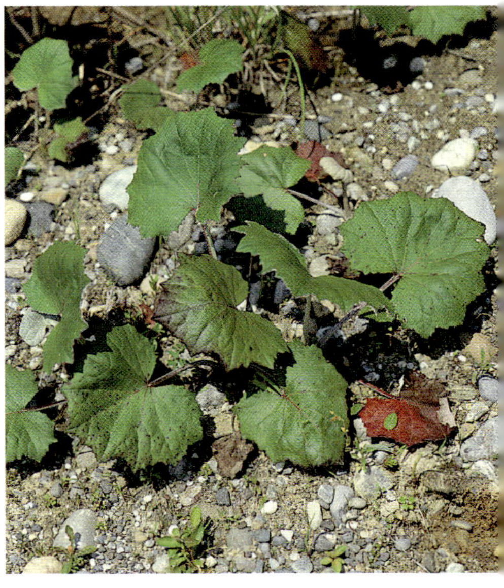

Die großen, schmackhaften und heilkräftigen Blätter erscheinen erst einige Wochen später.

Schlüsselblume *(Primula veris)* geschützt

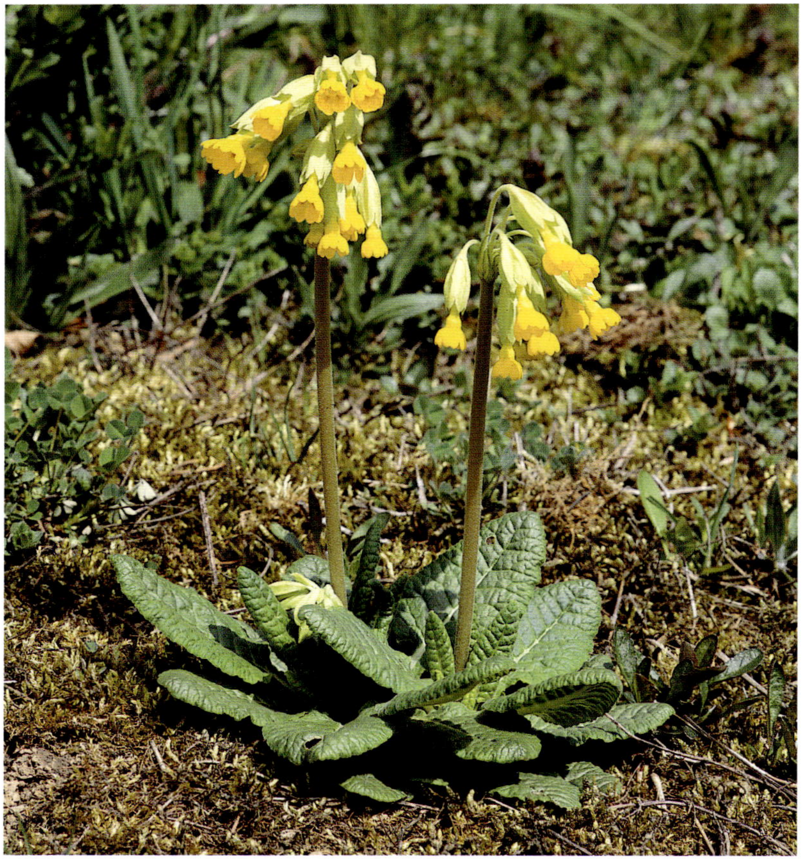

Familie: Primelgewächse (Primulaceae)
Merkmale: Der Blütenstängel ist blattlos und wird ca. 15 cm hoch. Die Blüte besteht aus 4 – 5 glockenförmigen, wohlriechenden, dottergelben Dolden. Der Fruchtkelch ist bauchig abstehend. Die Blätter sind eiförmig-länglich und runzlig.
Vorkommen: Auf trockenen Wiesen und in lichten Laubwäldern.
Sammelgut: Blüten.

Auch Himmelschlüsselchen und St. Peters Schlüsselbund genannt. Neben der Wiesenschlüsselblume *(Primula veris)* gibt es noch eine weitere Art, die als Waldschlüsselblume oder Hohe Schlüsselblume *(Primula elatior)* bezeichnet wird. Sie unterscheidet sich vor allem durch den Standort (schattige feuchte Stellen an feuchten Wiesen und lichter Wald) sowie durch ihre helleren, zitronengelben, meist duftlosen Blüten. In ihrer Heilwirkung sind beide Arten gleichwertig.
Durch ihren Saponingehalt wirkt die Schlüsselblume auswurffördernd, schleimlösend, schweiß- und harntreibend. Bewährt hat sie sich bei allen Erkrankungen der Atmungsorgane, aber auch bei Veranlagungen zu Gicht und Rheuma (Lonicerus), Nieren- und Blasenentzündungen. Interessant ist auch die Wirkung, besonders der Blüten, als nerven- und herzstärkendes, beruhigendes und schlafförderndes Mittel. Aus diesem Grunde ist das Himmelschlüsselchen Bestandteil des »Löffinger Feierabendtees«. Auch bei Kopfschmerzen- und Migräne fin-

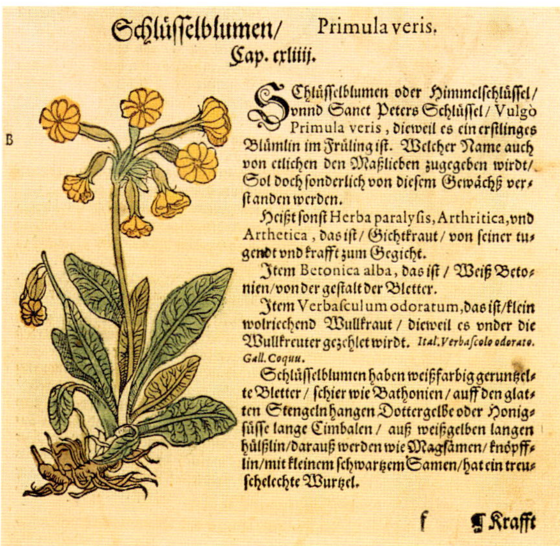

Schlüſſelblumen/ Primula veris.
Cap. cxliiij.

Schlüſſelblumen oder Himmelſchlüſſel/ vnnd Sanct Peters Schlüſſel/ Vulgò Primula veris, dieweil es ein erſtlinges Blümlin im Früling iſt. Welcher Name auch von etlichen den Maßlieben zugegeben wirdt/ Sol doch ſonderlich von dieſem Gewächß verſtanden werden.

Heißt ſonſt Herba paralyſis, Arthritica, vnd Arthetica, das iſt/ Gichtkraut/ von ſeiner tugendt vnd krafft zum Gegicht.

Item Betonica alba, das iſt/ Weiß Betonien/ von der geſtalt der Bletter.

Item Verbaſculum odoratum, das iſt/ klein wolriechend Wullkraut/ dieweil es vnder die Wullkreuter gezehlet wirdt. *Ital. Verbaſcolo odorato. Gall. Coquu.*

Schlüſſelblumen haben weißfarbig gerunzelte Bletter/ ſchier wie Bathonien/ auff den glatten Stengeln hangen Dottergelbe oder Honigſüſſe lange Cimbalen/ auß weißgelben langen hülßlin/ darauß werden wie Magſamen/ knöpfflin/ mit kleinem ſchwartzem Samen/ hat ein treuſchelechte Wurtzel.

f Krafft

Eine handkolorierte Darstellung und Beschreibung der Schlüsselblume aus dem historischen Kräuterbuch des Lonicerus von 1564.

det die Schlüsselblume ihre Anwendung.

Der Schweizer Kräuterpfarrer Johann Künzle gab seiner Verehrung für diese Pflanze in einem Gedicht Ausdruck:

D Schlüsseli mahed ring im Chopf,
nämed dGsüchti mängem arme tropf.
Mached frei und luschtig wie nes
Reh,
sgoht nüt meh über de Schlüsselitee.

Und auch der deutsche Kräuterpfarrer und Wasserdoktor Sebastian Kneipp lobte die Schlüsselblume in seinen Schriften:

Wer Anlage hat zur Gliedersucht, zur Gliederkrankheit oder schon an diesen gebresten leidet, trinke längere Zeit hindurch täglich eine Tasse Schlüsselblumentee. Die heftigen Schmerzen werden sich lösen und allmählich ganz verschwinden.

In der Küche kann man die jungen Blätter für eine wohlschmeckende Kräutersuppe verwenden. Ein besonderer Tipp: Geben Sie einmal einige Blüten in einen Vanillepudding hinein. Das feine Aroma wird Sie und Ihre Familie begeistern.

Löwenzahn *(Taraxacum officinale)*

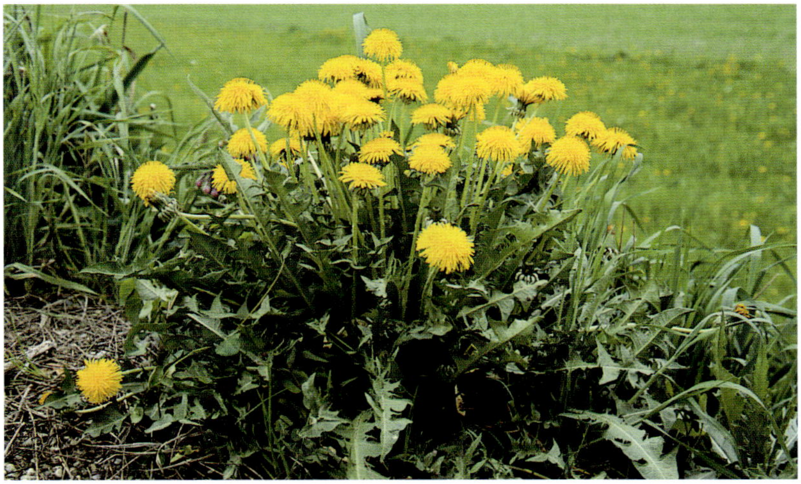

Familie: Korbblütengewächse (Asteraceae)

Merkmale: Hiervon gibt es mehrere Arten und Unterarten, die aber mehr für den Botaniker von Interesse sind. Typisch sind die tief eingeschnittenen Blätter: »Löwenzähne«. Der Milchsaft führende, runde, hohle Stängel wird bis zu 30 cm hoch. **Achtung:** Besonders bei Kindern kann das Aussaugen der Stängel zu Unverträglichkeiten führen.

Das goldgelbe Blütenköpfchen besteht aus vielen zwittrigen Zungenblüten. Aus ihnen entwickeln sich nach der Blüte die charakteristischen Blütenstände mit dem fallschirmartigen Haarkranz, die durch den Wind oder beim Pusten leicht davonfliegen, deshalb auch der Name »Pusteblume«.

Vorkommen: Weltweit auf Wiesen stark verbreitet.

Sammelgut: Die zarten Blätter für einen Wildkräutersalat; das ganze Kraut, im Herbst die Wurzeln.

Kaum eine Pflanze ist in Europa so bekannt und verbreitet wie der Löwenzahn, der denn auch im Volksmund allein des deutschsprachigen Raumes auf über 500 verschiedene Bezeichnungen kommt! Gerade jetzt im Monat Mai, während ich diese Zeilen schreibe, sind ganze Wiesen und Berghänge mit seinen leuchtend gelben Blüten bedeckt.

Viele erkennen im Löwenzahn nicht die Heilpflanze, weil er so überreichlich vorkommt. Manche bezeichnen ihn sogar als Unkraut. Diese Bezeichnung ist mehr als bedenklich. Viele so genannte Unkräuter sind wertvolle Heilpflanzen, auf die ich nicht verzichten möchte.

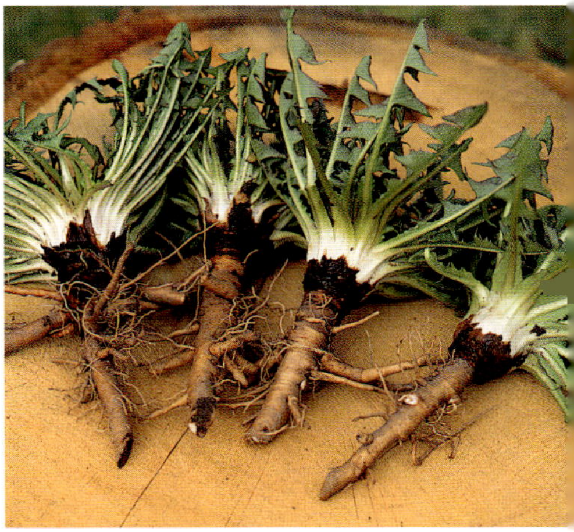

Die Wurzeln des Löwenzahns (Radix Taraxaci) werden im Herbst ausgegraben.

Würde der Löwenzahn irgendwo einsam am hintersten Amazonas wachsen, würden wir vermutlich viel Geld ausgeben, um in den Besitz dieser wertvollen Heilpflanze zu gelangen.
Der Löwenzahn wirkt vor allem bei Erkrankungen der Leber und der Galle, bei Blähungen, Völlegefühl und ist ganz ideal als Saft oder Salat zur Blutreinigung bei Frühjahrskuren. Außerdem hat der Löwenzahn auch eine wunderbare Wirkung auf die Haut.
Einer der volkstümlichen Namen, den ich mir natürlich besonders gut merken kann, heißt »Bettseicher«. Auch im Französischen gibt es eine gleichbedeutende Bezeichnung: »pissenlit«. Hier wird die wassertreibende Wirkung des Löwenzahns gewürdigt, die besonders auf die Wurzel zutrifft. Diese wird jedoch erst im Herbst gestochen. Es gibt interessante Aufzeichnungen vom Leibarzt Friedrichs des Großen, der vom Volke der »alte Fritz« genannt wurde. Dieser König litt ziemlich unter den Beschwerden seiner Gicht, einer Krankheit, die damals recht selten vorkam. Heute leben wir anscheinend alle wie die Könige, denn die Gicht ist fast zur Volksseuche geworden. Dies wird vor allem durch falsche Ernährung verursacht. Dank der Aufzeichnungen des o. g. Leibarztes J.G. Ritter von Zimmermann wissen wir, dass die tägliche Verabreichung von Löwenzahntee dem König gut bekam und seine Beschwerden lindern konnte.
Der Löwenzahn kann nicht nur bei Gicht, Wassersucht, Blasen- und Nierenerkrankungen, sondern auch bei Diabetes (also der Zuckerkrankheit) unterstützend eingesetzt werden.
In der chinesischen Heilkräuterkunde werden dem Löwenzahn (»Pu gong ying«) folgende Wirkungen zugeschrieben: beseitigt Hitze und Giftstoffe bei Furunkeln, nässenden Wunden, Brustdrüsenentzündung, feuchter Hitze der Leber und hilft bei geschwollenen und geröteten Augen sowie bei Gelbsucht.

Aus frischen Löwenzahnblüten kann man einen Sirup herstellen, der sich zum Süßen von Kräutertee und als Brotaufstrich verwenden lässt. Wenn Sie für den Sirup einen kleinen Stängel Engelwurz mitkochen, bekommt er ein besonders feines Aroma. Ganz junge Löwenzahnknospen kann man mit einer feingeschnittenen Zwiebel anbraten, mit Kräutersalz und Pfeffer würzen und als Salatbeigabe oder Brotbelag verwenden.

Weißdorn *(Crataegus laevigata, Crataegus monogyna)*

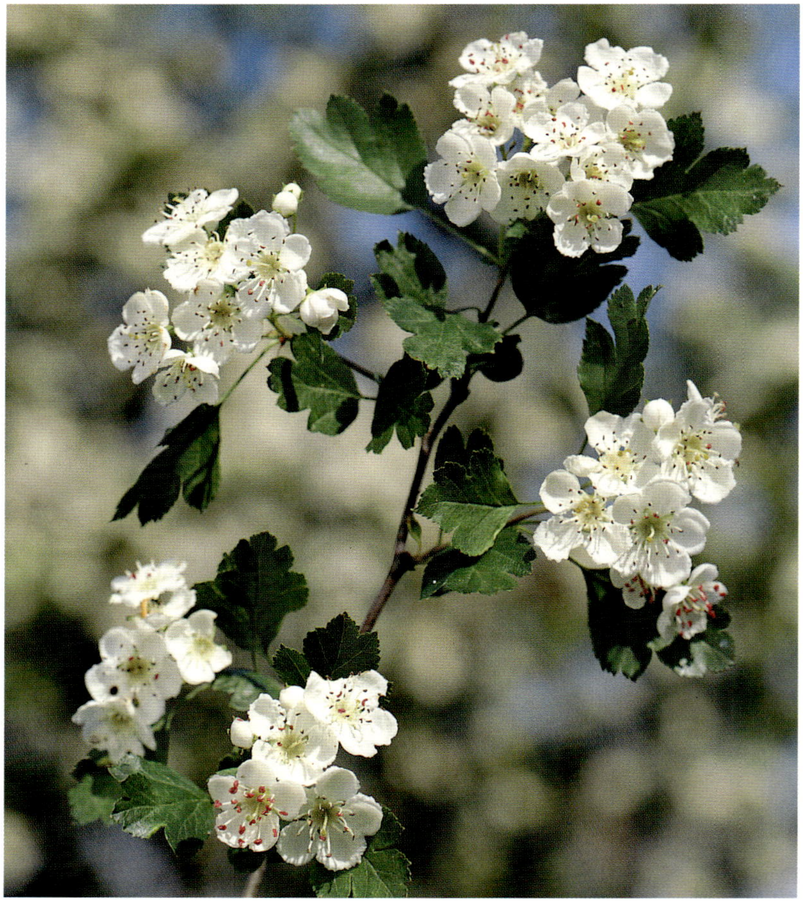

Familie: Rosengewächse (Rosaceae)
Merkmale: Strauch- und baumartig, bedornte Zweige. Weiße, leicht unangenehm duftende, 5-zählige Blüten. Mehlig-fleischige, rote Früchte. Blätter je nach Art 3- bis 5-lappig; insgesamt recht variabel.
Vorkommen: Besonders an Hecken und Einzäunungen.
Sammelgut: Die Blüten, die Blätter und im Herbst auch die Früchte.

Es gibt wenige Heilpflanzen, über die bereits so viel geforscht und geschrieben wurde wie über den Weißdorn. So ist bereits aus der keltischen Kultur überliefert, dass er dort als mystische Heilpflanze galt, der magische Kräfte innewohnen und die deshalb besondere Heilkraft besitzt. Nach altem, mystischen Volksglauben musste man durch eine Weißdornhecke kriechen, um dort seine Krankheit abzustreifen.
Bei uns in der Heckenlandschaft der Baar kommt der Weißdorn sehr häufig vor. Früher nannte man ihn auch **Hagedorn**. Hagedorn deshalb, weil oft ganze Dörfer damit »eingehagt« wurden. Wenn der Weißdorn regelmäßig beschnitten wird, erhält man eine fast undurchdringliche Hecke. Von dem Wort Hecke wiederum leitet sich das Wort Hexe ab. Hexen waren die »Hagazussen«, Heckensitzerinnen. Man wollte damit ausdrücken, dass diese Menschen im Grenzgebiet zweier Welten lebten. So mag vielleicht auch die undurchdringliche Rosenhecke bei Dornröschen eine Weißdornhecke gewesen sein, denn dieser zählt ebenfalls zu den Rosengewächsen.
Der Weißdorn ist ein ausgezeichnetes Vorbeugungs- und Heilmittel bei leichten so genannten degenerativen Herzerkrankungen, besonders im Alter bei Herzmuskelschwäche als Folge von Überanstrengung, bei Herzschwäche und ihren Folgeerscheinungen wie Nachlassen der körperlichen und geistigen Spannkraft, Schlaflosigkeit, erhöhter Reizbarkeit, Herzklopfen und Kurzatmigkeit. Auch bei venösen Durchblutungsstörungen (Krampfadern) habe ich gute Wirkungen beim Weißdorn gesehen. Vorteilhaft beim Weißdorn ist, dass man bei der Anwendung praktisch nichts falsch machen und er sowohl bei hohem wie auch bei niederem Blutdruck über Jahre hinweg eingesetzt werden kann. Durch die Flavonoide wird die Sauerstoffversorgung des Herzens verbessert, und es kann dadurch seiner verantwortlichen Tätigkeit besser nachkommen.
Beim Weißdorn verwendet man Blüten, Blätter und auch Früchte. Drosseln fressen diese Früchte besonders gern und tragen somit zur weiteren Verbreitung der Pflanze bei. Bei hohem Blutdruck wird Weißdorn auch gern zusammen mit der Mistel verabreicht.
In der chinesischen Heilkräuterkunde werden dem Weißdorn (»Shan zha«) folgende Wirkungen zugeschrieben: verdauungsfördernd, gegen Blähungen durch fette Speisen, und er reguliert das Blut.

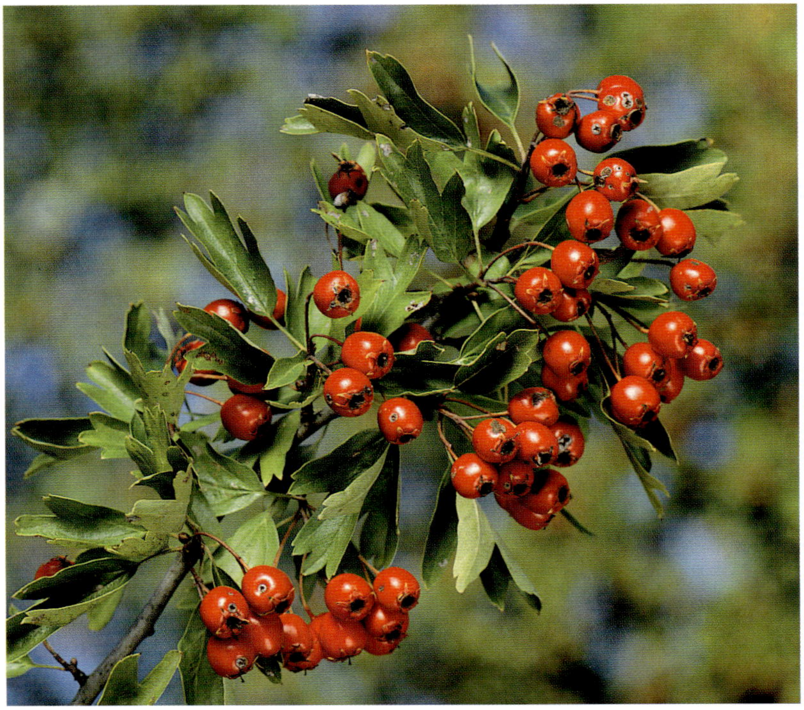

Die mehlig schmeckenden Früchte des Weißdorn haben die gleichen Indikationen wie die Blüten. Man kann aus ihnen einen wirksamen Fluidextrakt oder eine Tinktur herstellen.

Fichte *(Picea abies)*

Familie: Kieferngewächse (Pinaceae)
Merkmale: Hoher, spitzkroniger, waldbildender Nadelbaum. Hängende Zapfen, spitze, gleichmäßig um die Zweige gestellte Nadeln. Die Baumrinde ist leicht rötlich, deshalb auch »Rottanne« genannt.
Vorkommen: Verbreitet in ganz Mittel- und Nordeuropa bis zum Polarkreis.
Sammelgut: Die Fichtentriebe (Maispitzen).

Wenn ich die schöne Aussicht hier von den Schwarzwaldhöhen genieße, kommt mir der Ausspruch von Paracelsus in den Sinn:
Alle Wiesen, Berge und Täler sind Apotheken Gottes.
Gibt es etwas Schöneres als am frühen Morgen durch den Wald zu gehen? Die schräg einfallenden Sonnenstrahlen verzaubern die Stimmung, und man braucht nicht viel Fantasie, um auf den Waldlichtungen die Elfen tanzen zu sehen. Würziger, aromatischer und harziger Geruch erfrischt unsere Lungen.
Die Fichte, auch Rottanne genannt, wächst in allen gemäßigten Klimazonen unserer Erde.
Von der Fichte verwenden wir in erster Linie die Fichtennadelsprossen. Das sind die ganz jungen Triebe, die meistens im Monat Mai treiben. Wir sammeln sie von den Zweigen der Bäume, keinesfalls von den Baumspitzen der jungen Bäume.
Aus diesen Trieben können wir einen schmackhaften »Tannenzipfelhonig« oder, genauer ausgedrückt, einen Fichtennadelsprossensirup kochen.

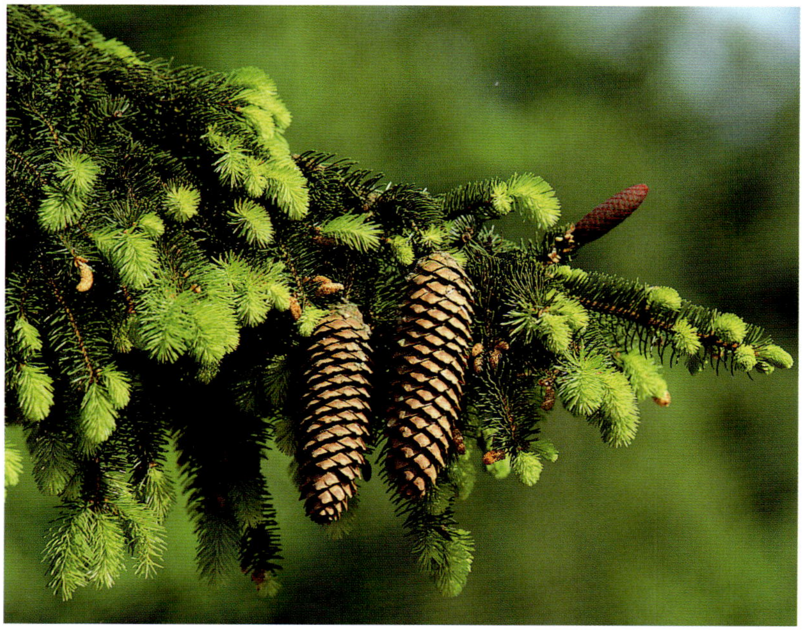

Fichtennadelsprossen haben eine gute sekretolytische, sprich schleimverflüssigende Wirkung und werden aus diesem Grunde gern bei einem veralteten Husten gegeben. Von dem alten Heilwissen der Indianer wissen wir, dass das Kauen der Fichtennadelsprossen Skorbut, eine schwere Vitamin-C-Mangelkrankheit, verhindern und heilen kann. An Skorbut verstarben früher viele Seeleute und Einwanderer. Doch die Menschen waren zu überheblich, die weisen Ratschläge dieser »Wilden« anzunehmen. Heute wissen wir, dass die Indianer uns in ihrem Heilwissen, besonders auch in der Wundbehandlung, weit überlegen waren. Wussten Sie denn, lieber Leser, dass Fichtennadelsprossen reichlich Vitamin C enthalten? Leider wird dieses durch das Kochen zerstört.
Außerdem enthalten die Fichtennadelsprossen wichtige Mineralien wie Eisen, Kalzium, Kalium, Phosphor und Gerbsäure.
Wenig bekannt ist die Anwendung von Fichtennadelsprossen für **Bäder**. Dazu setzt man Fichtennadelsprossen zunächst in einem Eimer ca. 24 Stunden an und lässt das Ganze dann (praktischwerweise in mehreren Portionen) noch ungefähr 1 Stunde lang kochen. Dieser Absud wird dann dem Badewasser zugefügt. Er hilft ausgezeichnet bei Erkältungskrankheiten, rheumatischen Erkrankungen und Muskelverhärtungen. Auch bei Kindern, die nicht so richtig gedeihen wollen, soll dieses Bad hilfreich sein.
Ein **Fichtennadelsprossentee** wirkt auch wassertreibend und kann al-

lein – oder in Verbindung mit anderen Kräutern – unterstützend als Blutreinigungstee bei Gicht und Rheuma eingesetzt werden. In alten Kräuterbüchern werden Fichtennadelsprossen auch gegen Gallensteine empfohlen.
Zur Verstärkung des Bades oder eines Tees bei Erkältungskrankheiten können wir ätherisches Fichtennadelöl hinzufügen. Da sich das ätherische Öl schlecht im Wasser verteilen lässt, sollte man es zuvor in Honig auflösen. Das Fichtennadelöl können wir auch mit einem fetten Öl, etwa Olivenöl, verdünnen und dann zu Einreibungen auf Brust und Rücken bei Erkältungen verwenden.
Wer sich die zeitraubende Arbeit für die Herstellung eines Fichtennadelsirups sparen will, dem sei der Kauf von Vogels Santasapinasaft® empfohlen.

ZIPFELHONIG (Fichtennadelsprossensirup)

In ein Glas schichten wir abwechselnd 500 g junge Fichtentriebe und 500 g Zucker. Das Ganze bleibt 3 Wochen in der Sonne stehen, bis der Zucker vollständig aufgelöst ist. Den fertigen Sirup filtern wir durch ein Tuch und füllen den Sirup in Glasflaschen ab.
Wem das zu langsam geht, der kann die Fichtensprossen auch in Wasser aufkochen, um dann diesen Fichtensprossentee mit Zucker zu einem Sirup einzukochen. Dazu nimmt man 1 kg frische Fichtennadelsprossen, die mit 3 Litern Wasser gekocht werden. Die Flüssigkeit lässt man 2 Tage stehen, filtriert sie dann ab und kocht sie mit 1 kg Zucker ein, bis eine honigartige Konsistenz erreicht ist.
Zur Verfeinerung des Geschmacks können Rotkleeblüten, Spitzwegerich, Blütenblätter vom Löwenzahn und Holunderblüten zugeben werden. Wer einen kräftigeren Geschmack liebt, nimmt noch einen kleinen Teil Tannennadelsprossen hinzu. Zu diesem Sirup sagen die Schwarzwälder »Zipfelehonig«. Er schmeckt ganz ausgezeichnet als Brotaufstrich. Außerdem kann er die Wirkung eines Hustentees verstärken.
Einen besonders feinen Zipfelehonig erhält man, wenn man anstelle von Zucker braunen Kandis verwendet, also auf 1 Liter Kräutersud 2 kg braunen Kandis. Es gibt noch viel mehr Rezepturen, denn fast jeder Schwarzwälder Bauernhof hat sein eigenes »Geheimrezept«.
Eine andere Möglichkeit ist die Herstellung eines Fichtenspitzen-Honigs. Dazu werden kleingeschnittene, zarte Maitriebe in einen flüssigen Honig gegeben und 14 Tage an einem warmen Ort gelagert. Die zarten Fichtentriebe können dann mitgegessen werden.

Birke *(Betula perdula)*

Familie: Birkengewächse (Betulaceae)
Merkmale: Wird bis zu 20 m hoch. Charakteristische, weiße Rinde, überhängige Zweige mit länglichen, hellbraunen, männlichen Blütenkätzchen (April – Mai). Die weiblichen Blüten bestehen aus kleinen, grünen, walzenförmigen Kätzchen. Die Blätter sind herzförmig, oft leicht klebrig, besonders nach Regen würzig, aromatisch duftend, der Blattrand ist scharf doppelt gesägt.
Vorkommen: Ganz Mittel- und Nordeuropa.
Sammelgut: Die Blätter.

Wenn ich die Augen schließe und an die Birke denke, so sehe ich vor mir die herrlichen Birkenwälder Finnlands; die Birken mit ihrer schneeweißen Rinde, ihrem filigranen Blattwerk, und ich rieche den aromatischen, fast balsamischen Duft. Ich sehe, wie Menschen mit gebundenen Birkenbüscheln aus den Wäldern kommen, um sich dann in der Sauna damit gegenseitig den Rücken in einer peitschenden Massage zu bearbeiten. Heute weiß fast keiner mehr, dass dieses »Auspeitschen« mit Birkenruten von alten, heidnischen Fruchtbarkeitsriten herstammt.

Adamus Lonicerus schreibt in seinem »Kreuterbuch« von 1557: *Ist auch noch heute zu tag in grosser Ehr, dann sie die böse unnd ungehorsame Kinder unnd Jugende straffet. Daher man dan im Teutschen Reimen sagt: Oh du gute Bircken Ruth, Du machst die ungehorsame Kinder gut. Sie lässt sich auch zu anderem dienst gebrauchen und man keret damit die unflätige Häuser.*
In Lappland sah ich, wie man sich Wunden mit dem feinen Birkenbast verband und auch den Birkenholzteer zur Wundbehandlung einsetzte. Diese Anwendung als Wund-

verschlussmittel empfahl auch schon die Heilige Hildegard. Birkenholzasche dient zur Entsäuerung bei rheumatischen Erkrankungen. Nun versteht man auch diesen alten, finnischen Spruch:

Wenn Schnaps und (Birken-)Teer nicht mehr helfen, dann ist die Krankheit tödlich!

In dem finnischen Nationalepos »Kalevala« kommt der Birke große Beachtung zu. Der Held Väinämöinen rodet den Wald, um Ackerland zu schaffen, nur eine Birke lässt er dabei stehen:

Väinämöinen alt und weise,
der bestellt ein scharfes Beil sich,
alle schönen Bäume stürzt er,
rodet er das große Brachland,
ebnet ungemessenen Boden,
bleiben lässt er eine Birke,
recht als Vogelrufplatz fertig,
recht als Kuckucksrufplatz künftig.
Her vom Himmel kam ein Adler,
er, der oberen Lüfte Vogel,
kam alles anzuschauen:
»Warum ward denn so gelassen
diese Birke ungebrochen,
ungestürzt der schöne Baum nur?«
Sprach der alte Vänämöinen:
»Deshalb ist sie so gelassen,
allen Vögelein zum Ausruhen,
hier der Himmels Aar zum Sitzen.«

Als bei einem großen Regen die ganze Erde überschwemmt wird, rettet sich der Weltgeist in der Gestalt eines Adlers auf diese Birke. Zum Dank dafür, dass Väinämöinen die Birke verschonte, nimmt er den Helden, der tagelang hilflos herumgeschwommen war, auf seinen Rücken und gibt ihn der Erde zurück.

Die Birke ist der Inbegriff des Frühlings und der Jugend. So wird von alters her am 1. Mai rund um die Birke, den Maibaum, getanzt und der Frühling gefeiert. Aber es gehört auch zum Wesen dieser Pflanze, beim Nachlassen der jugendlichen Spannkraft hilfreich zu sein. Ich verwende sie deshalb gern in einem Seniorentee.

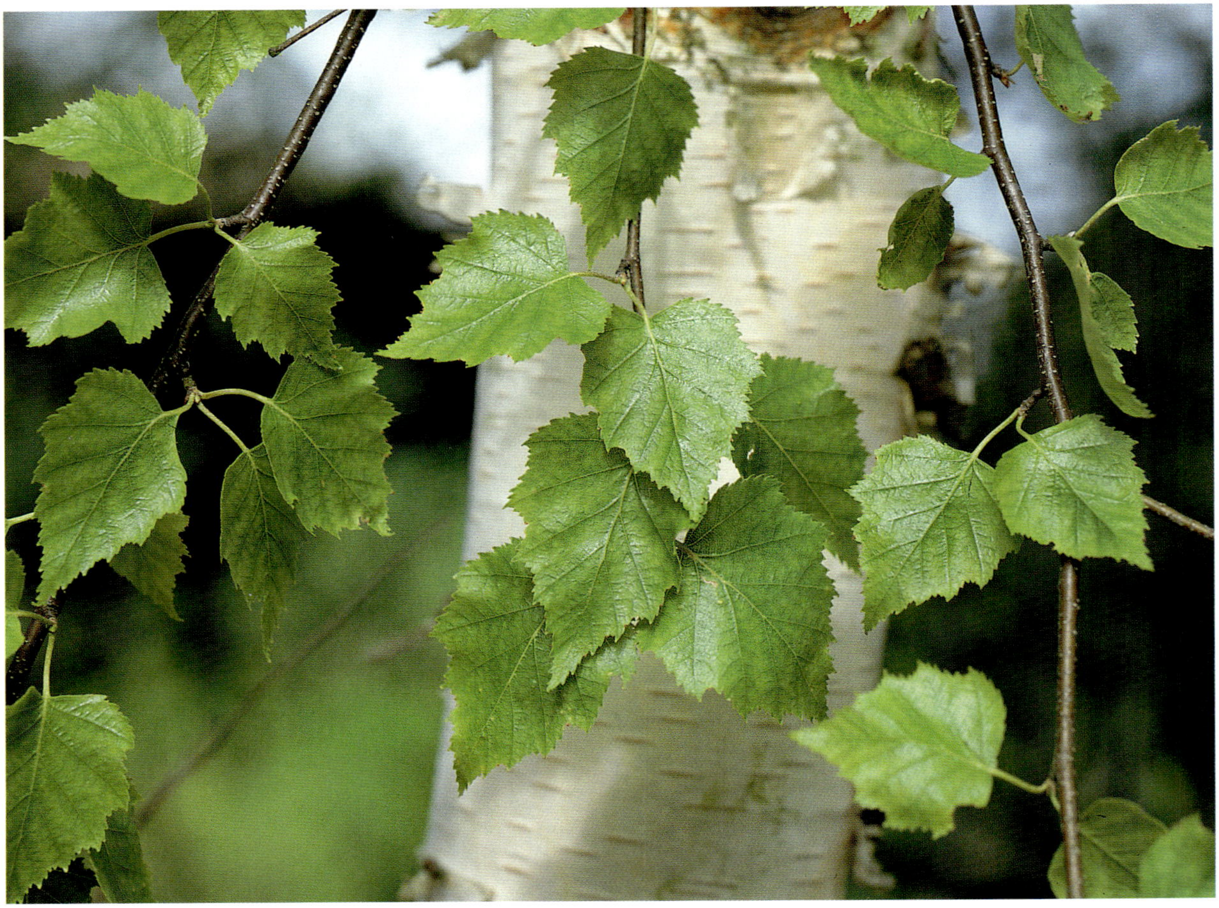

BIRKENBLÄTTERTEE

Für die Zubereitung des Tees nimmt man 1 Teelöffel frische oder getrocknete Birkenblätter pro Tasse, auch Blattknospen sind geeignet. Diese übergießt man dann mit kochendem Wasser. 3-mal täglich 3 Tassen voll sollte man davon trinken.

Schon als Kind habe ich **Birkenblätter** gesammelt. Die beste Zeit dafür ist um Pfingsten. Birkenblättertee fördert vor allem die Ausscheidungen, wirkt sowohl harn- als auch schweißtreibend, reinigt Blut und Gewebe und ist recht nützlich bei allen Blasen- und Nierenerkrankungen. Als Wirkstoffe der Birke werden Saponine, Flavonglykoside und auch Gerbstoffe genannt.

Es ist ein großer Vorteil, dass man Birkenblättertee problemlos auch über einen längeren Zeitraum trinken kann. Das sollte man nicht mit allen Heilkräutern tun. So rate ich dazu, z. B. die Bärentraubenblätter oder auch die Wacholderbeeren, die ebenfalls bei Blasen- und Nierenerkrankungen empfohlen werden, höchsten 14 Tage zu sich zu nehmen, weil sonst der positive, heilende Effekt in einen negativen umschlagen kann.

Früher habe ich oft Birkenstämme angezapft, um **Birkensaft** zu gewinnen; natürlich sollte man vorher die Erlaubnis des Waldbesitzers oder Försters einholen. Man bohrt dazu ein ca. 1 cm breites und 3 cm tiefes Loch in den Stamm. In das Bohrloch wird entweder ein Glasrohr oder eine selbst konstruierte kleine Rinne eingeführt, sodass der Saft in ein darunter aufgehängtes Glasgefäß laufen kann. Aus einem 20 cm dicken Baum dürfen gut 2 Liter Birkensaft entnommen werden, ohne dass er geschädigt wird. Wichtig ist, das Bohrloch nach Beendigung gut mit einem Holzpfropfen bzw. Baumwachs zu verschließen. Der gewonnene Saft kann direkt getrunken werden und schmeckt ganz ausgezeichnet. Um eine voreilige Gärung zu verhindern, kann man dem Saft pro Liter 5–6 Gewürznelken hinzufügen. In einem alten Kräuterbuch von Lonicerus ist folgendes darüber zu lesen:

Der süsse Safft so im Lentzen auß den Bircke gesamlet wirt getruncken, sol sehr gut seyn widern Stein und Geelsucht [Gelbsucht]. Dieser Safft für sich gebraucht oder zuvor distilliert heilet die fäule deß Munds, Zittermäler und Flecken der Haut.

Professor Weiss hat in seinem Lehrbuch der Phytotherapie (Pflanzenheilkunde) sehr gut dargestellt, dass die verschiedenen Heilpflanzen in ihrer Wirkungsweise unterschieden werden müssen. Er unterteilte sie in so genannte **Mite-Phytotherapeutika**, mild wirksame Arzneipflanzen wie unsere Birkenblätter, und **Forte-Phytotherapeutika**, die oft unter die Giftpflanzen fallen, so wie beispielsweise der rote Fingerhut. Natürlich sind die Übergänge fließend. Deshalb darf z. B. die Arnika nur bei großer Sachkenntnis und vorsichtig dosiert innerlich für einen Tee verwandt werden.

Bei den Germanen galt Birkensaft als Schönheits- und Stärketrank. Noch besser schmeckt der Birkensaft, wenn er mit einer Weinhefe angesetzt und zu einem Birkenwein vergoren wird. Diese **Birkenweinkur** hatte ich mir auch schon selbst verordnet. Einen übrig gebliebenen Rest durfte sich meine Mutter in die Haare einmassieren und sich dann über einen besseren Haarwuchs freuen.

Die Birke zählt auch zu den Pflanzen der Liebe. So ist es Brauch, dass ein junger oder auch älterer Bursche seiner Angebeteten ein bunt geschmücktes Birkenbäumchen auf das Dach stellt. Doch heute sind die Burschen fauler geworden, und es reicht meistens nur zu einer kurzen Nachricht über das Handy. Dennoch wird der alte Brauch, um den Maibaum zu tanzen, noch an vielen Orten, besonders in Süddeutschland, noch oder wieder gepflegt.

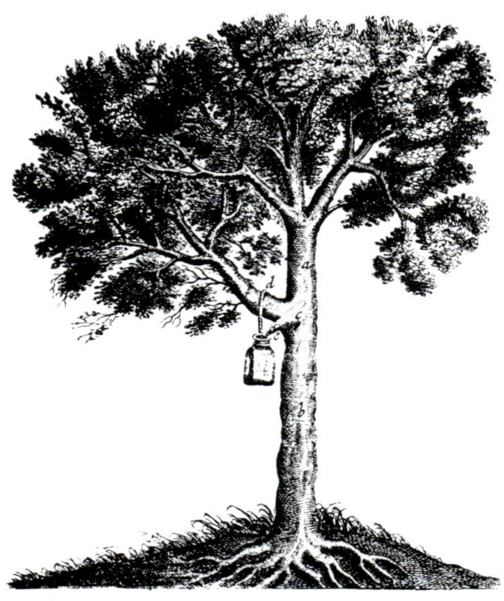

Anzapfen einer Birke zur Gewinnung des Birkenwassers. Historische Darstellung aus dem 18. Jahrhundert.

Brennnessel *(Urtica dioica, Urtica urens)*

Familie: Nesselgewächse (Urticaceae)
Merkmale: Große Brennnessel: oft über 1 m hoch, Blätter dunkelgrün, eiförmig, grob gesägt mit Brennhaaren. Die rispenartigen Blütenstände sind meist länger als der benachbarte Blattstil.
Kleine Brennnessel: bis 75 cm hoch, hier sind die Blütenstände kürzer als der Blattstil.
Vorkommen: Fast auf der ganzen Erde verbreitet, besonders auf stickstoffhaltigen Böden.
Sammelgut: Das Kraut. Für die Küche nur die Jungpflanzen (ca. 20 cm hoch), im Herbst der Samen und die Wurzel.

Mit der Brennnessel habe ich schon in jungen Jahren Bekanntschaft gemacht – nicht nur deshalb, weil ich bald wusste, wieso die Brennnessel diesen Namen trägt, sondern auch, weil wir früher von unserer Großmutter mit Brennnesselspinat gefüttert wurden. Großmutter meinte immer, was den kleinen Küken gut tut, kann uns bestimmt nicht schaden.
Über die Brennnessel gibt es sehr vieles zu berichten. Wussten Sie, dass Brennnesseln bis zum Ersten Weltkrieg bei uns in Deutschland feldmäßig angebaut wurden? Dies geschah jedoch nicht, um sie in großen Mengen für Kräutertees zu gewinnen, sondern damals wurde noch aus der Faser ein Gewebe hergestellt. Dieses **Nesselgewebe** ist feiner als Leinen und etwas gröber als Seide. Zurzeit laufen in Thüringen Versuche, ob die Gewinnung der Nesselfaser für Landwirte wieder ein alternatives Einkommen bedeuten kann.
In den Zeitungen lesen wir viel über Doping der Sportler. Doch Doping ist keine neuartige Erfindung, sondern wurde früher auch schon bei Pferden praktiziert. So hatten die Pferdehändler, oft auch als Rosstäuscher bezeichnet, ihre Geheimrezepte, um aus einem alten, klapprigen Gaul ein jünger aussehendes, temperamentvolles Pferd zu machen. Eine wichtige Rolle hierbei spielten Brennnesselsamen. Hiervon gab man dem Pferd 14 Tage vor dem beabsichtigten Verkaufstermin täglich eine Hand voll ins Futter. Wie durch ein Wunder bekam das Pferd wieder ein glänzendes Fell, wurde temperamentvoller und täuschte somit ein jüngeres Alter vor, was den Verkaufspreis oft beträchtlich erhöhte. Vielleicht ist dies ein Grund dafür, dass Stärkungsmittel für Männer oft Brennnesselsamen enthalten. Sie sollen aber auch bei Frauen eine günstige, aufbauende und stärkende Wirkung zeigen!
Auch im Märchen finden wir wiederholt Hinweise auf unsere Heilpflanzen. Hans Christian Andersen berichtet in »Die wilden Schwäne« von verzauberten Prinzenbrüdern, die in Schwäne verwandelt wurden. Der Zauber der bösen Stiefmutter konnte nur gelöst werden, indem die Schwester für jeden ihrer Brüder mit bloßen Händen ein Hemd aus Nesseln webte.

Außer der großen Brennnessel *(Urtica dioica)* gibt es noch die Kleine Brennnessel *(Urtica urens)* aus der gleichen Familie. Beide Arten ähneln sich stark und finden gleichermaßen arzneiliche Verwendung.
Brennnesseln sind internationale Pflanzen, die fast auf der ganzen Welt bis in Höhen von 2500 m vorkommen. Sie gedeihen allenthalben an Zäunen, Wegrändern, Hecken, Gebüschen, Waldrändern, auf Schuttflächen und im Ödland. Als Stickstoffanzeiger heften sie sich Mensch und Tier an die Fersen. Die Brennnessel ist eine unserer mineralreichsten Heilpflanzen. Sie enthält Kalium, Kalzium, Kieselsäure und Eisen, außerdem Gerbsäure, Sekretin, das allseits bekannte Nesselgift, und interessanterweise auch Vitamin A und Vitamin C sowie hormonähnlich wirkende Stoffe.
Die ganze Pflanze inklusive der im Herbst gegrabenen Wurzel findet arzneiliche Verwendung. Frische junge Blätter ergeben ein schmackhaftes Gemüse, sie werden als Salat zubereitet oder, wie bereits erwähnt, in etwas Salzwasser wie Spinat weich gekocht. Die Brennwirkung wird dadurch vollkommen aufgehoben, Sie brauchen also keine Angst vor einem Brennen im Magen zu haben.

> Brennnesseln sind wichtige Wirtspflanzen für selten gewordenen Schmetterlinge wie den Kleinen Fuchs und das Pfauenauge.
> Daran sollten Sie denken, wenn Sie diesen »Unkräutern« auf den Leib rücken wollen!

Für die Zubereitung eines Tees sammelt man kurz vor der Blüte die jungen Blätter. Sie werden vorsichtig (möglichst mit Handschuhen) von den Stängeln gestreift und an einem schattigen Platz luftgetrocknet.

Nun zu den **Wirkungen** der Brennnessel: Besonders bekannt ist sie in der Verwendung als Blutreinigungstee zur Körperentgiftung; die Ausscheidung der Verdauungsdrüsen (Bauchspeicheldrüse/Pankreas), der Niere (auch zur Vorbeugung bei Nierengrieß) und des Darmes werden gefördert. Diesen Vorgang nenne ich »Schwemmentmistung« des Körpers. Das klingt zwar nicht sehr vornehm, trifft aber genau den Kern der Sache.

Außerdem wird sie angewandt bei Rheumatismus, juckenden Hautausschlägen (Nesselsucht), Blutarmut und Erschöpfungszuständen, Gallen- und Leberleiden, Hämorrhoiden, Verschleimungen der Atmungsorgane und Haarausfall (hierbei innerlich und äußerlich). Durch ihre fördernde Wirkung auf die Milchbildung ist die Brennnessel auch gut geeignet für einen Stilltee. In alten Kräuterbüchern wird sie zudem auch bei trockenem Husten und Wassersucht empfohlen, sowie auch das Schlagen mit dem Kraut bei rheumatischen Beschwerden. Dieses Heilverfahren hat sogar einen eigenen medizinischen Namen: **Urtikation**. Da ich selbst Probleme mit meinem Knie habe, verordne ich mir jedes Jahr eine Urtikation, indem ich mein Knie mit einem Bündel Brennnessel schlage. Wenn Sie dieses Verfahren selbst ausprobieren wollen, empfehle ich, zunächst vorsichtig zu beginnen, damit die Hautreizung nicht zu groß wird. Die beste Zeit dafür ist am Morgen, dann wird auch die Nachtruhe nicht durch starkes Jucken gestört.

So eine bekannte Heilpflanze wie die Brennnessel ist natürlich auch fest in altem Volksglauben und Überlieferungen verankert. In der altgermanischen Mythologie steht sie als Symbol für den Blitzgott Donar, dessen Strahl ebenfalls sengt und brennt. Daher stammt der mancherorts übliche Name Donnernessel. Auch von einer Wirkung bei der Abwehr von Blitzschlägen, bösen Geistern und Hexen wird berichtet.

Brennnesseln im biologischen Gartenbau

Biogärtner empfehlen die Brennnessel im biologischen Gartenbau zur Bekämpfung von Lausbefall auf Pflanzen. Die betroffenen Pflanzen werden einfach mit einer Brennnesselbrühe bespritzt. Die Herstellung ist ganz leicht: Man gibt 1 kg Brennnesseln in einen 10-Liter-Eimer mit Wasser und lässt das Ganze 1 Tag lang stehen.

Ein wunderbarer Dünger ist Brennnesseljauche, die Wirkung ist verblüffend. Man setzt die Jauche wie die Brühe an, lässt sie aber deutlich länger, nämlich 2–3 Wochen lang, stehen. Geruchsempfindliche müssen zur Verminderung des Gestankes etwas Steinmehl oder Kompost einrühren und den Eimer gut abdecken. Wenn die Jauche nicht mehr schäumt, gießt man sie durch ein Sieb und verdünnt sie so weit mit Wasser, dass eine Mischung von 1:10 bis 1:20 entsteht. Damit gießt man wöchentlich die Heilkräuter-, Blumen- und Gemüsebeete.

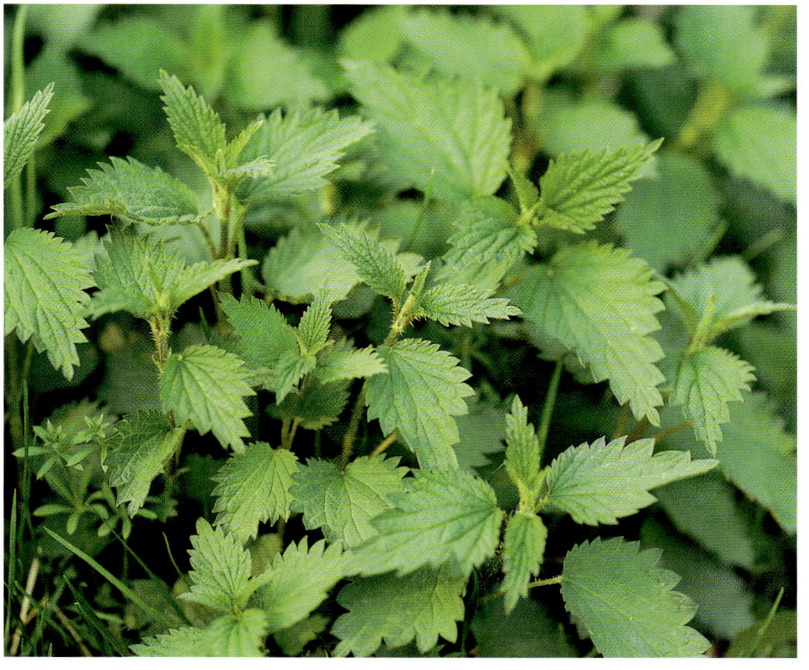

Weiße Taubnessel *(Lamium album)*

Familie: Lippenblütengewächse (Labiatae)
Merkmale: 20–50 cm hoher, hohler 4-kantiger Stängel, Blätter ei- bis herzförmig, kreuzgegenständig am Stängel angeordnet, Blattrand grob gekerbt bis gezähnt. Die 10–15 mm langen, weißen, schwach honigartig duftenden Blüten haben eine helmförmige, behaarte Oberlippe und eine 3-teilige Unterlippe.
Vorkommen: Weit verbreitet in Europa, an Zäunen, Wegrändern und feuchten Wiesen.
Sammelgut: Je nach Verwendung die weißen Blütenkelche oder das ganze Kraut.

Am Straßenrand, bedeckt mit Staub,
blüht eine Nessel, die ist taub.
Sie blüht bei Sonnenschein und Frost,
mühselig, aber doch getrost.
Dereinst am Tage des Gerichtes
(sie hört von den Posaunen nichts),
wird Gott ihr einen Boten schicken,
der wird die taube Nessel pflücken
und in den siebten Himmel bringen.
Dort hört sie dann die Engel singen.

Dieses hübsche Gedicht fand ich im »Heiteren Herbarium« von Karl Heinrich Waggerl. Nun wissen wir, dass wir die Taubnessel mit ihren weißen Lippenblüten getrost anfassen dürfen.

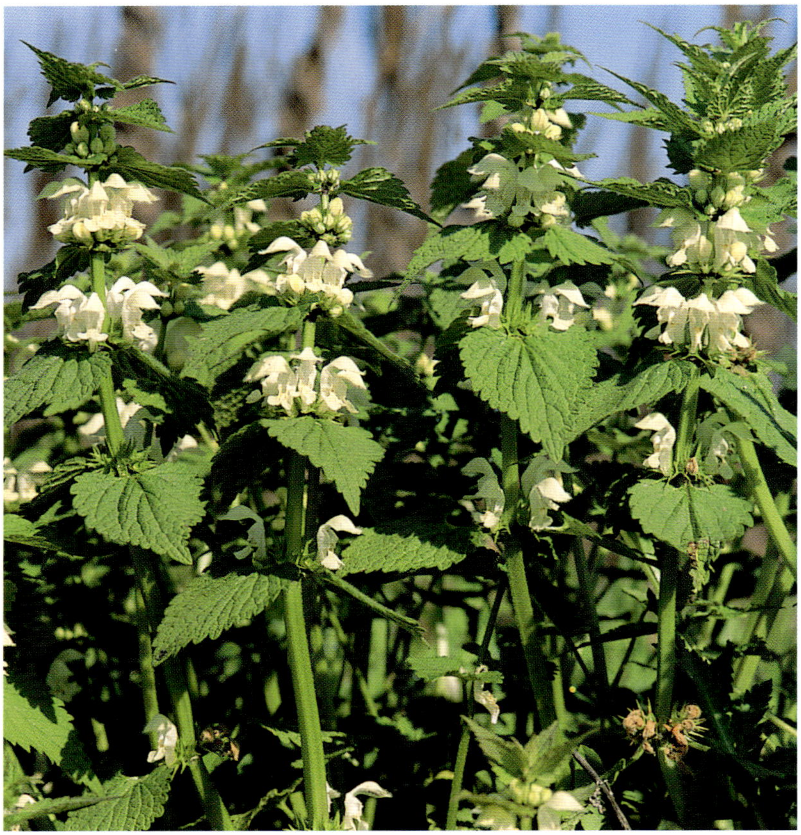

Ich erinnere mich noch gut an die Zeit, als ich als Kind »gewerbsmäßig« Kräuter sammelte. Die Weiße Taubnessel brachte zwar von allen zu sammelnden Kräutern den höchsten Betrag pro Kilogramm, doch es war ein mühsames Geschäft, bis man dieses beieinander hatte.

Die Blüten der Weißen Taubnessel sind sehr empfindlich und sollten gut luftig an einem schattigen Ort getrocknet werden. Sie können maximal 1 Jahr lang aufgehoben werden.

Über die **Inhaltsstoffe** der Taubnessel weiß man relativ wenig; genannt werden verschiedene Flavonoide, Gerbstoffe, Schleim und so genannte Amine. Die Weiße Taubnessel wirkt zusammenziehend, etwas stopfend, entzündungswidrig, beruhigend (bei Schlafstörungen) und blutreinigend (Milz).

Sie wird vor allem bei Störungen der Verdauungsorgane und Darmentzündungen wie auch bei Hauterkrankungen und Ekzemen angewandt. Schon von alten Zeiten her ist die Weiße Taubnessel als ein wunderbares Frauenmittel bekannt und wird als Tee sowie zu Waschungen bei Weißfluss und Menstruationsstörungen verwendet. In diesem Zusammenhang empfehle ich die Weiße Taubnessel oft in Mischungen mit Schafgarbe, Frauenmantel und Ackerschachtelhalm.

Wenig bekannt ist die Möglichkeit, die jungen Blätter und Triebe der Weißen Taubnessel in Wildpflanzensalaten oder als schmackhaftes Wildgemüse zu verwenden.

Bärlauch *(Allium ursinum)*

Familie: Liliengewächse (Liliaceae)
Merkmale: Blätter gewöhnlich zu zweien, grundständig, breit lanzettlich, lang gestielt, weiße Blüten. Verwechslungsgefahr mit Maiglöckchen und den Blättern der Herbstzeitlosen, deshalb gründlich kontrollieren. Nur die Bärlauchblätter besitzen den typischen Knoblauchgeruch!
Vorkommen: Europa, oft in größeren Beständen in halbschattigen Laubwäldern.
Sammelgut: Die Blätter vor der Blüte und die Blüte selbst.

In jedem Frühling zieht es mich hinunter in die Wutach-Flühen. Bevor ich den Bärlauch überhaupt sehe, rieche ich ihn bereits durch die geschlossenen Autofenster. Dieser **intensive Knoblauchgeruch** ist außer dem Knoblauch nur noch dem Bärlauch zu Eigen. Er ist auch ein unverwechselbares Merkmal, so kann der Bärlauch nicht mit dem giftigen Maiglöckchen oder den Blättern der gefährlichen Herbstzeitlosen, in deren Nachbarschaft er oft wächst, verwechselt werden. In diesem Zusammenhang erinnere ich gern an den Titel meines oft gehaltenen Lichtbildervortrages »Heilkräuter erkannt und richtig angewandt!« So ist es ein Leichtes, durch Zerreiben eines Blattes festzustellen, ob dieses nach Knoblauch riecht oder nicht. Nun hoffe ich doch sehr, dass Sie den Bärlauch trotzdem verwenden, denn er kann wunderbar als Frühlingssalat oder auch Frühlingsgemüse genommen werden.

Der Name Bärlauch erinnert nicht zufällig an Bären, sondern stammt daher, dass man früher Bären beobachten konnte, die nach ihrem Winterschlaf zielstrebig den Bärlauch suchten, um ihre noch müden Eingeweide wieder auf Vordermann zu bringen.
Bärlauch riecht nicht nur nach Knoblauch, sondern er hat auch die gleichen Eigenschaften, d.h. er verbessert die Verdauung, indem er insbesondere die Eiweißverdauung unterstützt. Auch bei Arterienverkalkung und erhöhtem Blutdruck ist seine Anwendung nützlich. Der Bärlauch ist ein intensiv wirkendes **Blutreinigungs- und Entschlakkungsmittel**, er steigert die Abwehrkräfte bei Erkältungskrankheiten und ist nützlich als Darm- und Hautmittel. Der schweizerische Kräuterpfarrer Künzle schreibt hierzu:
Ewig kränkelnde Leute, Leute mit Hautauschlägen, Mehlgesichter und Rheumatische, sollten den Bärlauch wie Gold verehren.
Sehr interessant sind auch neuere Forschungen. Demnach hilft Bärlauch, in unserem Körper belastende Schwermetalle wie z.B. das Amalgam aus Zahnfüllungen in gewissen Maßen zu binden, um sie so für uns unschädlich zu machen.
Am einfachsten genießt man den Bärlauch, indem man ihn, wie Schnittlauch zurechtgeschnitten, aufs Butterbrot legt. Auch mit zuvor gerösteten Broten ergibt das eine Delikatesse. Bärlauch zu trocknen

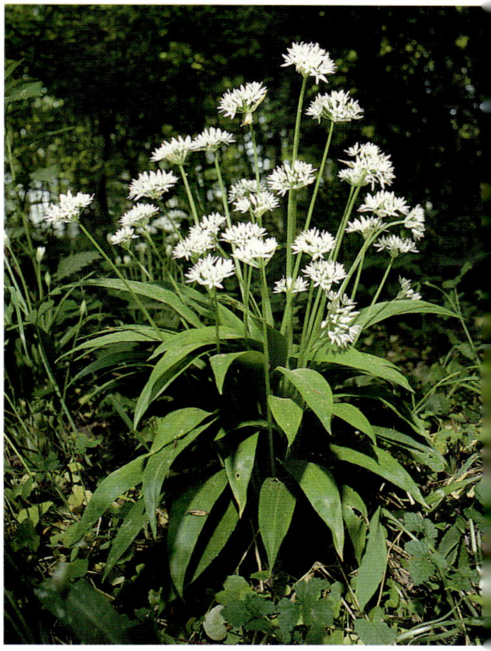

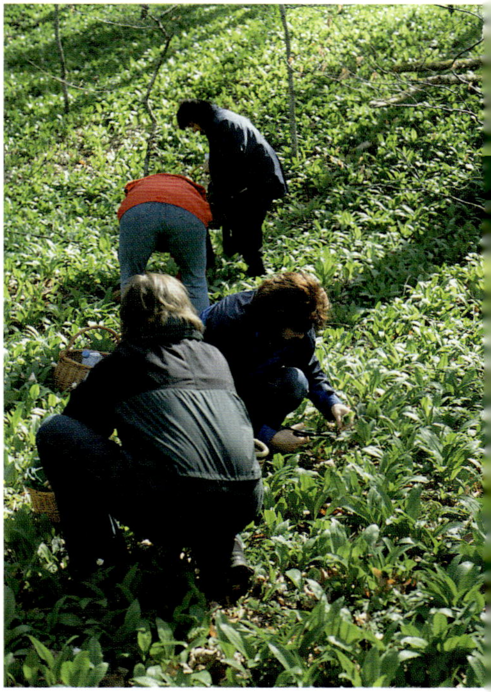

Der Bärlauch (oben blühend) wächst gern in halbschattigen Laubwäldern und ist nicht nur für die Bären ein hervorragendes Frühjahrsgemüse. Die Blätter werden vor der Blütezeit gesammelt.

ist dagegen mit haushaltsüblichen Mitteln nicht ganz so einfach. Ich empfehle daher, den Bärlauch tiefgefroren zu lagern. Um ihn später Salaten beizufügen, kann man die Blätter auch in Olivenöl einlegen. Mit jungen Brennnessel- und Löwenzahnblättern ergibt Bärlauch einen (blutreinigenden) schmackhaften Wildkräutersalat.

Schöllkraut *(Chelidonium majus)* mit Vorsicht verwenden!

Familie: Mohngewächse (Papaveraceae)
Merkmale: Mehrfach verzweigte Pflanze. Blätter gefiedert mit leicht blaugrüner Unterseite. Die gelben Blüten sind 4-zählig, 1–3 cm breit. Die Stängel enthalten einen orangegelben Milchsaft (Vorsicht: leicht ätzend!).
Vorkommen: In Europa weit verbreitet, besonders an Zäunen, Schuttstellen und Wegen.
Sammelgut: Das ganze Kraut.

Auf dem Bürgersteig hinter meinem Haus wächst zwischen Asphalt und einer Mauer Schöllkraut. Wie es dorthin gekommen ist, weiß ich nicht. Aber auf jeden Fall bin ich sehr dankbar, dass es da ist. Ameisen lieben den Schöllkrautsamen heiß und innig, und das Schöllkraut ist manchmal an den unmöglichsten Orten anzutreffen, z. B. an den alten Mauen und Treppenstufen von Burgruinen. So verbindet das Schöllkraut meine Liebe zu den Heilpflanzen mit meinem Interesse für alte Ritterburgen.
Das Schöllkraut taucht schon in alten Schriften und Überlieferungen auf, die vor unserer Zeitrechnung datieren. So gibt es eine hübsche Legende, die folgendes zu berichten weiß:
In einem Schwalbennest waren alle Schwalbenkinder bereits ausgeflogen, außer einem, das wohl blind war. So konnte man beobachten, dass die Schwalbenmutter ein Schöllkrautblatt brachte und es dem Schwalbenjungen auf das Auge legte. Dadurch sehend geworden, konnte nun auch dieses Schwalbenkind das Nest fliegend verlassen.
Es gibt viele Legenden dieser Art über unsere Heilpflanzen, und oft sind darin wertvolle Weisheiten vertreten.
Das Schöllkraut enthält einen orangegelben Milchsaft, der auf Warzen getropft eine gute Wirkung zeigt. Doch muss man damit sehr vorsichtig umgehen, da dieser Saft ätzend wirkt. Machen Sie es also auf keinen Fall wie in der Legende die Schwalbenmutter mit dem blinden Schwalbenkind. Trotzdem ist die Geschichte nicht falsch, denn in homöopathischer Form wird das Schöllkraut sehr wohl für Augentropfen verwendet (Firma Wala).
Schöllkraut ist ein wunderbar entkrampfendes Galle- und Lebermittel, das jedoch sehr vorsichtig dosiert werden muss, da es bei größeren Gaben Übelkeit mit Erbrechen hervorrufen kann. Eine große Rolle spielte das Schöllkraut im Arzneischatz des Arztes Johann Gottfried Rademacher (1772–1849). Er verordnete es mit gutem Erfolg besonders auch bei lange anhaltenden (chronischen) Lebererkrankungen, Leberleiden, nach Durchfallerkrankungen (Ruhr), bei bestimmten Brustbeschwerden und bei Gesichtsneuralgien. Weiterhin wird Schöllkraut bei chronischem Rheuma, Gicht, Wassersucht und Krampfaderbeschwerden sowie bei Hämorrhoiden eingesetzt.

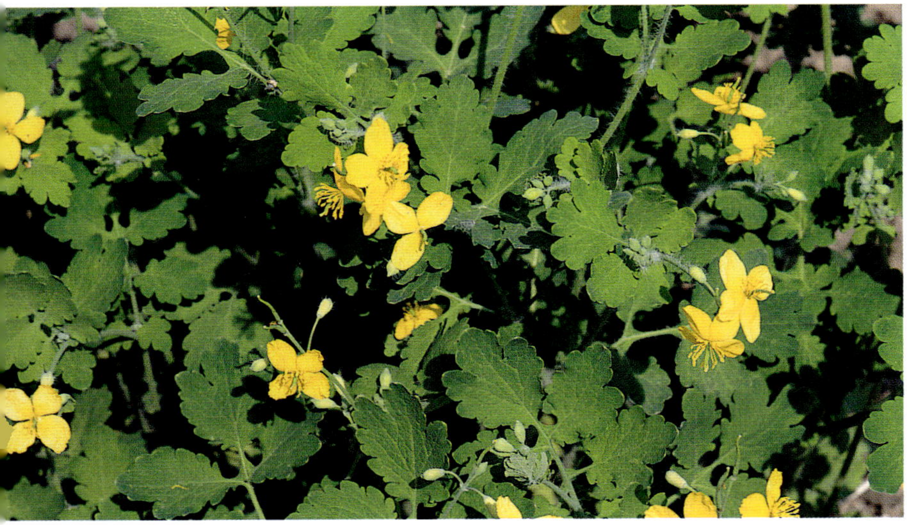

Gänseblümchen *(Bellis perennis)*

Familie: Korbblütengewächse (Asteraceae)
Merkmale: Blüten weiß mit gelber Mitte, Blütenboden aufgewölbt, ganzjährig blühend. Rosettenpflanze, mit einköpfigem, unbeblättertem Stängel.
Vorkommen: Häufige anzutreffende Wiesenpflanze, fast in ganz Europa.
Sammelgut: Die Blüten.

Immer wenn im Frühling die Gänseblümchen blühen, muss ich an folgende Geschichte denken: Die Grundschule am Ort initiierte eine Projektwoche zum Thema »Indianer«. Eine Lehrerin fragte mich, ob ich dazu nicht etwas beitragen könnte. Ich wusste zwar schon einiges über die Indianer und die von ihnen gebrauchten Heilpflanzen, doch mit ihrer Küche musste auch ich mich erst intensiver beschäftigen. Ich finde es immer wieder interessant, dass Menschen in ähnlichen Klimazonen die gleichen Wildpflanzen für die Ernährung und zu Heilzwecken verwendeten. Oft trifft auch beides zusammen:

Lasst eure Heilmittel eure Nahrungsmittel und eure Nahrungsmittel auch eure Heilmittel sein. (Paracelsus)

So wanderte ich dann mit den Schülern an einem schönen Frühlingstag los. Alle hatten, wie von ihrer Lehrerin aufgetragen, einen Korb und ein kleines Messer oder eine Schere dabei. Wir sammelten die bereits zahlreich blühenden Gänseblümchen, junge Blätter von Löwenzahn und Schafgarbe, Knospen von Buche und Haselnuss, Triebe der Himbeere und Brombeere, Walderdbeerblätter und einiges andere mehr. Die Kinder waren eifrig, wenn auch manchmal kopfschüttelnd bei der Sache. Einer der Schüler meinte dann auch scherzhaft, das gebe er ja nicht mal seinen Hasen zu futtern!

Im Küchenraum der Schule haben wir dann unsere Wildkräuterschätze ausgebreitet. Ich erklärte noch einmal die verschiedenen Kräuter und stellte dann die richtige Mischung zusammen: Von den Gänseblümchen nahm ich alle, denn sie haben einen angenehmen, fast nussartigen Geschmack. Die etwas bitteren Kräuter dosierte ich entsprechend vorsichtiger. In einer großen Schüssel wurde nun der »Indianer-Wildkräutersalat« zubereitet, dazu gab es frischgebackenes Indianerbrot. Es war lustig anzusehen, wie vorsichtig die Kinder das »Grünzeug« zunächst probierten, dann aber auf den Geschmack kamen und schließlich am Ende nicht ein einziges Blatt für die Hasen übrig ließen! Das nächste Mal werden die Schüler das Gänseblümchen bestimmt mit anderen Augen sehen.

Eine ähnliche Zusammensetzung wie für die »Indianer-Wildkräutermischung«, diesmal aber für einen Kräutertee, empfiehlt der bekannte Schweizer Kräuterpfarrer Künzle als Frühjahrs-Blutreinigungskur (vgl. Rezeptur auf S. 152):

Dieser Tee reinigt und säubert den ganzen Leib. Hat schon ganz elend kranke Menschen wieder gesund und blühend gemacht. Der verlorene Appetit kehrt wieder. Kopfweh

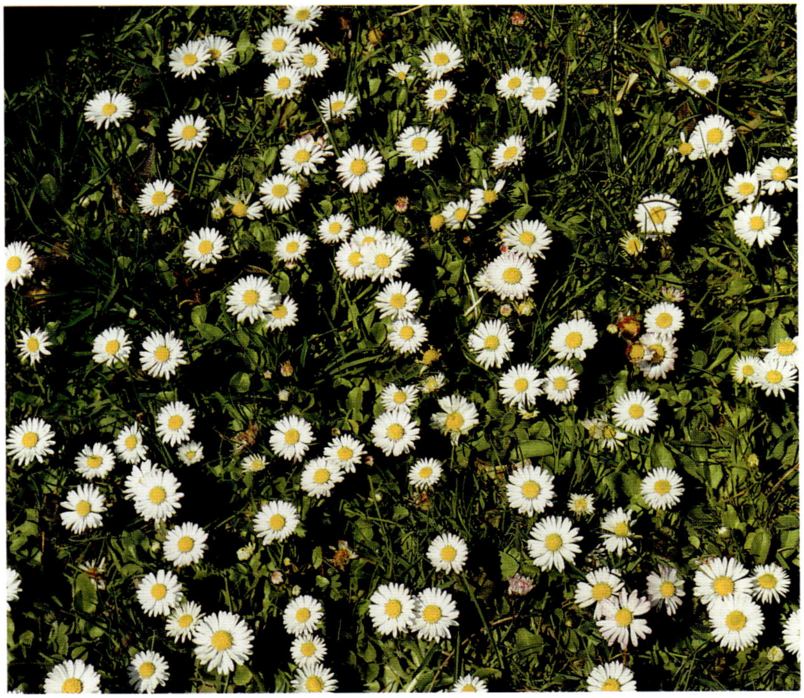

und Druck im Leibe sind fort. Die Mehlsackfarbe vergeht, der Totengräber kann seine Schaufel wieder in den Schopf stellen.

In der nordischen Mythologie war das Gänseblümchen der Göttin des Frühlings und der Auferstehung Ostara geweiht und wurde später im christlichen Zeitalter der Jungfrau Maria zugesprochen, aus deren Tränen es auf der Flucht nach Ägypten entsprossen sein soll.

Es liegt im Wesen des Gänseblümchens, dass es Verletzungen im direkten und übertragenen Sinne lindert, daher auch der Name Maßliebchen. In den alten Kräuterbüchern wird das Gänseblümchen als ein appetitanregendes, krampfstillendes und wundheilendes Mittel, außerdem gegen Hautflecken und Entzündung der Leber wie überhaupt bei innerlicher Hitze (Lonicerus) empfohlen. Ein Salat aus jungen Gänseblümchen »macht den Stuhlgang fertig« (Matthiolus). Interessant ist auch die Erfahrung über die Anwendung als auswurfförderndes Mittel bei Brustbeschwerden. Hierbei kommen von den Inhaltsstoffen die Saponine zu ihrer vollen Entfaltung. Für die Kräuterapotheke empfehle ich das Gänseblümchen gern bei Problemen mit unreiner Haut oder Akne. Auch in einer Teemischung während der Schwangerschaft sollte das Gänseblümchen nicht fehlen. Die Engländer setzen das Gänseblümchen bei Indikationen ein, wie wir sie von der Arnika her kennen: bei Prellungen, Quetschungen, Blutergüssen, nach Verrenkungen und Überanstrengungen (Muskelkater). Äußerlich findet das Gänseblümchen in Form von Umschlägen Anwendung bei Hautausschlägen und Brustdrüsenentzündungen.

Himbeere *(Rubus idaeus)*

Familie: Rosengewächse (Rosaceae)
Merkmale: Stängelartige Strauchform, Blätter 3- bis 5-zählig angeordnet, auf der Unterseite feine, silbrigweiße Befilzung. Der Blattstiel ist oft mit zarten Stacheln besetzt. Blüten in rispigen, weißen Blütenständen mit kleinen, schmalen Kronblättern.

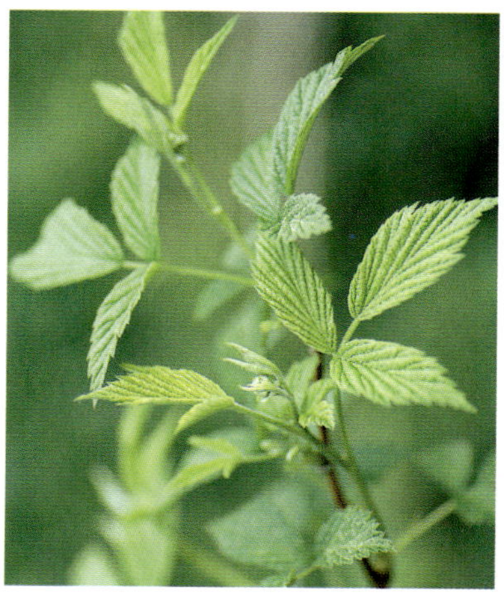

Vorkommen: Mittel- und Nordeuropa, auf Waldlichtungen und an Wegrändern.
Sammelgut: Der ganze obere Blatttrieb.

Jeder kennt die wohlschmeckenden Waldhimbeeren, doch wenige wissen, dass aus den jungen Trieben ein sehr wohlschmeckender, gesunder **Haus- und Familientee** zubereiten werden kann. Für diesen Tee können auch Walderdbeerblättern und junge Triebe der Brombeere hinzugenommen werden. Ältere Leute berichten, dass sie als Kinder während der Kriegsjahre schulklassenweise Himbeerspitzen sammeln mussten. Diese wurden anschließend, ähnlich wie beim echten Schwarztee, einer Fermentierung (eine Art Gärprozess) unterzogen und dienten dann als Tee-Ersatz.

Heute hat dieser Ersatz aus gesundheitlichen Gründen wieder an ganz neuer Bedeutung erfahren: So werden Himbeerblätter zunehmend von Hebammen während der Schwangerschaft empfohlen. Ich freue mich, dass diesem alten Kräuterwissen wieder neue Achtung und Wertschätzung entgegengebracht wird.

In der Volksheilkunde werden die Himbeerblätter des Weiteren gegen Durchfall, bei chronischen Hauterkrankungen, für ein Gurgelwasser bei Halsentzündungen und auch als äußerliches Wundheilmittel angewandt.

Die chinesische Heilkräuterkunde schreibt der Himbeere (»Fu pen zi«) folgende Wirkungen zu: füllt die Nieren wieder, gegen häufigen und nächtlichen Harndrang, Samenverlust, Impotenz, Unfruchtbarkeit, gut für die Leber und bei verschwommenem Sehen.

Walderdbeere *(Fragaria vesca)*

Familie: Rosengewächse (Rosaceae)
Merkmale: Typisch sind die 3-zähligen Blätter und weißen Blüten. Die Pflanze besitzt lange, oberirdische, wurzelnde Ausläufer, die reifen roten Früchte sind vom Kelch abfallend.
Vorkommen: In ganz Europa in Kahlschlägen und lichten Wäldern.
Sammelgut: Die Blätter während der Blütezeit, die wohlschmeckenden Beeren zum Direktverzehr.

Die Walderdbeere wird meines Erachtens heutzutage vollkommen unterschätzt. Früher spielte diese Pflanze im Arzneischatz der Menschen eine wichtige Rolle.
In der christlichen Mythologie wurde sie mit ihrer Gliederung in 3 Blätter als Symbol der Dreieinigkeit verehrt und ist der heiligen Maria zugeordnet. So erscheint die Walderdbeere auf vielen Mariendarstellungen.
Im Germanischen Nationalmuseum in Nürnberg kann man ein interessantes Gemälde von Hans Baldung Grien, einem Schüler Dürers, bewundern. Auf seiner Mariendarstellung mit dem Jesuskind »Ruhe auf der Flucht nach Ägypten« sieht man Joseph fleißig für seine Familie Walderdbeeren sammeln.
Kneipp schätzte diese Pflanze ganz besonders für Kinder, die sie für ihre Entwicklung unbedingt brauchen. Er sah die Heilkräuter vorwiegend unter dem Aspekt einer gesunden Ernährung. Diese Einstellung Kneipps versteht man, wenn man seine Lebensgeschichte kennt: Kneipp entstammte einer armen Weberfamilie und musste sehr früh seinen Unterhalt und den der Familie als Knecht mitbestreiten. Aus einer Eingebung heraus fütterte Kneipp die ihm anvertrauten Tiere mit von ihm ausgesuchten Kräutern, und diese Tiere entwickelten sich auffallend gut. Daraus folgerte Kneipp den gesundheitsvorbeugenden Charakter der Heilkräuter.
Diese Ansicht vertraten auch die weisen Ärzte im alten China. Dort wurden die Ärzte dafür bezahlt, dass die Menschen gesund blieben. Wurde doch einer krank, so musste er von dem Arzt kostenlos behandelt werden. Heute haben wir überwiegend ein »Reparaturdenken«: Man sucht einen Arzt oder Heilpraktiker erst dann auf, wenn schon einiges schief gelaufen ist. Mit unseren Autos gehen wir interessanterweise verantwortlicher um als mit unserem eigenen Körper. So lassen wir unser Auto regelmäßig warten, auch wenn es noch

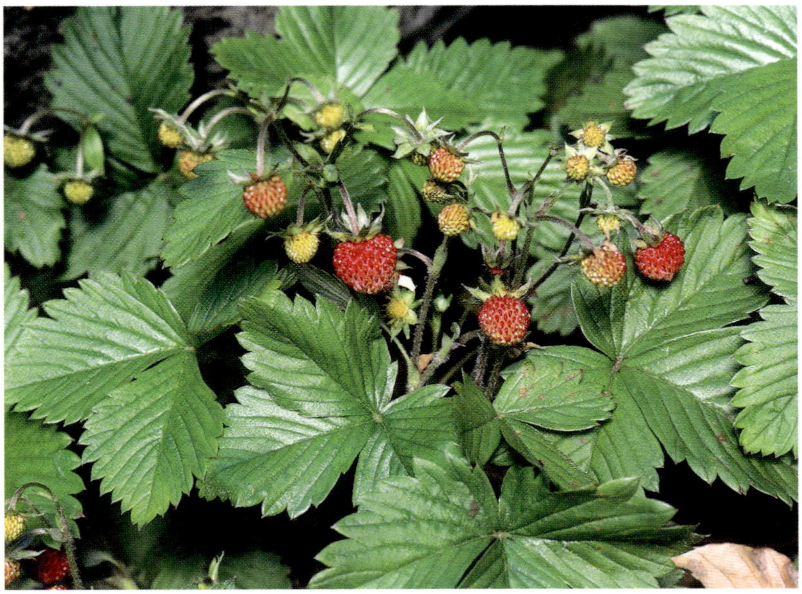

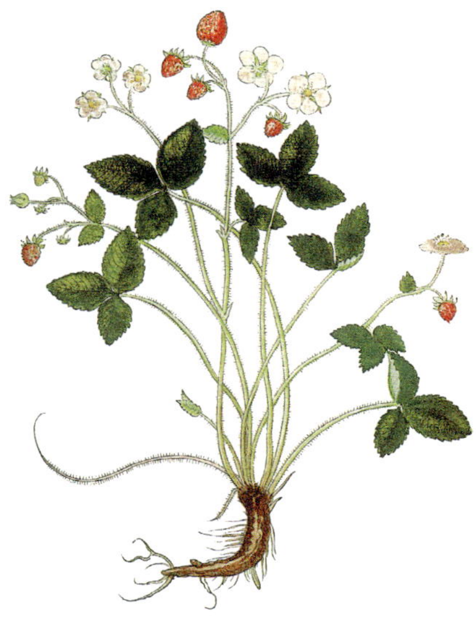

Schon Leonhart Fuchs empfahl die Erdbeere 1543 in seinem »New Kreüterbuch«.

hundertprozentig läuft. Wir wissen, dass ein regelmäßig gewarteter Wagen sicherer ist und gut durch den TÜV kommt und eines Tages beim Wiederverkauf einen höheren Preis erzielt. Da wir Menschen uns keinem Gesundheits-TÜV unterziehen müssen und auch heute nicht mehr verkauft werden, braucht uns die eigene Gesundheitsvorsorge nicht zu stören – oder vielleicht doch?
Welche Wirkungen hat man der Walderdbeere von alters her als Heilpflanze zugeschrieben? Blättert man in den alten Schriften, so wird ein Tee aus Walderdbeerblättern bei Milzschmerzen und Atembeschwerden empfohlen. Der »St. Galler botanicus«, ein Herbar aus dem 9. Jahrhundert, verordnete sie:

… um ein gesundes Gemüt zu haben, gegen Milzschmerzen, für Ächzende, die vor Schmerzen allzu sehr ächzen, für die, welche die Speisen nicht bei sich behalten können, gegen Kopfschmerzen, gegen eine schlecht riechende Nase.

Die Walderdbeere selbst galt als Zutat zu aufbauenden, kräftigenden Speisen bei Blutarmut und nach schweren, überstandenen Erkrankungen. So mussten Bauernkinder, die noch zu schwach für die Landarbeit waren, den ganzen Tag Walderdbeeren sammeln, die dann verkauft wurden. Der Schweizer Schriftsteller J. Gotthelf hat in seiner Novelle »Das Erdbeer Mareili« das Schicksal eines solchen Kindes beschrieben.
Walderdbeerblätter-Tee wurde und wird gegen Mundfäule, Hämorrhoiden, Krampfadern, Nierensteine, Nasenbluten, auch bei zu starker Menstruation angewandt. Dieser Tee ist gesund und wohlschmeckend dazu und findet sich deswegen häufig in Haustee-Mischungen. Ein Tee aus Erdbeerblättern hat eine gute harntreibende Wirkung. So sind die alten Angaben gegen Gicht und Rheuma und als Blutreinigungsmittel gut zu verstehen. Carl von Linné, der berühmte schwedische Botaniker, der die meisten botanischen Pflanzennamen prägte, litt an der Gicht und hatte nach eigenen Angaben den Walderdbeeren Linderung zu verdanken.
Neuere Forschungen haben in der Walderdbeere hochaktive keimtötende Substanzen festgestellt, die als Anthocyane bezeichnet werden.

Pappel, Espe *(Populus tremula)*

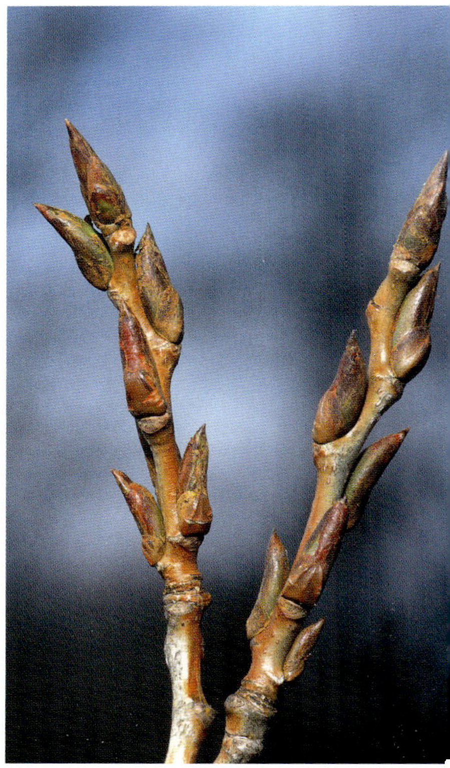

Familie: Weidengewächse (Salicaceae)
Merkmale: Baum mit lang gestielten, rundlichen, stumpf gezähnten Blättern, die bei leisesten Luftzug zittern, deshalb auch »Zitterpappel« genannt. Noch vor dem Austrieb der Blätter erscheinen die männlichen und weiblichen hängenden Blütenkätzchen.
Vorkommen: In ganz Europa, andere Arten in Kanada.
Sammelgut: Die Knospen.

Pappeln haben mich schon als Kind fasziniert. Dieses Zittern der Blätter mit einem leichten, feinen, metallischen Klang kam mir wie ein Orchester der Elfen vor.
Durch den Gehalt an Salicylsäure haben sich Pappelknospen, ähnlich wie auch Weidenrinde, bei rheumatischen Beschwerden bewährt. Die Pappelknospen haben jedoch spezifischere Eigenschaften bei Blasenbeschwerden wie Harnabflussstörungen, schmerzhaften Harnlassen, besonders bei älteren Leuten, aber auch bei Schwangeren. Pappelknospen sind insbesondere ein ganz vorzügliches Mittel zur vorbeugenden Behandlung bei Prostatabeschwerden.
Die Thüringer »Buckelapotheker« vertrieben damals mit großem Erfolg Pappelbalsame zur Behandlung von Hämorrhoiden und Rheuma.

SOMMER

Der Sommer bedeutet mit »Mariä Himmelfahrt« (15. August) den Höhepunkt der Sammeltätigkeit. Sammeln Sie an diesem Tag ein Kräuterbüschel und nehmen Sie an einer Kräuterweihe teil. Seien Sie dankbar für die Gaben, die uns die Natur spendet. Erstellen Sie anhand des Heilkräutersammelkalenders Ihren persönlichen Sammelplan. Machen Sie sich auf Ihren Wanderungen in der Natur Notizen, wo und zu welcher Zeit »Ihre« Heilkräuter wachsen. Dann können Sie im nächsten Sommer die regionalen Besonderheiten und Abweichungen noch besser berücksichtigen.

Johanniskraut *(Hypericum perforatum)*

Familie: Johanniskrautgewächse (Hypericaceae)
Merkmale: Bis zu 1 m hohe, aufrechte, 2-kantige Stängel, mehrfach verzweigt, mit reichblütigen, gelben Trugdolden. Die Blätter gegen das Licht gehalten wirken wie mit feinen Nadeln »perforiert«. Wenn man die Blüten mit den Fingern zerdrückt, tritt ein roter Farbstoff raus.
Vorkommen: An sonnigen Wald- und Wegrändern, auf trockenen, kalkhaltigen und steinigen Böden.
Sammelgut: Das ganze Kraut oder nur die Blüten.

Am Waldrand blüht Johanniskraut
sein Öl heilt jede wunde Haut
sein Tee zieht den, der depressiv,
nervös verstimmt, aus seinem Tief
und nimmt das quälende
Rundherum
der Frau im Klimakterium.

Dieses hübsche Gedicht von Karl H. Waggerl beschreibt kurz und prägnant die Hauptverwendungen für das Johanniskraut.
Der deutsche Name weist auf das Aufblühen der Pflanze Ende Juni hin. So soll sie denn auch am Johannistag, dem 24. Juni (Mittsommer), am heilkräftigsten sein. Das Johanniskraut ist mit diesem Tag auf das Innigste verbunden. Altäre wurden damit geschmückt, und man pflückte einen Strauß mit Johanniskraut und 8 weiteren Kräutern, von denen man sich Heilung erhoffte. Dieser wurde dann von einem Priester gesegnet – so entstand der »Neunerlei Kräuter Segen«.

Paracelsus zählte das Johanniskraut zu seinen Lieblingskräutern. Obwohl er, als Kind seiner Zeit, noch an Hexen und Zauberei glaubte, war er meines Erachtens der erste Arzt, der Depressionen und Gemütsverstimmungen als ein eigenständiges Krankheitsbild erkannte, denn oft galten solche Menschen im Mittelalter als vom Teufel besessen. Heute wissen wir, dass viele dieser Menschen, oft ältere, alleinstehende Frauen, von ihren Mitmenschen der grausamen Hexenjustiz ausgeliefert wurden. Es war ein großer Verdienst von Paracelsus, diesen Menschen

Andere volkstümliche Bezeichnungen für das Johanniskraut sind Tüpfelhartheu, Konradskraut, Herrgottsblut, Alvenblut und Hexenkraut. Die beiden letzten Namen weisen darauf hin, dass das Johanniskraut ein altes heidnisches Zauberkraut war.

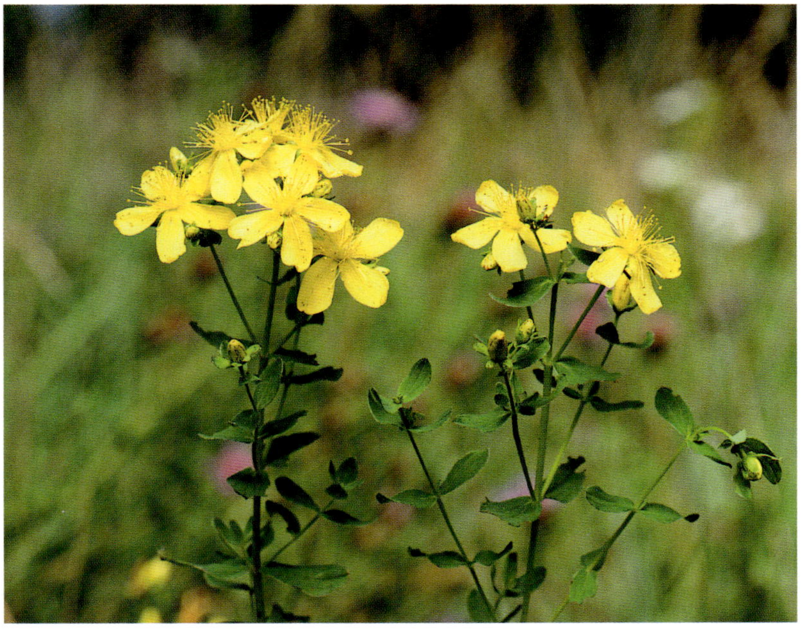

REZEPT FÜR JOHANNISKRAUTÖL

Ca. 150 g frisch gepflückte Johanniskrautblüten und 500 g kalt geschlagenes Oliven- oder Sonnenblumenöl in ein Einmachglas geben. 3 – 6 Wochen in der vollen Sonne stehen lassen und regelmäßig gut schütteln. Dann abseihen, in dunkle Flaschen füllen und kühl aufbewahren. Das Öl ist ungefähr 2 Jahre haltbar.

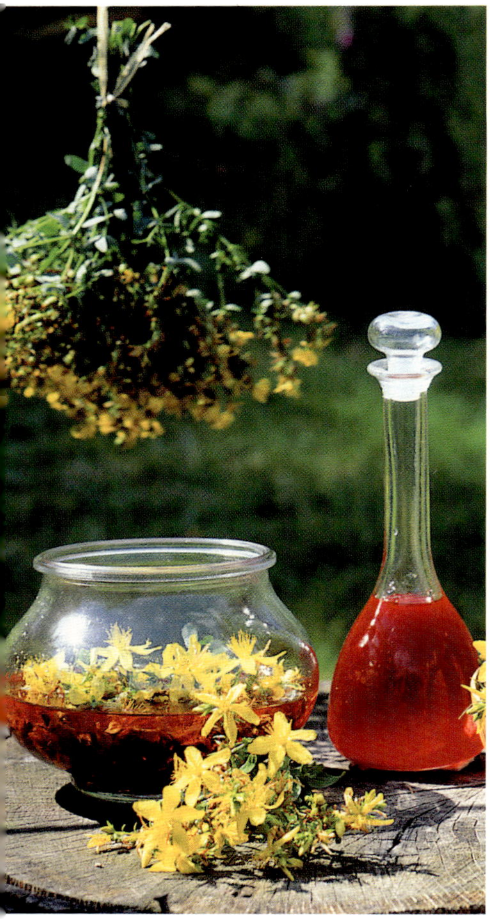

Man kann das Johanniskraut in Kräuterbüscheln aufbewahren oder als Johanniskräutöl zubereiten (siehe obenstehendes Rezept).

durch das Johanniskraut Heilung zu bringen. So schreibt er:

Es widerstehet mit solcher Macht dem Symptomatibus, so aus zauberey verursacht, dass – soviel man weiß – kein anderes Gewächs noch andere Medikamente, sie seyen auch köstlich im Ansehen als immer sie wöllen, gefunden werden, dieses kraut in solchem Falle übertreffen können

… und da soll ein jetlicher Arzt wissen, das got ein groß arkan [Heilmittel] um das kraut gelegt hat alein von wegen der der dollen geisten und fantasteien, die den menschen in verzweiflung bringen.

Die Anwendung des Johanniskrautes erfolgt in erster Linie als Nervenmittel. Dabei darf man unter Nerven nicht nur depressive Gemütsverstimmungen verstehen, sondern auch Nervenreizungen und -entzündungen, wie sie bei Hexenschuss, Ischialgie, Gesichtsnervenschmerzen (Trigeminus-Neuralgien) und Sehnenscheidenentzündungen vorliegen. Zum Wesen dieser »Lichtpflanze« gehört es, Verletzungen innerlicher wie äußerlicher Art zu heilen. Johanniskraut wirkt sekretionsanregend, krampfstillend, entzündungswidrig, reizmildernd, zusammenziehend und nervenberuhigend.

Die **innerliche Anwendung** erfolgt bei Störungen der Verdauung, die mit mangelnder Leistung von Leber und Galle einhergehen, Magenschleimhautentzündungen, ferner gegen nervöse Kopfschmerzen, Reizbarkeit, unruhigen Schlaf, Weinkrämpfe, Nierenleiden, Wassersucht und Bettnässen der Kinder. Auch auf

Bei längerer innerlicher Anwendung von Johanniskraut sollte intensive Sonnenbestrahlung vermieden werden, da es durch eine photosensible (lichtempfindliche) Wirkung zu braunen Flecken auf der Haut kommen kann.

dem Gebiet der Frauenheilkunde ist das Johanniskraut ein wichtiges Mittel, das sich bei Menstruationsstörungen und Wechseljahrbeschwerden bestens bewährt.

Äußerlich hilft das Johanniskrautöl bei Nerven-, Muskel- und Gelenkschmerzen. Bei Ohrenschmerzen ist dieses Öl mit 1 – 2 Tropfen hilfreich. Es fördert die Heilung bei Sonnenbrand und anderen Verbrennungen. Adamus Lonicerus (1679) schreibt:

… von diesen Blumen [Johanniskraut] pflegen die erfahrenen Wundärzte ein gar köstlich Balsamöl zu bereiten, welches zu allen sorglichen Wunden des weißen Geäders sehr berühmt. Die Glieder mit Johanniskraut zum Tag zweimal gerieben ist gut fürs Zittern und Beben der Glieder … und … auf gebrannte Haut und Glieder gelegt ziehet die Hitz aus und mindert den Schmerz.

Das Johanniskrautöl bezeichne ich als ein stilles Mittel, da es keinerlei Hauterwärmungen und -reizungen hervorruft. Das ist auch gut so, denn stark hautreizende Salben »heizen« Nervenschmerzen oft noch mehr an.

Auch für Räucherzwecke kann das Johanniskraut verwendet werden. Es vertreibt schlechte Stimmungen, Unzufriedenheit, Gezänk und Streit.

Ackerschachtelhalm *(Equisetum arvense)*

Der Schachtelhalm wird vielerorts auch Zinnkraut genannt. Dieser Name kommt von der Verwendung zum Putzen von kostbarem Zinngeschirr, denn das Kraut ist stark kieselsäurehaltig.

Familie: Schachtelhalmgewächse (Equisetaceae)
Merkmale: 20–40 cm hohe, blütenlose Sporenpflanze. Die Triebe stehen quirlig am Haupttrieb (nadelbaumähnlich). Das geruch- und geschmacklose Kraut knirscht beim Kauen aufgrund seines hohen Kieselsäuregehaltes.
Vorkommen: Weit verbreitet auf sandigen, steinigen Böden und Äckern.
Sammelgut: Das ganze Kraut.

Die Schachtelhalmgewächse gehören als Sporenpflanzen zu den ältesten Pflanzen unserer Erde. Nach Aussagen von Wissenschaftlern waren in der Urzeit ganze Landstriche von Schachtelhalmwäldern bedeckt, die über 30 m hoch wurden. Heute erreicht der Schachtelhalm nur noch eine Höhe von ca. 40 cm.

Der hohe Gehalt an Mineralstoffen wirkt gewebefestigend, zusammenziehend, blutstillend, harntreibend, fäulniswidrig und desinfizierend. So wird der Ackerschachtelhalm bei Lungenleiden (früher Lungentuberkulose), Bindegewebsschwäche, Schleimhautentzündungen und Erkrankungen der Harnorgane, Ödemen, Harnverhaltung, bei Blasen- und Nierenentzündungen sowie bei Nierengrieß (auf reichliche Flüssigkeitszufuhr achten) eingesetzt (von Kneipp besonders empfohlen). Auch bei Rheuma, besonders bei alten Menschen, ist der Ackerschachtelhalm als Dauergetränk geeignet (Madaus). Ferner gilt der Schachtelhalm als gutes Vorbeugungsmittel gegen Osteoporose. Unter »kosmetische Wirkung« fallen die Straffung von Bindegewebe und Haut sowie Kräftigung der Haare. Zum Wesen der Pflanze gehören klare Strukturen und Gliederungen, deshalb ist sie auch angezeigt, wo diese z. B. bei Altersstarrsinn gestört sind.
Interessant ist auch die **äußerliche Anwendung** in Form von Hand- und Fußbädern bei Frostbeulen, langwierigen Folgezuständen von Knochenbrüchen, bei chronischen Ekzemen und schlecht heilenden Wunden. Auch als Gurgelwasser bei Mund- und Rachenerkrankungen hat sich das Kraut bewährt. Ein Tampon mit dem Saft des Ackerschachtelhalmes befeuchtet, stellt das Nasenbluten ein.
Um die kieselsäurehaltigen Mineralstoffe dieser Heilpflanze voll nutzen zu können, sollte der Ackerschachtelhalm für eine Nacht in Wasser eingeweicht und dann noch mindestens 3 Minuten (bis 20 Minuten) aufgekocht werden.
Verwechseln Sie den Ackerschachtelhalm nicht mit dem giftigen Sumpfschachtelhalm *(Equisetum palustre)*, der wie der Name schon andeutet nur an nassen Standorten, flachen stehenden und sumpfigen Gewässern wächst.

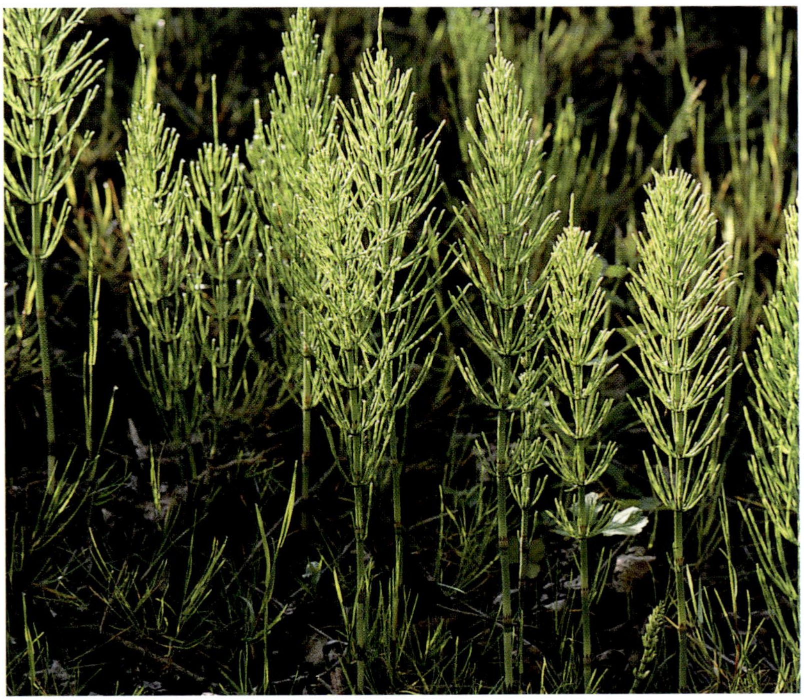

Feldstiefmütterchen *(Viola tricolor)*

Familie: Veilchengewächse (Violaceae)
Merkmale: 10–20 cm hohes Kraut mit kahlen, 4-kantigen und hohlen Stängeln. Auf den Blattachseln entspringen lang gestielte, verschiedenfarbige Blüten, die aus 5 Blütenblättern bestehen und je nach Art blau, gelb oder violett gefärbt sind.
Vorkommen: Beheimatet in Mittel- und Nordeuropa, wild wachsend auf Äckern, Wiesen und an Wegrändern.
Sammelgut: Das ganze Kraut.

Ich habe manchmal das Gefühl, dass mich diese wunderschönen Pflanzen anlächeln, wenn ich an den Ackerfluren entlang wandere. Dabei kommt mir auch oft der lateinische Name in den Sinn, der für mich wie feine Musik klingt: »Viola tricolor.«
Diese auch Ackerstiefmütterchen genannte Pflanze gehört zu den Veilchengewächsen und kommt in vielen Farbschattierungen vor, von Violett bis zu reinem, leuchtendem Gelb, wie ich es im hohen Norden Lapplands antraf.
Das Feldstiefmütterchen ist besonders für die Haut gut, auch bei zu »dünner Haut« im seelischen Bereich. Man verwendet es innerlich als Tee oder äußerlich als Kompresse oder Gesichtswasser. Auch gegen Milchschorf bei Kleinkindern und die heute immer weiter um sich greifenden allergischen Hauterkrankungen (Neurodermitis) hat sich das Feldstiefmütterchen bewährt. Die Anwendung kann und soll hier über einen längeren Zeitraum geschehen.
Bei rheumatischen Erkrankungen sowie auch bei Bronchialerkrankungen wirkt das Feldstiefmütterchen durch seine auswurffördernde Wirkung heilend. In den alten Kräuterbüchern wird es als eines der besten Blutreinigungsmittel betrachtet (Matthiolus, K. Müller). In der Schweizer Pharmakopöe (Arzneibuch) wird die wassertreibende Wirkung des Stiefmütterchens hervorgehoben. Helfend wirken Spülungen oder Abwaschungen bei Scheidenjucken, besonders in Verbindung mit Molkosan von der Firma Vogel. Bitte halten Sie aber immer zuerst Rücksprache mit dem Frauenarzt.

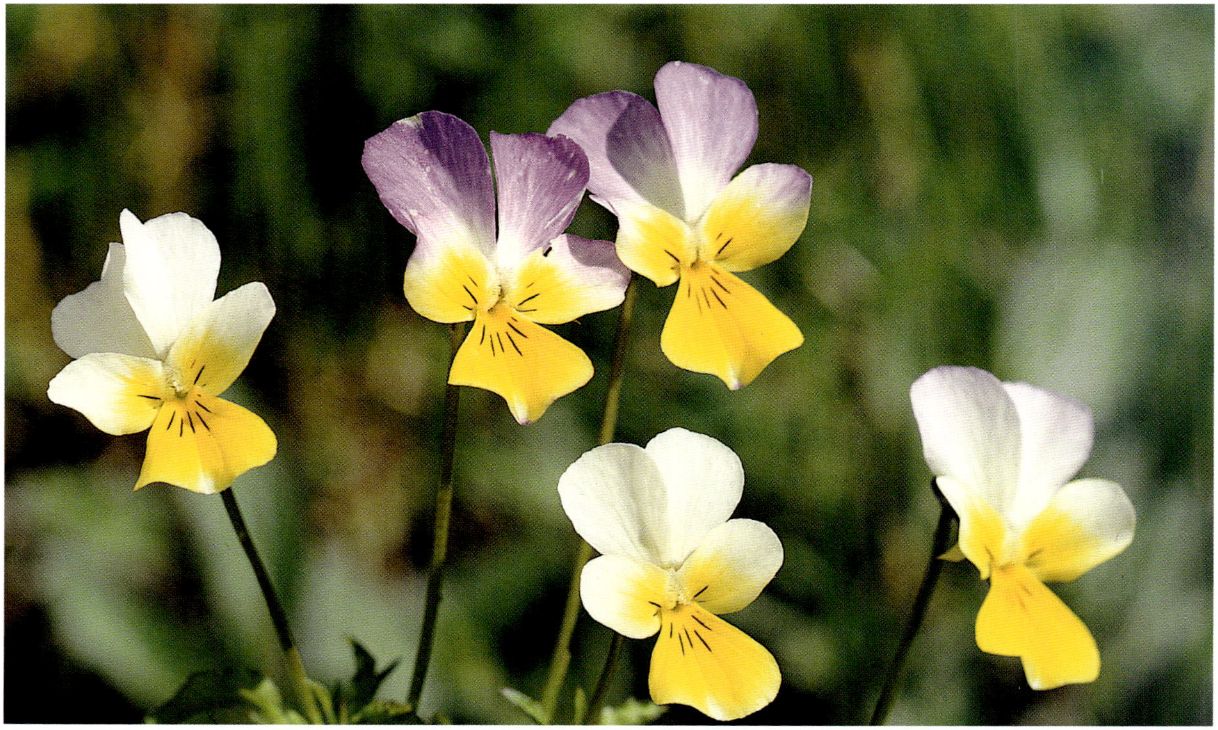

Spitzwegerich *(Plantago lanceolata)*

Familie: Wegerichgewächse (Plantaginaceae)
Merkmale: Die ausdauernde Pflanze wird 5–50 cm hoch und treibt gefurchte, kantige Stängel mit eiförmigen, walzigen Blütenähren. Mehrere 30 cm lange, lanzettliche, spitze Blätter bilden eine grundständige, büschelige Rosette.
Vorkommen: In ganz Europa überall verbreitet auf Wiesen, besonders aber an Wegrändern und auf trockenen Böden.
Sammelgut: Die Blätter.

Von meinen ersten eigenen Erfahrungen mit dem Spitzwegerich habe ich ja bereits berichtet. Der alte nordische Name für Spitzwegerich heißt Läkeblad (= Heilblatt). Das Wissen um die Wundbehandlung spielte früher eine ganz wesentliche Rolle und entschied oft über Leben und Sterben. Die blutstillende Wirkungen einzelner Pflanzen wie Schafgarbe, Hirtentäschel oder Fuchsschem Kreuzkraut hielt man für Zauberei, und deshalb galten sie oft als Hexenkräuter. Selbst die Heilige Hildegard glaubte an die Zauberkraft mancher Heilkräuter. Sie empfahl den Spitzwegerich bei »angezauberter Liebe«.
Ein guter Tipp ist die Anwendung von **Spitzwegerich bei Insektenstichen**: einfach ein Blatt zerkauen und den Speichelbrei mit dem Spitzwegerich auf die Stichwunde geben. Der Schmerz lässt sofort nach, und die Schwellung geht zurück. (Sollte jedoch ein allergisches Geschehen vorliegen – man rechnet in Deutschland mit ca. 5000 Menschen, die z.B. auf einen Bienenstich hochgradig allergisch, d.h. mit Schocksymptomen reagieren –, würde ich es nicht mit Spitzwegerich probieren, sondern zusehen, dass baldmöglichst notfallärztliche Maßnahmen ergriffen werden.) Auf meinen geführten Kräuterwanderungen gebe ich diesen Tipp gerne weiter. Nach einer solchen Wanderung in Hinterzarten ging ich einige Tage später durch den Ort, wo mich eine Dame ansprach: »Sie, Herr Spiegel, das mit Ihren Spitzwegerich habe ich Ihnen nicht abgenommen, bis mich gestern so ein Biest gestochen hat und ich sofort Ihren Rat in die Tat umsetzte. Obwohl ich nicht daran glaubte, half es sofort.«
Schmiede stellten früher nicht nur Waffen wie Schwerter her, sie waren auch sehr bewandert in der Wundbehandlung. Es ist sogar historisch erwiesen, dass unsere Chirurgen unter anderem aus dem Beruf der Schmiede hervorgegangen sind.
Heute hat sich das Anwendungsgebiet des Spitzwegerichs geändert, und er wird vorwiegend als Hustenmittel, auch als Sirup bei Kindern, eingesetzt. Spitzwegerich stärkt Haut und Schleimhäute, hat schleimlösende Wirkung und ist auch bei Keuchhusten und Asthma empfehlenswert. Bei Blasenleiden und Bettnässen liegen gute Erfahrungen vor.
Obwohl der **Breitwegerich** die gleichen Inhaltsstoffe wie der Spitzwe-

Die moderne Forschung beschäftigt sich verstärkt mit den Heilpflanzen, um neue Wirkstoffe zu entdecken. Beim Spitzwegerich stellte man dabei einen sehr hohen Zinkgehalt fest. Es ist bekannt, dass dem Mineral Zink für die innerliche und äußerliche Wundbehandlung eine wichtige Rolle zukommt. Auch wurde dem Spitzwegerich eine antibakterielle Wirkung bescheinigt, die besonders äußerlich eine gute Wirkung zeigt, innerlich aber nicht ausreichend ist. Für mich ist dieses Ergebnis äußerst interessant, bestätigt es doch uraltes Heilwissen!

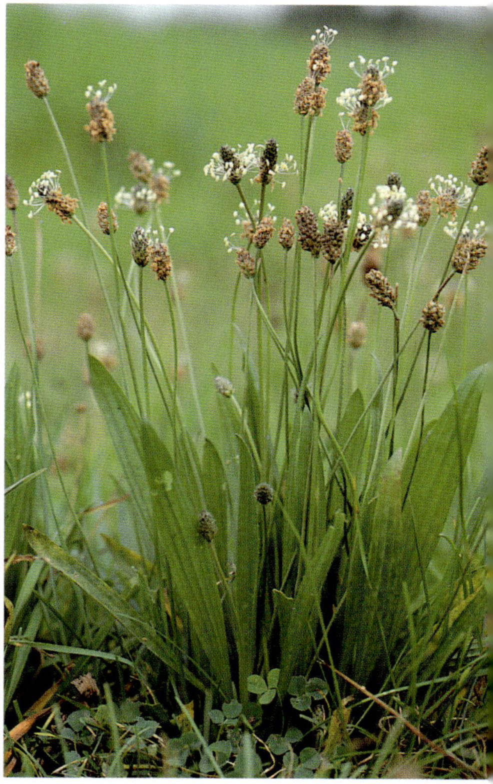

Sehr schmackhaft sind auch die Blütenstände des Spitzwegerich: leicht mit Butter angedünstet und auf den Salat gestreut.

gerich enthält, wird arzneilich meist nur der Spitzwegerich verwendet. Den Breitwegerich legten sich früher die Pilger in die Schuhe, um ein Wundlaufen der Füße zu verhindern. Alte Kräuterbücher empfehlen den Breitwegerich auch bei Zahnschmerzen.
Vom Wesen her ist der Spitz- wie auch der Breitwegerich eine »Grenzpflanze« und bewährt sich deshalb in Grenzsituationen und bei Übergängen. Eine besondere Beziehung besteht auch zur Lunge. Krankheiten der Lunge haben oft einen emotionalen Ursprung, wie dies besonders auch bei Asthma der Fall ist.

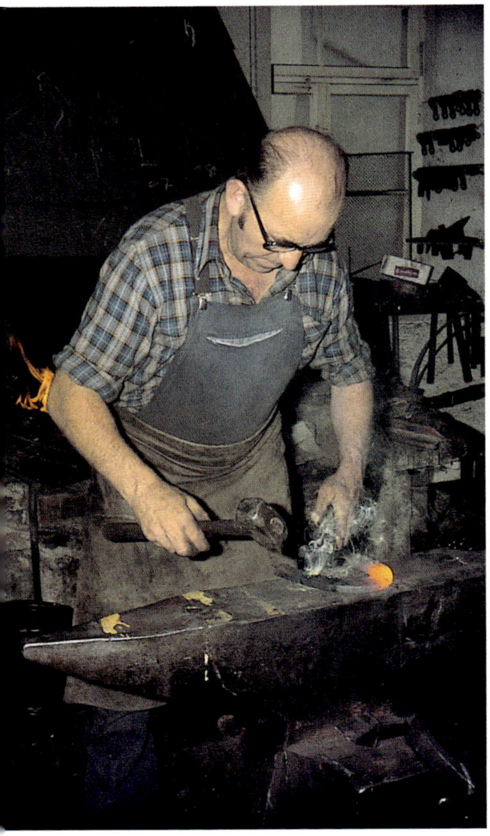

Schmiede hatten im Mittelalter gute Kenntnise in der Wundbehandlung.

Kraftvolle Worte erfahren wir aus einem alten angelsächsischen Kräutersegen:

Und du, Wegerich,
Mutter der Pflanzen,
Offen nach Osten,
mächtig im Innern:
Über dich knarrten Wagen,
über dich ritten Frauen,
über dich schrien Bräute,
über dich schnaubten Farren [Stiere].
Allen widerstandest du
und setzt dich entgegen.
So widerstehe auch du dem Gift
und der Ansteckung,
und dem Übel,
das über das Land dahinfährt.

Der Spitzwegerichsamen muss sich so intensiv an die Schuhsohlen der Einwanderer geheftet haben, dass die Pflanze buchstäblich nach Amerika eingeschleppt wurde. Deshalb bezeichnen die Indianer den Spitzwegerich wohl auch als die »Fußspuren des weißen Mannes«. Vielleicht eines der wenigen positiven Dinge, die wir den amerikanischen Ureinwohnern mitgebracht haben. In alten Kräuterbüchern gibt es oft Hinweise »gegen die Unfruchtbarkeit der Weiber«, wo z.B. die jungen Buchenknospen helfen sollen. Bei Männern erfährt man in diesen Dingen wenig. Hier ist ein Hinweis aus der tibetischen Kräuterheilkunde interessant, denn diesem zufolge mehrt der Spitzwegerich das Sperma und lässt die Männer mehr Kinder zeugen.
Der Spitzwegerichsamen (wie auch der Flohsamen, ebenfalls eine Wegerich-Art) hat große Quellbereitschaft, fördert dadurch die Darmbewegungen und ist folglich ein vorzügliches Mittel bei der chronischen Verstopfung. Bei dieser Anwendung ist allerdings Sorge zu tragen, dass auch möglichst viel getrunken wird.

Arnika *(Arnica montana)*

geschützt/mit Vorsicht verwenden!

Familie: Korbblütengewächse (Asteraceae)
Merkmale: Die Pflanze entwickelt aus einem im Boden kriechenden, dünnen, braunen, Wurzelstock eine grundständige Blattrosette und bis zu 50 cm hohe, aufrechte, behaarte Stängel. Am oberen Teil des Stängels entspringen aus einem Blattpaar 2 Seitentriebe. Diese tragen orangegelbe, endständige Blütenköpfchen. Die Randblüten enden in einer 3-zähnigen Spitze. Die Blüten riechen aromatisch.
Vorkommen: Auf trockenen Gebirgsböden (Kalkflüchter).
Sammelgut: Die Blüte mit oder ohne Kelch.

Der herbe, aromatische Duft erinnert mich immer wieder an meine Kindheitstage. Schon als ich mit meinem Großvater über die Höhen des Thüringer Waldes wanderte, war ich von den blühenden Arnikawiesen fasziniert. Ihre Heilwirkung sollte ich auch bald kennen lernen, denn die dramatischen Seifenkistenrennen, die wir Jungens vom Fuchsberg aus untereinander ausfochten, gingen nicht immer ohne Stürze, Prellungen und Verstau-

chungen ab. Wie wohltuend wirkten da die Umschläge mit verdünnter Arnikatinktur!
Später fand ich die Arnika im Schwarzwald und in den Alpen wieder. Sie ist eine Pflanze der Berge; oft sturmzerzaust, aber aufrecht, strahlt sie mit ihren goldgelben Blütenblättern Hoffnung und Zuversicht aus.
Aus tiefer Verbundenheit zu dieser Heilpflanze nahm ich die Arnika in unser Familienwappen auf, und auch die Wegemarkierung des Heilkräuterlehrpfades Löffingen-Dittishausen trägt als Zeichen eine stilisierte Arnikablüte.
Von Goethes Sekretär Johann Peter Eckermann wissen wir, wie sehr der große Dichterfürst bei seinen Altersbeschwerden die Heilkraft der Arnika schätzte. Denn **innerlich** wirkt die Arnika anregend auf Herz und Kreislauf, bei Arterienverkalkung und Durchblutungsstörungen. Doch Vorsicht: Bei innerlichem Gebrauch sollten Sie sich durch einen heilpflanzenkundigen Arzt, Heilpraktiker oder Homöopathen beraten lassen. Bei falschem Gebrauch können nämlich leicht Vergiftungserscheinungen auftreten! **Äußerlich** angewendet gegen Ödeme und Schwellungen haben Umschläge mit Retterspitz®, dem man wenige Tropfen Arnikatinktur hinzusetzen kann, eine wohltuende Wirkung. Auch bei Halsentzündungen genügen wenige Tropfen Tinktur verdünnt mit Wasser zum Gurgeln. Vor oder auch nach Operationen hat sich die Einnahme von Arnika in einer homöopathischen Form bestens bewährt.
Mit großer Sorge betrachte ich seit 30 Jahren den dramatischen Rückgang der Arnikabestände im Schwarzwald. Die Arnika ist eine sehr empfindsame Pflanze, die selbst Kalkdüngungen nicht verträgt. Mit Zuversicht erfüllt mich indes ein Programm, das unter der ehemaligen Landwirtschaftsministerin Staiblin ins Leben gerufen und von einer Kosmetikfirma gesponsert wurde. Der Einsatz für eine extensive Landwirtschaft und den Naturschutz hat sich sehr bewährt, sodass die Arnikabestände wieder zunehmen konnten.
Die Arnika steht zu Recht unter Naturschutz und darf deshalb aus der freien Natur nicht entnommen werden. Vor einigen Jahren ist nun auch gelungen, die Arnika zu kultivieren. So haben Sie die Möglichkeit, diese recht wertvolle Heilpflanze über die Apotheke oder spezielle Kräuterhäuser zu beziehen.
Von Frau Brichta aus Eisenbach erhielt ich das folgende kleine Gedicht über die Arnika:

Ich bin das Blümelein Arnika
und steh im Blütenkleide da.
In mir da wohnt der Heilung Kraft,
die manchen Leiden Linderung schafft.
Wär Mensch ich und nicht Blümelein,
müsst längst ich Ehrendoktor sein!

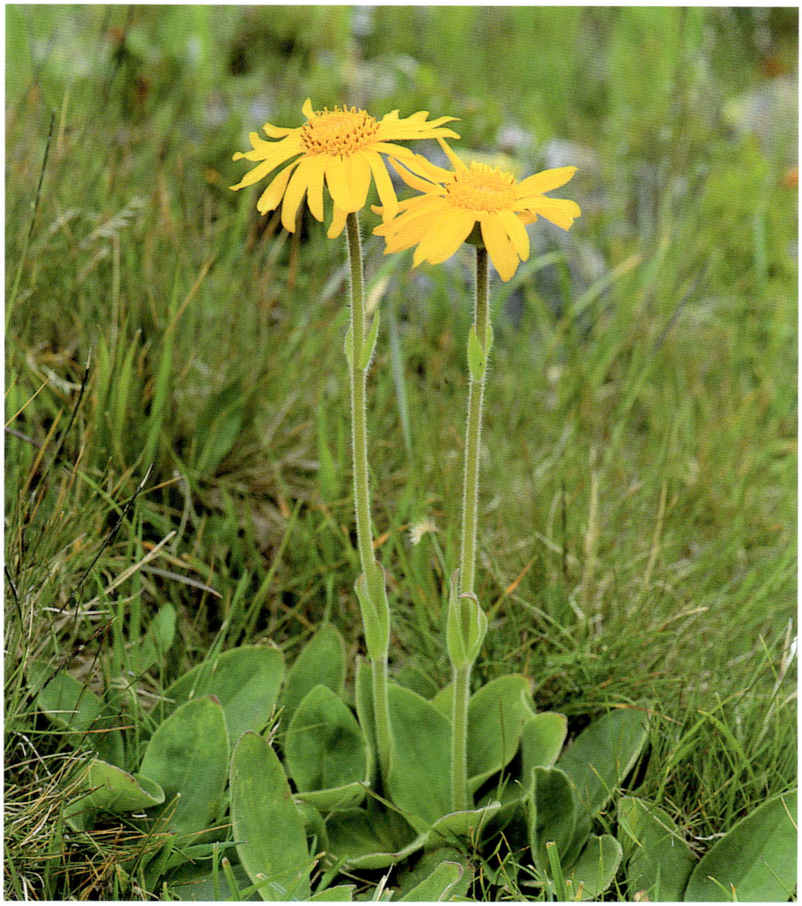

Hirtentäschel *(Capsella bursa-pastoris)*

Familie: Kreuzblütengewächse (Brassicaceae)
Merkmale: Die Pflanze wird bis zu 40 cm hoch, bildet aufrechte, meist wenig verzweigte Stängel, an denen kleine gelappte, runzelig eingerollte Blätter sitzen. Am Ende der Stängel und Seitenäste stehen kleine, weiße, gestielte Blüten und etwas weiter abwärts 4–6 mm breite, verkehrt herzförmige bis 3-eckige flache Schötchen, die »Hirtentäschele«, denen das Kraut den Namen verdankt.
Vorkommen: Auf trockenen Böden, an Wegen, Äckern und auf Wiesen weltweit verbreitet.
Sammelgut: Das ganze Kraut.

Das Hirtentäschel wird oft übersehen, denn es wächst gern an Wegrändern und steht manchmal auch ganz verstaubt mitten im Weg. Sie erkennen es an den vielen kleinen herzförmigen Schoten.

Das Hirtentäschel hat sich bei allen Erkrankungen bewährt, die mit Blutungen einhergehen, etwa bei starken Monatsblutungen und Menstruationsstörungen. Halten Sie aber auf jeden Fall Rücksprache mit einem Arzt. Auch bei Magen-Darm-Leiden und Nierenstörungen wird das Kraut mit Erfolg eingesetzt.

In einem Heilpflanzenführer heißt es beim Hirtentäschel unter Vorkommen: »Als Unkraut häufig, heute fast weltweit verbreitet.« Das Wort Unkraut sollte in einem Heilpflanzenführer nicht vorkommen. Die Universität in Konstanz beschäftigt sich speziell mit »Unkräutern«. Ich habe mir von dort einmal eine Aufstellung schicken lassen. Beim Durchsehen der Liste stellte ich fest, dass viele der genannten »Unkräuter« wertvolle Heilpflanzen sind. Es ist bestimmt besser, diese Kräuter als Beikräuter zu bezeichnen. Denken wir an die Worte des Franz von Assisi:

Pflanzen sind unsere Brüder und Schwestern und wie wir Gottes Geschöpfe ganzheitlichen Denkens!

Viel Unheilvolles ist in den letzten Jahrzehnten geschehen auf den Wiesen und Feldern, tonnenweise wurde Gift, so genannte Herbizide, verspritzt. Dieser Pflanzenmord, anders kann man es nicht nennen, schadet uns letztendlich selbst. Wann wird man das endlich begreifen? Schon vor über 100 Jahren prophezeite ein weiser Indianer:

Erst wenn der letzte Baum gerodet, der letzte Fluss vergiftet, der letzte Fisch gefangen ist, werdet ihr feststellen, dass man Geld nicht essen kann.

Gott sei Dank scheint sich nun in den Köpfen der Menschen etwas zum Positiven zu bewegen. Jedenfalls sehe ich jetzt wieder in den Feldern die blau blühende Kornblume und auch den leuchtend roten Klatschmohn. Das gibt berechtigten Anlass zur Hoffnung, die man nie aufgeben sollte. So schrieb bekanntlich Martin Luther:

Wenn ich wüsste, dass morgen die Welt unterginge, würde ich noch heute einen Baum pflanzen.

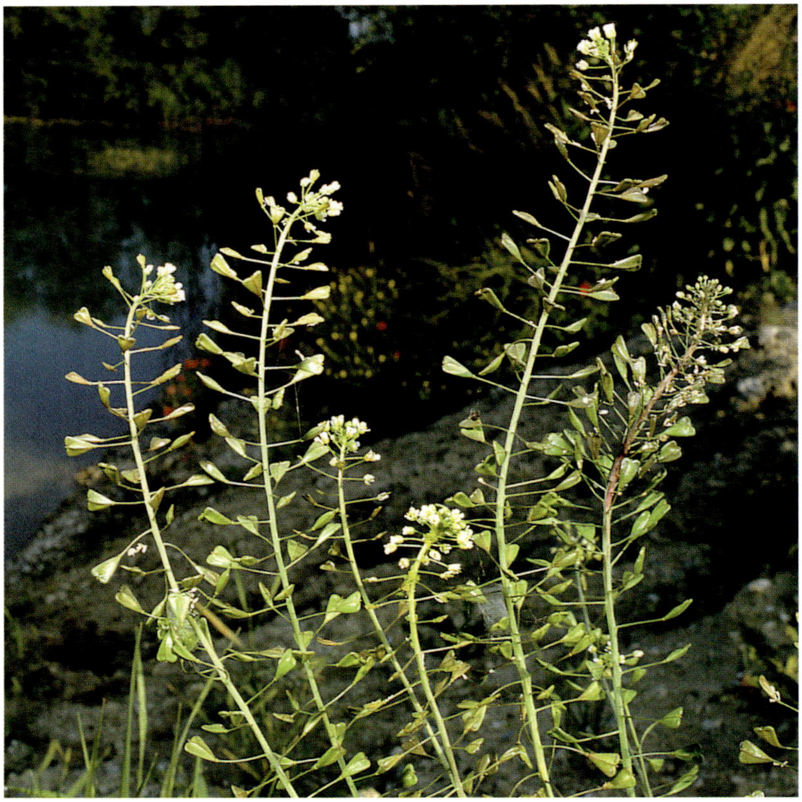

Tausendgüldenkraut *(Centaurium erythraea)*

Familie: Enziangewächse (Gentianaceae)
Merkmale: Die Pflanze wird 10–50 cm hoch. Der 4-kantige dünne Stängel erhebt sich aus einer grundständigen Blattrosette, die aus 5-nervigen, verkehrt eiförmigen bis lanzettlichen, ganzrandigen Blättern besteht. Am Stängel sitzen, kreuzgegenständig angeordnet, ebensolche Blätter. 5-zipflige, rosafarbene Blüten stehen in endständigen Scheindolden. Das Kraut ist geruchlos und schmeckt stark bitter.
Vorkommen: An sonnigen Stellen auf kalkhaltigen und lehmigen Böden.
Sammelgut: Das ganze Kraut.

Das Tausendgüldenkraut wurde bereits im Mittelalter als sehr wertvoll angesehen, sodass es für einen Gegenwert von 1000 Gulden stand. Dem lateinischen Namen nach müsste es allerdings nur »Hundertgüldenkraut« heißen – vermutlich haben die Mönche beim Kopieren alter Schriften einen Schreibfehler gemacht. Andere Quellen behaupten, *Centaurium* leite sich gar nicht von Hundert, sondern von dem Zentaur Chiron ab, der mit der Pflanze eine Pfeilwunde an seinem Fuß heilte. Wie dem auch sei: Obwohl diese Heilpflanze nach wie vor sehr wertvoll ist, bekommen Sie das Tausendgüldenkraut heute schon für wenige Euro.
Im Elsass und anderenorts gehört das Tausendgüldenkraut zu den 9 Kräutern, die an Maria Himmelfahrt (15. August) in der Kirche geweiht werden; daher stammt auch die Bezeichnung **Muttergotteschrut** (St. Gallen, Schweiz).
Obwohl diese Heilpflanze seit Urzeiten gebraucht wird, ist sie mit ihren Anwendungsempfehlungen doch auch eine ganz moderne. So wirkt das Tausendgüldenkraut anregend auf die Ausscheidungen des gesamten Verdauungstraktes, bei Magen-Darm-Schwäche, Sodbrennen, Darmentzündungen, Menstruationsstörungen, bei Blähungen sowie bei zu geringer Gallenausscheidung und den damit verbundenen Störungen im Leberstoffwechsel. Nach dem Kräuterpfarrer Kneipp ist es auch ein gutes Milzmittel.
Wie die anderen Bitterstoffdrogen wirkt das Tausendgüldenkraut nach überstandenen Krankheiten als Aufbaumittel (Tonikum), ferner bei Blutarmut. Gegenüber der Enzianwurzel hat es den Vorteil, nicht ganz so bitter zu sein. Matthiolus nennt in seinem »New-Kreuterbuch« weitere Anwendungsmöglichkeiten wie Schlaganfall, Lähmungen, Epilepsie, Zittern, Krampf und Augenschwäche. So ist das Tausendgüldenkraut ein ausgezeichnetes »Arkanum« für das Alter.
Als eines der besten basischen Heilkräuter empfiehlt sich das Tausendgüldenkraut als gutes Mittel bei Frühjahrskuren, besonders auch bei Hautkrankheiten.

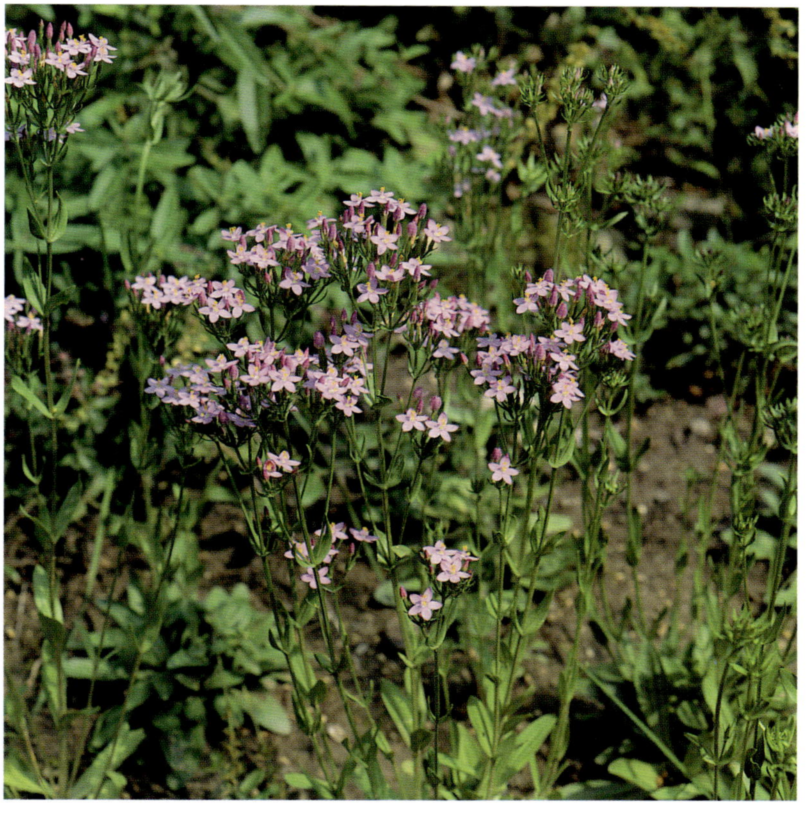

Eberraute *(Artemisia abrotanum)*

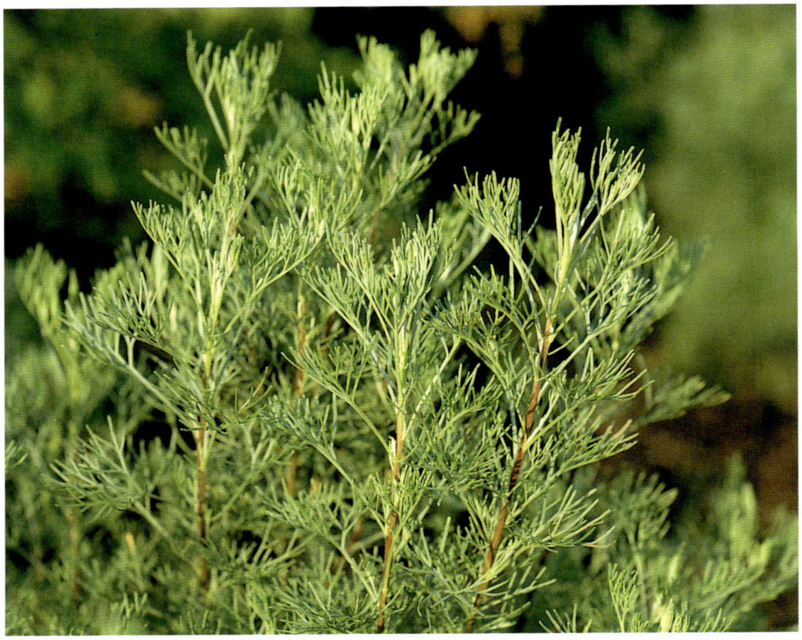

Familie: Korbblütengewächse (Asteraceae)
Merkmale: 50–80 cm hoch, aufrechte Stängel, Blätter doppelt fiederspaltig mit drüsig punktierten Zipfeln, Unterseite grau behaart, mit sehr würzigem, aromatischem, zitronenartigem Geruch und bitterem Geschmack. Blassgelbliche Korbblüten in behaarten kleinen Köpfchen.
Vorkommen: Aus Südeuropa stammend, in Gärten angebaut, teilweise verwildert.
Sammelgut: Das ganze Kraut.

Die Eberraute, auch Zitronenkraut genannt, bezeichne ich als eine zu Unrecht vergessenen Heilpflanze. Früher spielte sie in der Klostermedizin eine große Rolle. Diese alte Kulturpflanze stammt vermutlich aus Südwestasien, bei uns gedeiht sie aber sehr gut, sogar in Kräutergärten auf Höhen von über 1000 m habe ich schon prächtige Exemplare gesehen. Mich fasziniert besonders der eigenartig kräftige, würzige Duft. Insgesamt hat diese Pflanze eine sehr positive, aufbauende Ausstrahlung.

Die Eberraute kann ähnlich wie Beifuß als Gewürz verwendet werden. Sie ist ein vorzügliches Mittel bei nervösen Magen- und Darmbeschwerden, wie sie heute immer häufiger vorkommen. Die Mediziner nennen dieses Krankheitsbild Colon irritable, gereizter Darm. Ich denke, diese Krankheit ist als Antwort auf unsere hektische und oft krankmachende Lebensweise zu verstehen.

Ich verwende die Eberraute gern in Teemischungen bei Darmentzündungen (siehe dazu auch die Blutwurz). Von den Erfahrungen der Homöopathie her findet die Eberraute Anwendung bei Drüsenschwellungen, Abmagerung (wirkt appetitanregend) und auch bei Brustfellentzündungen.

Salbei *(Salvia officinalis)*

Familie: Lippenblütengewächse (Labiatae)
Merkmale: Ein Halbstrauch mit unterseits holzigen, verzweigten Stängeln. Die Blätter sind lang gestielt, länglich eiförmig, manchmal lanzettlich bis zu 8 cm lang und 2–3 cm breit, dicht, graufilzig behaart mit kampferartigem Geruch. Der Geschmack ist wüzig, herbbitter.
Vorkommen: Fester Bestandteil eines jeden Kräutergartens, wird weit verbreitet kultiviert. Heimat ist das Mittelmeergebiet.
Sammelgut: Die Blätter oder nur die Blüten.

Seit Jahrtausenden eine der wichtigsten Heilpflanzen, der Name sagt es schon, denn »salvia« bedeutet gesund und wohlbehalten. Karl der Große verordnete per Gesetz in seinen Kapitularien den Anbau von Salbei in den Klostergärten, die für die arzneiliche Versorgung der damaligen Bevölkerung von großer Bedeutung waren. Das erste auf deutschem Boden geschriebene Kräuterbuch, der »Hortulus« des

Reichenauer Abtes Walafried Strabo (809–849), enthält gleich am Anfang folgenden Hinweis:
Der Salbei leuchtet an erster Stelle hervor, lieblich im Geruch, bedeutend an Kraft und nützlich als Trank, hilfreich ist er befunden in den meisten Krankheiten der Menschen und hat es verdient, sich stets einer grünen Jugend zu erfreuen.
Und die Heilige Hildegard von Bingen aus dem Orden der Benediktinerinnen empfahl allen, die »an … starker Verschleimung und stinkendem Atem« litten, »Salbei in Wein [zu] kochen und öfters davon [zu] trinken.«
Der Salbei ist ein Kind der Länder des Mittelmeerraumes, kann aber bei uns gut angebaut werden.
Die besten Sorten kommen aus Dalmatien und Mazedonien, wo ganze Berghänge damit bewachsen sind. Bei uns gedeiht der Wiesensalbei mit seiner herrlichen blauen Farbe, der aber kaum arzneilich verwendet wird.
Von seinem Wesen her unterstützt der Salbei die Aufnahmefähigkeit und Empfänglichkeit in seelischer und körperlicher Hinsicht und führt somit zu einem Ausgleich und innerer Harmonie.
Auch in der chinesischen Kräuterheilkunde wird dem Salbei viel Aufmerksamkeit gewidmet. Unter anderem heißt es: bewegt das Blut und beseitigt Hitze, bei Schmerzen oder Starrheit infolge von Stauung wie Perioden- und Brustschmerzen, Gefühllosigkeit und Kribbeln in den Gliedmaßen, reguliert das Herz, bei Schlaflosigkeit und Herzklopfen.
Der Salbei wirkt hemmend auf die Ausscheidung der Drüsen, vor allem der Schweißdrüsen. Seine Anwendung erfolgt so bei Nachtschweißen, übermäßigem Schweißen in der Pubertät und in den Wechseljahren. Auch die Ausscheidung der Milchdrüsen wird gehemmt, deshalb sollte der Salbei in der Stillperiode, aber auch schon während der Schwangerschaft nicht verwendet werden. Zum Abstillen kann man ihn dann wieder gebrauchen.
Weiterhin wird Salbei angewendet bei Erkrankungen der Atmungsorgane, Atemnot, Husten, Verschleimung, bei Magen- und Darmerkrankungen (Durchfall, Magengeschwüre) und entzündliche Erscheinungen der Leber, Galle und Nieren. Auch als unterstützender Tee bei Zuckerkrankheit und Veranlagung zur Fettsucht hat sich der Salbei bewährt. Er ist ein gutes Gurgelmittel bei Entzündungen der Mundhöhle und des Rachens.
Äußerlich helfen Umschläge bei alten, schlecht heilenden Wunden.
Von den Oberrotweiler Landfrauen erhielt ich ein Rezept für »Gertruden-Mäus« für den Tag der Hl. Gertrud (17. 3.): Ein Salbeiblatt wird in Eierteig so gebacken, dass der Blattstiel wie ein Mäuseschwänzchen hervorsieht.

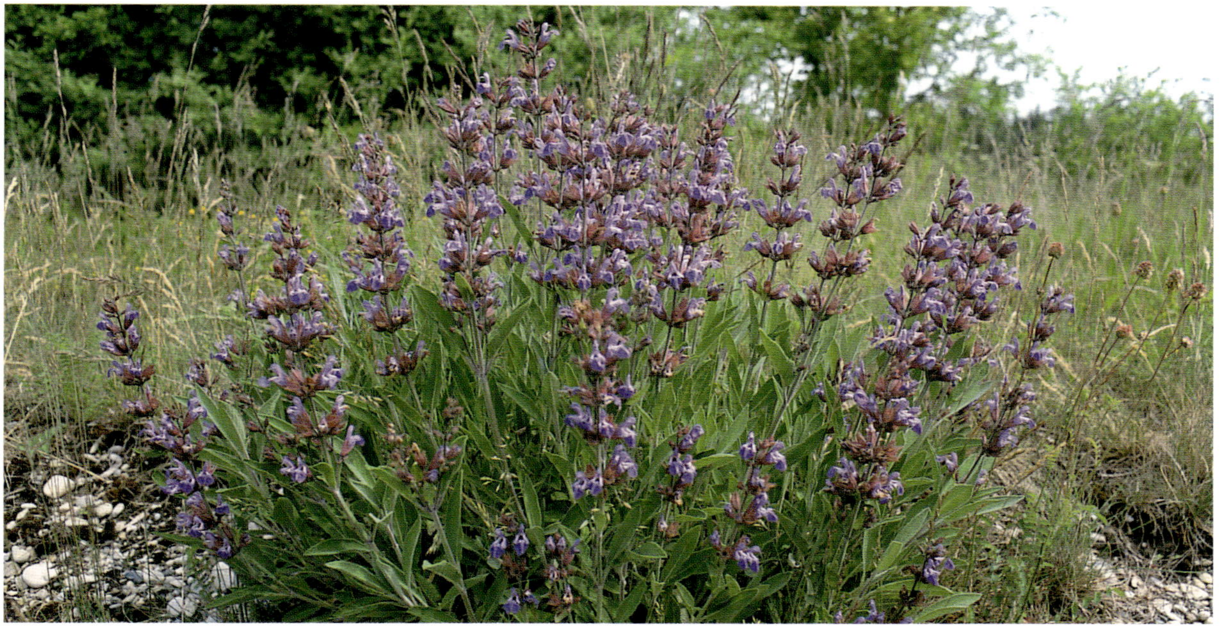

Frauenmantel *(Alchemilla vulgaris)*

Familie: Rosengewächse (Rosaceae)
Merkmale: Stängel aufrecht und ca. 20 cm hoch. Blätter rundlich gefaltet, mit 7–11 gezähnten Abschnitten (Grundriss eines Mantels, wie ihn zum Teil die Frauen im Mittelalter trugen, daher der Name). Auf der behaarten Blattoberseite sammeln sich oft Tautropfen. Die Blüten sind gelblichgrün, unscheinbar, in verzweigten Blütenständen.
Vorkommen: Besonders in Mittel- und Nordeuropa weit verbreitet auf feuchten wie auch auf trockenen Böden.
Sammelgut: Das ganze Kraut.

Den Namen Frauenmantel kann man wohl auf zweierlei Art deuten: Zum einen bilden seine Blätter das Grundmuster der so genannten Radmäntel, wie sie die Frauen im Mittelalter trugen. Zum anderen kann der Name auch so interpretiert werden, dass die Pflanzen Frauen gleichsam mit einem schützenden Mantel umgeben. In alten Zeiten war diese Pflanze der Freya zugeordnet, der germanischen Göttin der Fruchtbarkeit und Liebe. Im Laufe der Christianisierung wurde dieses beschützende Kraut dann der Maria geweiht, die die Gläubigen unter ihrem Mantel behütet (Schutzmantel-Madonna).

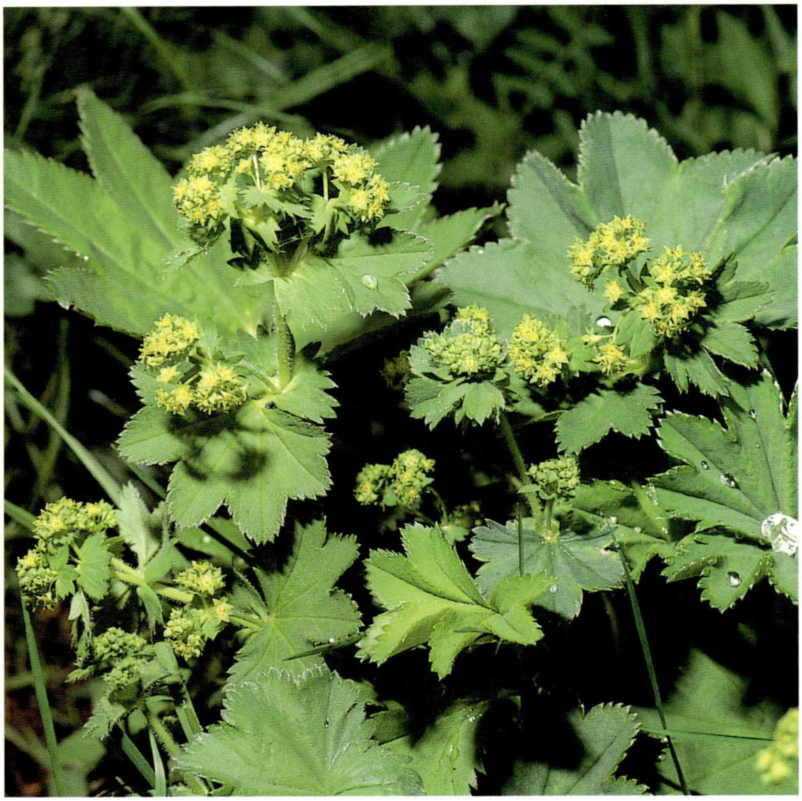

Auffallend sind die **kleinen Tautropfen**, die wir bis in die Mittagszeit und manchmal noch später auf den Blättern des Frauenmantels glitzern sehen. Hierbei handelt es sich um ein Sekret, das die Pflanze ausschwitzt. Im Mittelalter nannte man diese Tropfen »Himmlisches Wasser«, und sie wurden mit Gold aufgewogen. Die Alchemisten glaubten, mit Hilfe dieses Wassers den Stein der Weisen finden zu können, um dann auf künstlichem Wege Gold herzustellen. Wir lächeln heute natürlich über diese alten Ansichten. Doch denke ich mir, dass wir über diese Menschen nicht überheblich denken dürfen. Wer weiß, ob nicht heutige Ansichten künftigen Wissenschaftlern vollkommen absurd erscheinen werden?
Ebenso wie die Weiße Taubnessel ist der Frauenmantel in der Volksheilkunde ein beliebtes Mittel bei Frauenleiden verschiedenster Art. Er wird in Form von Tee, Sitzbädern oder Spülungen bei Unterleibsentzündungen, Fluor (Ausfluss), unregelmäßiger Periode sowie Erschlaffungszuständen des Unterleibes eingesetzt. Halten Sie aber bitte vorher Rücksprache mit dem Frauenarzt. 4 Wochen vor der Entbindung 3-mal täglich 1 Tasse Frauen-

> In alten Kräuterbüchern wird der Frauenmantel »gegen die Unfruchtbarkeit der fetten Weiber« empfohlen. Über die fetten Männer lesen wir in diesen Schriften leider nichts. Aber der Frauenmantel ist ein guter Bestandteil für einen Schlankheitstee.

manteltee soll eine leichte Geburt gewährleisten.
Auch bei so genannter Nervenschwäche, einer weit verbreiteten Zivilisationskrankheit, ist der Frauenmantel in Verbindung mit dem Johanniskraut – nicht nur bei den Frauen – recht wirksam.
Äußerlich wird der Frauenmantel bei Geschwüren, Nagelbettentzündungen (Fingerumlauf), Unterschenkelgeschwüren, zu Spülungen der Nase bei starkem Schnupfen und Nasenbluten verwendet.
Paracelsus lobt den Frauenmantel bei äußeren und inneren Wunden, unter anderem auch bei Darmentzündungen.
Von der kosmetischen Seite her gesehen, kann man Frauenmanteltee auch als Gesichtswasser bei unreiner Haut verwenden. Ein Brei aus zerquetschen Blättern strafft Busen, Arme und Oberschenkel.

Eine nahe verwandte Art des Frauenmantels ist der **Silbermantel** *(Alchemilla alpina)*, der in den Alpenregionen relativ häufig anzutreffen ist. Dort kennt man ihn unter dem Namen »Silbermäntili«. Die Blätter des Silbermantels sind grundständig, 5- bis 7-teilig, kleiner, schmaler am Rande und unter dem Blatt silbrig behaart. Die Anwendung ist die gleiche wie bei dem Frauenmantel.

Heidelbeere *(Vaccinum myrtillus)*

Familie: Heidekrautgewächse (Ericaceae)
Merkmale: Bis zu 50 cm hoher, verzweigter Halbstrauch. Die Zweige sind kantig und tragen eiförmige, kurz gestielte, gesägte Blätter. Aus den Blattwinkeln entspringen in den Monaten April bis Mai rosafarbene, glockenförmige Blüten, aus denen im Juli/August die blauschwarzen Beeren reifen.
Vorkommen: Weit verbreitet in Europa in Wäldern, Heiden und Mooren, auf feuchten Böden.
Sammelgut: Die Blätter, später auch die Früchte.

Bei uns Kindern war das Pflücken der Heidelbeeren immer sehr beliebt. Noch beliebter war aber der Genuss von Heidelbeerkuchen, der auf riesengroßen Blechen aus dem Ofen kam. Wir erlebten die Heidelbeere als eine sehr schmackhafte Waldfrucht, die zum Leidwesen aller Mütter stark färbend ist. So waren im Sommer nicht nur die Münder blau, die Flecken verteilten sich in vielen Fällen auch über die Kleidung.
Durch längeren Verzehr von Heidelbeerfrüchten wird nachweislich der Stuhlgang angeregt. Entgegengesetzt wirkt die getrocknete Beere, die als altes Volksheilmittel gegen Durchfall eingesetzt wird.
Neben den genannten Farbstoffen und den gegen Durchfall wirkenden Gerbstoffen enthalten Heidelbeeren verschiedene Fruchtsäuren, Flavonoide, Pektin, Vitamine, blutzuckersenkende Glykoside sowie den blauen Farbstoff Myrtillin. Deshalb können Heidelbeerblätter zur unterstützenden Behandlung der Zuckerkrankheit (Diabetes) herangezogen werden. Dies ersetzt aber keine Kontrolle durch den Hausarzt!
Heidelbeerblätter werden auch bei Blasenentzündungen, bei Erschlaf-

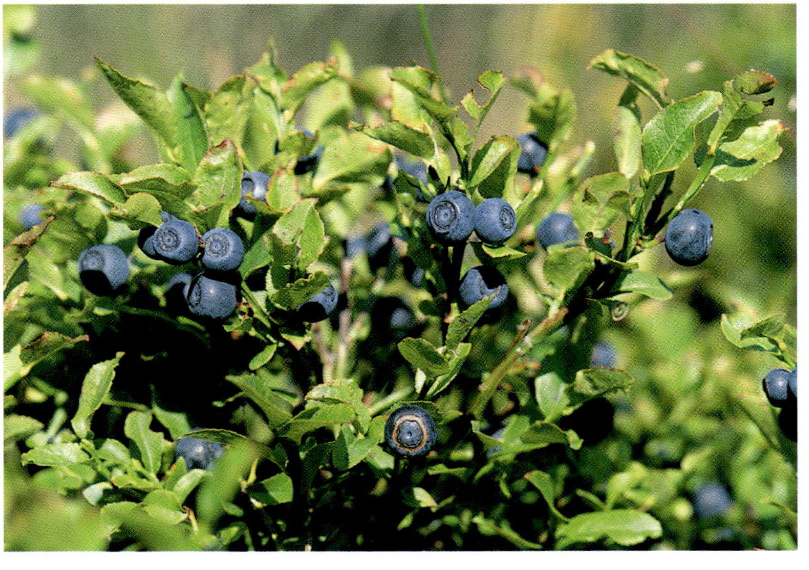

fung der Blase und Darmentzündungen eingesetzt. Eine schwach entzündungswidrige Wirkung hemmt die Entwicklung krank machender Keime, ohne die normale Darmflora ungünstig zu beeinflussen. Durch die zusammenziehende Wirkung wird zudem die Darmschleimhaut widerstandsfähiger gemacht (Madaus).

Heidelbeersaft ist ein bewährtes Mittel zu Einpinselungen und zum Gurgeln bei Entzündungen im Mund- und Rachenraum, z.B. bei Zahnfleischentzündungen. Bei Hauterkrankungen helfen Umschläge.

Weiß empfiehlt in seinem Lehrbuch der Phytotherapie Quark zusammen mit Heidelbeersaft zu verwenden. Quark hat schon bei Darm- und Durchfallerkrankungen an sich eine leicht stopfende Eigenschaft und wird daher gern in der Diätküche gebraucht. Man muss nur darauf achten, dass der Heidelbeersaft ungesüßt ist.

Heidelbeerwein schmeckt zwar gut, ist aber für arzneiliche Zwecke vollkommen ungeeignet. Auch die stark gesüßten eingemachten Heidelbeeren und ihr Saft haben keine Heilwirkung. Ungesüßten Heidelbeer-Muttersaft gibt es in Reform- und Kräuterhäusern fertig zu kaufen.

Linde *(Tilia cordata, Tilia platyphyllos)*

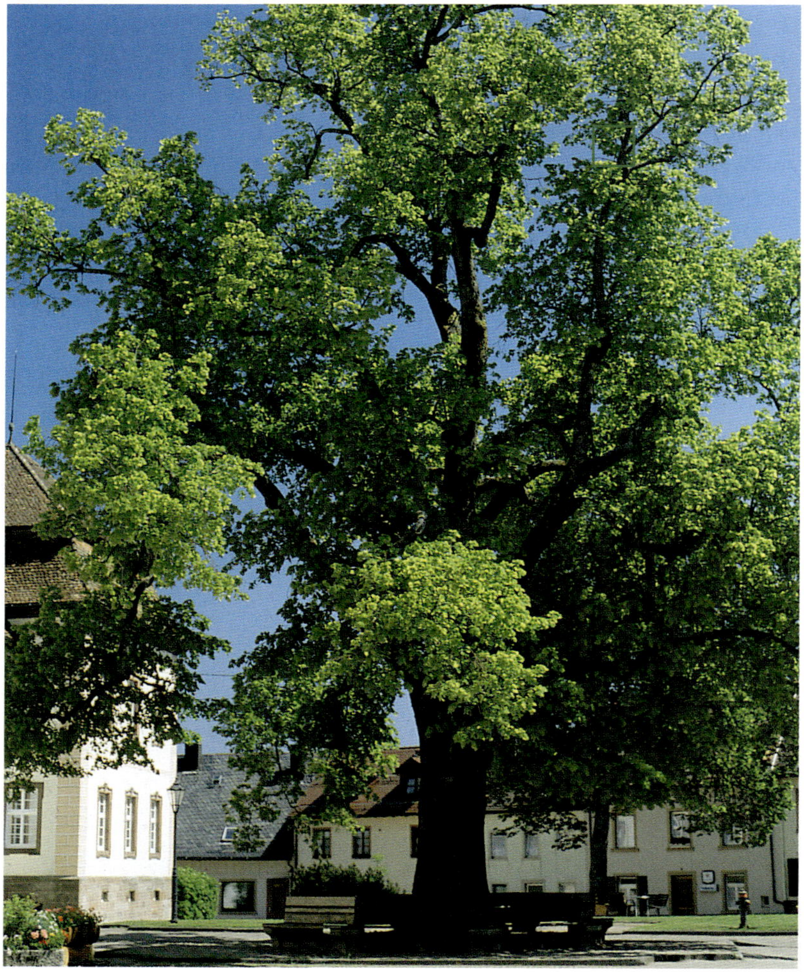

Familie: Lindengewächse (Tiliaceae)

Merkmale: **Winterlinde** *(T. cordata):* Bis 20 m hoch, bis 150 Jahre alt. Kleinere, herzförmige Blätter als die Sommerlinde. Zwischen der Nervatur der Blattunterseite stehen kleine, rostfarbene Haarbärtchen. Die 5–15 gestielten, gelblichen Blüten sind in langstieligen Trugdolden angeordnet. Der Blütenstiel ist bis zur Hälfte mit einem hellgrünen, netzadrigen Hochblatt verwachsen.

Sommerlinde *(T. platyphyllos):* Blüht früher als die Winterlinde, wird bis zu 30 m hoch und kann ein Alter von über 1000 Jahren (!) erreichen. Sie bildet größere, herzförmige, gesägte Blätter. Auf der weich behaarten Blattunterseite finden sich in den Nervenverzweigungen weiße Haarbärtchen. Die Früchte sind deutlich gerippt.

Vorkommen: Kultiviert in ganz Mitteleuropa.

Sammelgut: Die Blütenstände (mit Hochblättern).

Die bei uns heimische Linde galt bereits unseren Vorfahren als ein heiliger Baum. So war es ein ungeschriebenes Gesetz, dass ein Flüchtender unter der Dorflinde besonderen Schutz genoss und vorerst vor weiterem Zugriff sicher war. Bis in die heutigen Tage blieb etwas von diesem Brauch erhalten, denn unsere Kirchen stellen auch einen schützenden Raum für Hilfesuchende und Flüchtige dar.

Unter den Linden wurde in den alten Zeiten geopfert, Things (Versammlungen) abgehalten und auch gerichtet. In alten Urkunden können wir lesen »Gegeben unter der Linde«.

Die Linde wächst oft zu einem recht stattlichen und Schatten spendenden Baum heran. In meiner Heimatstadt hatten wir eine prächtige Lindenallee. Ich erinnere mich an die Zeit nach dem Krieg, als während der Blütezeit die Lindenbäume von vielen fleißigen Lindenblütenpflückern besetzt waren. Seitdem habe ich niemanden mehr Lindenblüten pflücken sehen.

Auch in Musik und Literatur hat sich die Verehrung für die Linde niedergeschlagen. Man denke nur an das bekannte Volkslied »Am Brunnen vor dem Tore, da steht ein Lindenbaum…« oder an das hübsche Gedicht von Heinrich Heine:

Sieh dies Lindenblatt,
Du wirst es wie ein Herz gestaltet finden.
Drum sitzen die Verliebten
auch am Liebsten unter Linden.

Vom Lindenbaum wurde vieles von uns Menschen gebraucht und genutzt: das weiche Holz zum Schnitzen von Kunstwerken wie Madonnenfiguren, die Holzkohle zum Zeichnen, der Bast für Stricke und Matten; der Samen wurde zu mandelähnlich schmeckendem Öl gepresst – und nicht zu vergessen der bekannte Lindenblütenhonig.

Lindenblüten »lindern« buchstäblich viele Krankheiten und sind arzneilich wirksam bei Durchfallerkrankungen und Vergiftungen. Sie wirken schweiß- und harntreibend, krampfstillend, schleimlösend und werden angewendet bei fieberhaften Krankheiten (siehe auch Holunderblüten, S. 88 f.) und Erkältungskrankheiten wie Schnupfen, Husten, Verschleimung der Atmungsorgane und Bronchialbeschwerden. Des Weiteren findet sie Einsatz bei Erkrankungen der Niere und Blase, bei Gicht und Rheuma sowie als magenstärkendes Mittel. Auch bei Hautproblemen habe ich gute Erfolge mit Lindenblütentee sehen können (äußerlich zu Waschungen verwendet).

Die Blüten beider bei uns vorkommenden Lindenarten, der Winter- und der Sommerlinde, sind gleichermaßen geeignet. In Russland wie auch in Frankreich findet außerdem das Lindensplintholz seine Anwendung.

Nach Pfarrer Kneipp wirkt Lindenblütentee auch

… trefflich bei altem Husten, bei Verschleimung der Lunge und der Luftröhre, bei Unterleibsbeschwerden, die ihren Ursprung in der Verschleimung der Niere haben.

Interessant ist die Tatsache, dass wir in Deutschland einige »Lindenstädte« haben; so heißt etwa die Messestadt Leipzig in der slawischen Übersetzung Lindenstadt.

Sehr erfreut hat mich die Zeitungsmeldung, dass Pfarrer Rudolf Atsma von der Auferstehungskirche in Freiburg zusammen mit Jugendlichen eine Friedenslinde gegen Gewalt gepflanzt hat. Zunächst fand man für diese Linde keinen Platz vor der Kirche, weil dort alles zuasphaltiert war. Pfarrer Atsma fragte sich: »Welche Folgen hat es, wenn bei uns an einem Tag die Fläche von 200 Fußballfeldern zuasphaltiert oder zubetoniert wird? Liegen die Wurzeln unserer Gewaltprobleme vielleicht auch in unserem gestörten Verhältnis zur Natur?« Hier in Freiburg wurde ein Zeichen gesetzt. Ein Stück Asphalt musste weichen, damit ein Lindenbaum der Natur zurückgegeben werden konnte. Möge dieses Beispiel viele Nachahmer finden.

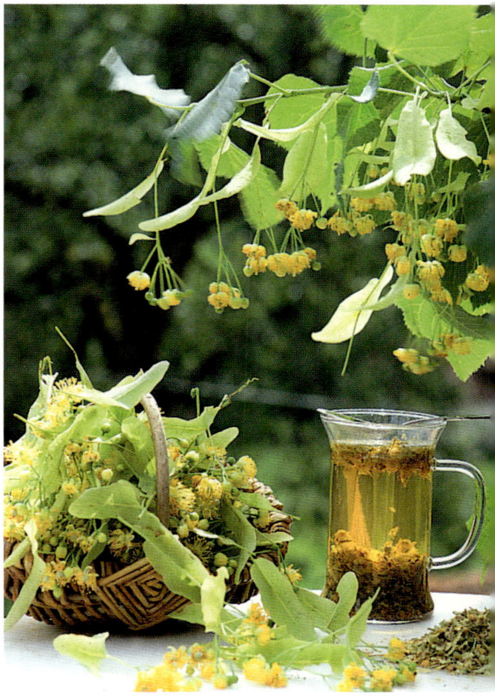

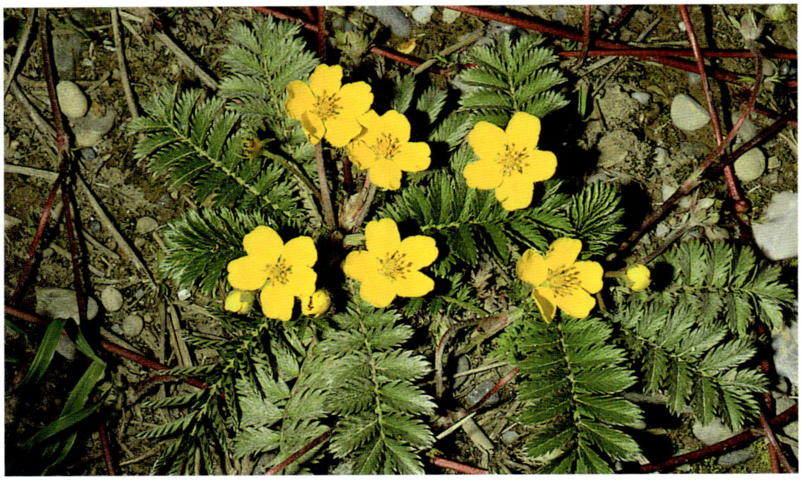

Gänsefingerkraut *(Potentilla anserina)*

Familie: Rosengewächse (Rosaceae)
Merkmale: Stängel ausläuferartig auf dem Boden kriechend, an den Knoten wurzelnd. Blätter grundständig, unterbrochen-unpaarig gefiedert, unterseits von seidigen Haaren weißlich glänzend oder filzig, an der Oberfläche frischgrün. Die Blüten sind goldgelb, 2–3 cm breit, einzeln auf 10–20 cm langen Blütenstielen.
Vorkommen: Weit verbreitet auf den nördlichen Teilen der Erde. Besonders auf feuchten Böden, an Wegen, Teichen und Ufern, oft wo Gänse gehalten werden oder wurden.
Sammelgut: Das ganze Kraut.

Das Gänsefingerkraut begegnet uns, ähnlich wie der Spitzwegerich, oft an Wegrändern und besonders dort, wo Gänse gehalten werden oder einmal gehalten wurden. Daher wohl auch die Namensgebung. Das Gänsefingerkraut wird zu Recht auch **Krampfkraut** genannt. Seine krampfstillende und lösende Wirkung nützen wir gern bei Durchfällen mit Koliken (Darmentzündungen), Magenkrämpfen, Blähungen, Muskelkrämpfen, aber auch bei schmerzhafter Menstruation. Bei mit Verkrampfungen einhergehenden Befindlichkeitsstörungen kommt es ebenso zum Einsatz wie in einem Kindertee.
Diese Heilpflanze ist sehr gut geeignet für Teemischungen, da sie sich gut mit anderen Kräutern verträgt. Eine sinnvolle Mischung besteht z. B. aus Löwenzahn (galleanregend), Gänsefingerkraut und Johanniskraut, das ebenfalls eine krampflösende Wirkung zeigt.
Äußerlich kann das Gänsefingerkraut als Gurgelmittel bei Zahnschmerzen und Entzündungen der Mundhöhle verwendet werden. Die Wurzel ist, ähnlich wie die der Blutwurz, sehr gerbstoffhaltig und hat eine blutstillende Wirkung.

REZEPT FÜR EINE KINDERTEEMISCHUNG (100 G)

Gänsefingerkraut	30 g
Fenchel	10 g
Melisse	10 g
Erdbeerblätter	20 g
Spitzwegerich	10 g
Thymian	10 g
Lavendel	10 g

Goldrute *(Solidago virgaurea)*

Familie: Korbblütengewächse (Asteraceae)
Merkmale: Bis zu 1 m hoch, die unteren Stängelblätter sind länglich-elliptisch gezähnt und mit geflügeltem Stil, die oberen Stängelblätter schmaler. Die Blütenköpfchen sind 1–1,5 cm breit mit 6–12 rundlichen, gelben Zungenblüten in einfacher oder zusammengesetzter Traube.
Vorkommen: Europa, Magerrasen und lichte Wälder.
Sammelgut: Das ganze Kraut.

Im Sommer leuchtet uns die Goldrute an vielen Orten entgegen. Wir finden sie auf trockenem Grund auf Schutthalden, Bahndämmen (hier jedoch keine Kräuter sammeln!), an Hecken und Wiesenrainen. Sowohl der lateinische Name

Solidago (»solidare« = befestigen, gesundmachen) als auch der alte deutsche Name »Heidnisch Wundkraut« deuten auf die frühere Verwendung als Wundheilmittel hin, als welches diese Heilpflanze schon bei den Germanen bekannt war.
»Goldrute« ist die Übersetzung des lateinischen Beinamens *virgaurea*, der sich auf die Erscheinung der blühenden Pflanze bezieht.
Die Goldrute ist heimisch in ganz Europa, Asien und Nordamerika. Massenweise sah ich die Goldrute in den Dünenwäldern an der Ostsee. Im Gebirge steigt sie bis auf 2500 m.
Verwendet wird das Kraut, das frisch und blühend gesammelt wird. An Inhaltsstoffen sind Saponine, ätherische Öle, Gerbstoffe und Bitterstoffe zu nennen.
Die Goldrute ist für sich allein oder in Teemischungen zusammen mit Birkenblättern und Ackerschachtelhalm, ein Nieren- und Blasenmittel ersten Ranges und wirkt ausgezeichnet bei chronischen Nierenleiden, aber auch bei akuten entzündlichen Blasen- und Nierenbeschwerden, besonders wenn im Verlauf von Infektionserkrankungen der Urin spärlich, dunkel und trübe wird. So sagt der Schriftsteller Eugen Roth:
Zwei Dingen trüben sich beim Kranken, zuerst der Urin und dann die Gedanken.
Hier mag ein Goldrutenteee also doppelt Abhilfe schaffen.
Es sind uralte Erfahrungen aus der Naturheilkunde, dass Nierenstörungen oft mit schmerzlichen Erfahrungen in Beziehung und Partnerschaft oder Beziehungsverlusten in engem Zusammenhang stehen. Vom Wesen her ist die Goldrute geeignet, diese Blockaden zu lindern. Es gibt viele historische Zeugnisse über die segensreiche Wirkung der Goldrute. Der Streiter für seinen Glauben, Martin Luther, war Zeit seines Lebens krank und gebrechlich. Seine Frau Katharina hatte viel Mühe, ihn einigermaßen bei Gesundheit zu erhalten. Aufgrund ihrer Kräuterkenntnisse gab sie Martin Luther gegen seine vielen Gebrechen Goldrutentee. Der half ihm, wie er selbst rühmt, vor allem gegen sein Blasenleiden.

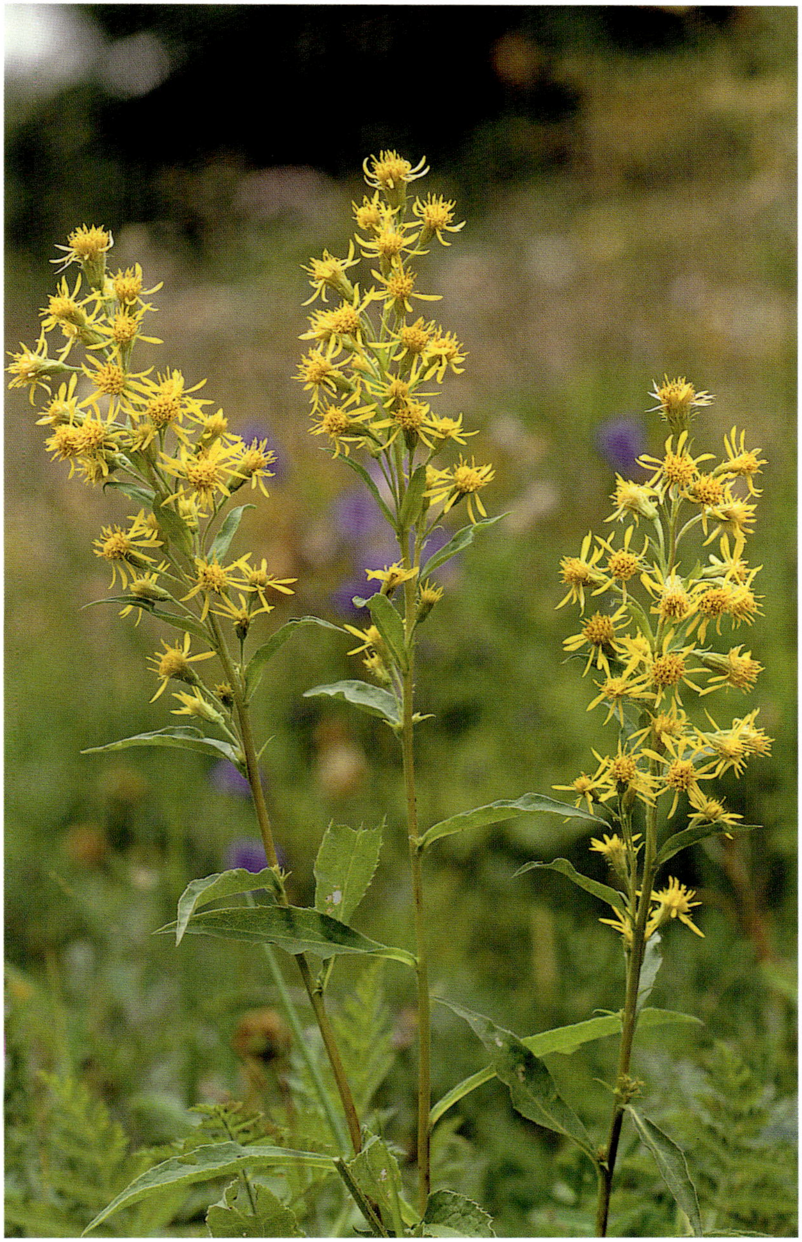

Schafgarbe *(Achillea millefolium)*

Familie: Korbblütengewächse (Asteraceae)
Merkmale: 20–80 cm hoch. Der zähe, behaarte Stängel trägt wechselständige Blätter und endständige, weiße Trugdolden. Die lanzettlichen Blätter sind am unteren Teil des Stängels gestielt, weiter oben sitzend 2- bis 3-fach fiederspaltig (Tausendblatt) und zottig behaart. Blüht von Juni bis Oktober mit 5 mm langen, weißlichen, gewölbten Einzelblüten.
Vorkommen: Beheimat in Europa auf Wiesen, Feldwegen, trockenen und feuchten Böden.
Sammelgut: Die zarten Blatttriebe im Frühjahr, später das ganze Kraut oder nur die Blüten.

Schon in den alten griechischen Heldensagen wird die Schafgarbe besungen. Der lateinische Gattungsname *Achillae* bezieht sich auch auf den griechischen Helden Achilles, der die Pflanze durch den heilkundigen Zentauren Chiron als Wundheilmittel kennen gelernt und eingesetzt haben soll.
In alten Zeiten spielte das Wissen um die Wundbehandlung eine große Rolle und entschied oft auch über Leben und Tod. Im Russischen heißt die Schafgarbe auch Beilhiebkraut – der Name bestätigt die wundheilende Wirkung der Pflanze. Im Mittelalter zählte sie zu den Hexen- und Zauberkräutern, denn die blutungsstillende Eigenschaft konnte man sich nicht anders erklären. Und sie war auch von alters her ein probates Frauenmittel. So heißt es in einem kurzen, aber sehr prägnanten Merksatz:
Schafgarb im Leib,
tut gut jedem Weib.
Von ihrem Wesen her hilft die Schafgarbe bei Wahrnehmungsstörungen mit Entscheidungsschwäche und Unentschlossenheit und stärkt das Selbstbewusstsein.
Gesammelt wird das frisch erblühte ganze Kraut, welches gebündelt im Schatten getrocknet wird.
Die Schafgarbe hat sich als blutstillendes Mittel bewährt; sie hilft als krampflösendes Frauenkraut bei verschiedenen Formen von Unterleibsbeschwerden, übermäßigen

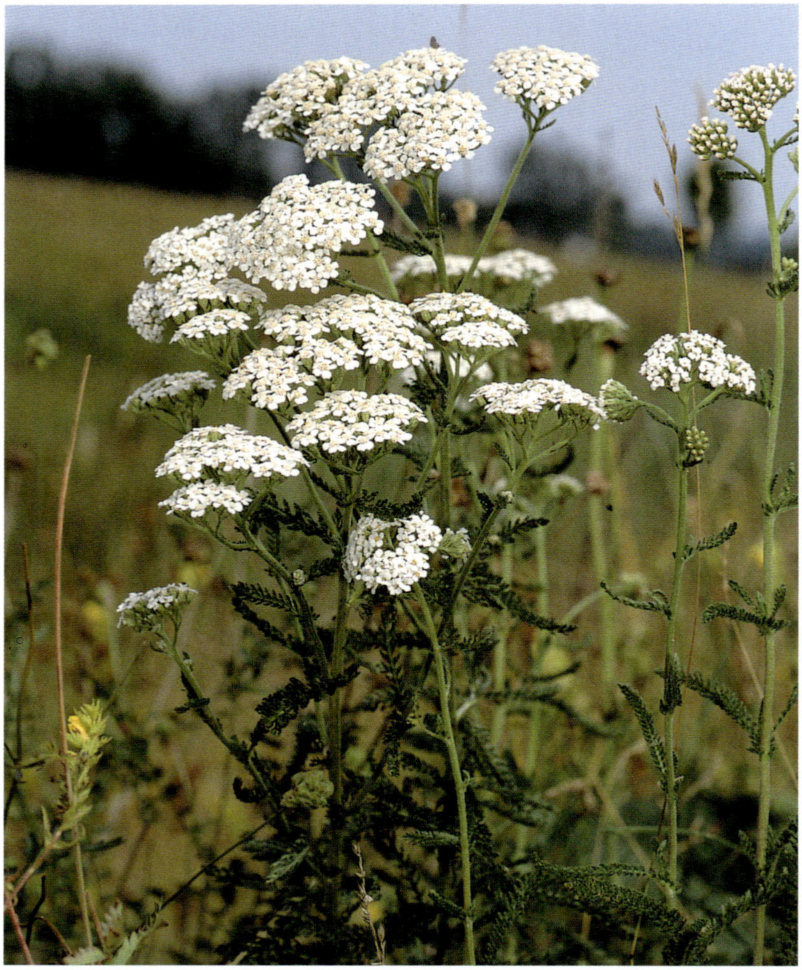

Die Anwendungen der Schafgarbe werden von der modernen Phytotherapie (Pflanzenheilkunde) auf Grund ihrer Inhaltsstoffe bestätigt. So enthält die Schafgarbe ein blutstillendes Alkaloid (Achillin), ätherische Öle, darunter das auch in der Kamille enthaltene Chamazulen, Flavone und Gerbstoffe.

Blutungen, Schmerzen in den Wechseljahren und Schmerzen in der Brust zu Beginn der Regel, Gebärmutterkrampf (nach Rücksprache mit dem Frauenarzt), aber auch bei krampfigen Herzanfällen.
Obendrein ist die Schafgarbe ein gutes Venenmittel bei Krampfadern und Hämorrhoiden sowie bei unklaren schmerzhaften Beschwerden im Lendenbereich.
Des Weiteren wirkt sie appetitanregend, entzündungshemmend und kreislaufverbessernd. So hilft Schafgarbe bei Appetitlosigkeit, Magen-, Darm- und Gallebeschwerden, dyspeptischen Beschwerden, krampfartigen Beschwerden im Magen-Darm-Bereich und bei Arterienverkalkung.
Auch für Frühjahrs-Blutreinigungskuren lässt sich die Schafgarbe verwenden. Die feinen Triebe der Schafgarbe schmecken vorzüglich in einem Kräuterquark.
Äußerlich kann die Schafgarbe (ähnlich wie die Kamille) zu Umschlägen und Bädern, bei blutenden Hämorrhoiden, Geschwüren, alten offenen Wunden, wunden Brustwarzen, aber auch bei aufgesprungenen Händen verwendet werden. Bei Zahnfleischproblemen und auch bei Mundfäule hat sich die Schafgarbe als Mundwasser bewährt.

Mit einem länger anhaltenden Gebrauch der Schafgarbe sollte vorsichtig umgegangen werden, da zu große Gaben eine entgegengesetzte Wirkung hervorrufen können (Madaus).

Beifuß *(Artemisia vulgaris)*

Familie: Korbblütengewächse (Asteraceae)
Merkmale: Bis 2 m hohe Staude mit kräftigen Stängeln, kahl, krautig bis holzig, dunkelrot. Am unteren Stängel entwickeln sich doppelt fiederspaltige, weiter oben einfach fiederspaltige Blätter, die auf der oberen Seite dunkelgrün, auf der unteren Seite weißfilzig erscheinen. Die Hauptstängel und Triebe enden in reichblütigen Rispen, die aus filzigen, meist rötlichen Blütenköpfchen bestehen. Das Kraut riecht aromatisch und schmeckt bitter.
Vorkommen: In ganz Europa an Wegrändern, auch auf salzhaltigen Böden.
Sammelgut: Die blühenden Zweigspitzen.

Den Beifuß finden wir fast in ganz Europa, Nordafrika und in weiten Teilen von Asien. Er wächst wild auf Ödland, Schutthaufen, an Wegen, Hecken und Flussufern. Der Beifuß gehört in jeden Kräutergarten, er gedeiht dort leicht und ohne jegliche Pflege.
Als gebürtiger Thüringer ist es mir natürlich ein besonderes Vergnügen, über den Beifuß zu schreiben, denn er ist der Thüringer liebstes Gewürz. So kann ich mir keinen richtigen Thüringer Wochenmarkt vorstellen, auf dem nicht Beifuß in riesigen Sträußen angeboten wird. Natürlich ist er auch unverzichtbarer Bestandteil im Nationalgericht, dem Thüringer Gänsebraten. Beifuß ist auch für andere fettreiche Speisen wie Hammel- und Schweinebraten sowie Aalsuppe nicht nur ein vorzügliches Gewürz, sondern unterstützt obendrein die Fettverdauung und ermöglicht somit einen Genuss (fast) ohne Reue. Auch ausgelassenem Gänse- und Schweinfett fügt man gerne einige von den Stängeln gestreifte Blütenknospen bei.
Als Inhaltsstoffe des Beifuß sind ätherische Öle, Bitter- und Gerbstoffe zu nennen.
Was bitter ist im Mund,
ist dem Magen gesund.
So wirkt der Beifuß anregend auf die Ausscheidung der Drüsen im

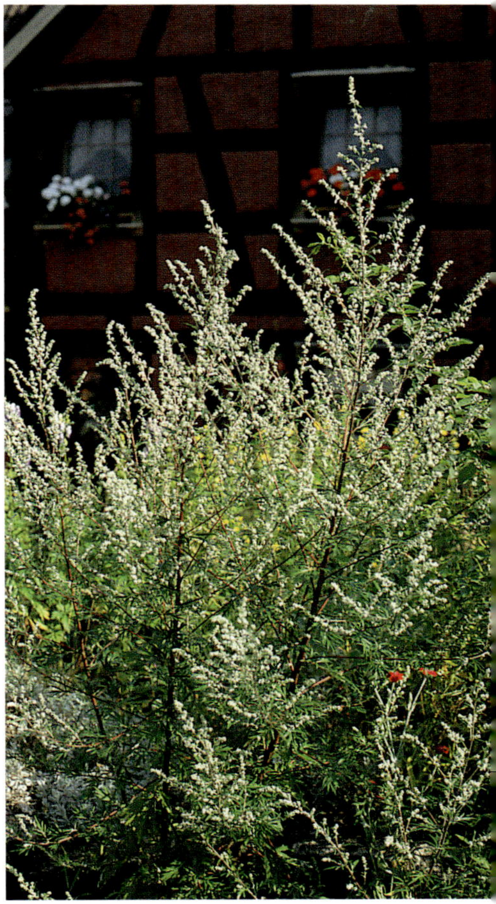

Magen-Darm-Bereich, daher appetitanregend, verdauungsfördernd krampflösend, entblähend und nervenberuhigend.
Angewandt wird der Beifuß folglich bei Erkrankungen von Magen und Darm, Störungen der Verdauung, Blähungen, Epilepsie und auch bei Schlafstörungen, die oft etwas mit Verdauungsstörungen zu tun haben. Fast in Vergessenheit geraten ist die Tatsache, dass der Beifuß auch ein wunderbares Frauenmittel ist, z.B. bei Ausbleiben der Menstruation junger Mädchen. In der chinesischen Kräutermedizin spielt der Beifuß (»Liu Ji Nu«) eine große Rolle. Er wird nach Verwundungen, bei Schmerzen und unter anderem in der Moxa-Therapie verwendet.
Geerntet werden die ganzen Beifußrispen mit den graugrünen Blütenköpfchen, die sich noch nicht geöffnet haben. Gleich nach der Ernte muss man den abgeschnittenen Rispen noch im frischen Zustand möglichst alle Blätter abzupfen, weil diese, ebenso wie die braunrötlich aufgeblühten Köpfe, zu bitter schmecken und den angenehmen Geschmack der Blütenköpfchen vollständig überdecken. Die in kleine Bündel zusammengebundenen Stängel werden aufgehängt und im Schatten getrocknet.

Quendel *(Thymus pulegioides)*

Familie: Lippenblütengewächse (Labiatae)
Merkmale: Halbstrauch mit niederliegenden, 10 cm langen, dünnen, 4-kantigen, holzigen Stängeln. Daran stehen kreuzgegenständig angeordnet kurzstielige, rundliche, eiförmige Blätter, die 1 cm lang und bis 7 mm breit sind. Blütezeit Juli – September, lilarot, beim Zerreiben kräftiger aromatischer Duft nach Thymian.
Vorkommen: In ganz Europa an sonnigen, trockenen Stellen, Wegen und Abhängen.
Sammelgut: Das ganze Kraut.

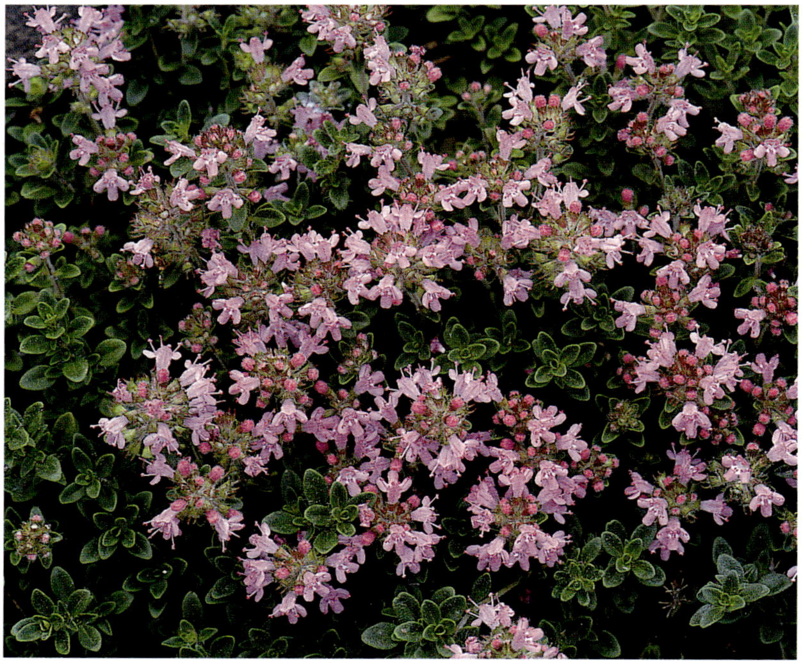

Der Quendel, auch Feldthymian genannt, ist eine mehrjährige, ziemlich kleine Pflanze von 5–10 cm Höhe. Quendel liebt es gesellig, und so sehen wir schon von weitem die rötlich bis lilafarbenen Blüten, die dicht an dicht stehen. Dieses oft kreisförmige Blütenpolster hat einen Durchmesser von bis zu 1 m. Der Quendel bevorzugt sonnige, trockene Stellen wie Wegränder und Böschungen und kommt in ganz Europa und Asien vor. Er ist nah verwandt mit dem bei uns in den Gärten kultivierten Echten Thymian (*Thymus vulgaris*, siehe rechte Seite), der ursprünglich nur in den Mittelmeerländern beheimatet war. Auch die Inhaltsstoffe sind ähnlich, wenn auch in etwas schwächerer Form als beim Echten Thymian.
Alte Bezeichnungen für den Quendel lauten **»Maria Bettstroh«** oder »Unserer lieben Frauen Bettstroh«. Auf einem alten Gemälde der Heiligen Maria von Flandern kann man sehen, dass dem Jesuskind in seiner Krippe ein Lager aus Quen-

del bereitet ist. Faszinierend ist für mich die Tatsache, dass bereits im ägyptischen Papyrus Ebers ausführlich die desinfizierende Wirkung des Quendels dargestellt ist.

Der Quendel hat auf Grund seiner Inhaltsstoffe – unter anderem ätherische Öle mit Cymol und Thymol – eine **desinfizierende Wirkung** und wird z. B. als Mundwasser verwendet. Sehr beliebt sind Quendelbäder zur Stärkung schwächlicher Kinder und erschöpfter, nervöser Personen. Auch in Emulsionen und Einreibungen verwenden wir Quendel oder Thymian, bevorzugt bei Gicht, Rheumatismus und Nervenschmerzen.

Gesammelt wird das ganze blühende Kraut. Die Zubereitung erfolgt als Tee für sich allein oder in Hustenteemischungen. Quendeltee wirkt lösend und beruhigend bei Reiz- und Krampfhusten, Bronchialentzündungen und Keuchhusten.

Der Quendel ist ein ganz ausgezeichnetes Magenmittel, etwa bei Magendruck und -krämpfen. Es gibt eine ganz besondere Form von Kopfschmerzen, die ich »Magenkopfschmerzen« nenne, weil sie durch Magenstörungen ausgelöst werden. Bei diesen hilft interessanterweise nur der Quendel.

Darüber hinaus ist Quendel auch ein gutes Frauenmittel während der Schwangerschaft und danach in der Stillperiode zur Anregung der Milchbildung.

Die Heilige Hildegard hielt viel vom Quendel bei Verdauungsbeschwerden. Für Wildgerichte ist der Quendel ein wunderbares Gewürz. Probieren Sie einmal, Bratkartoffeln mit Quendel zu würzen.

Thymian *(Thymus vulgaris)*

Familie: Lippenblütengewächse (Labiatae)

Merkmale: Ein Halbstrauch mit verzweigten, am Grunde holzigen, aufrechten, ca. 20 cm hohen Stämmchen, kurz behaart, mit kreuzgegenständigen, kurz gestielten, lanzettlichen bis elliptischen, ganzrandigen Blättern (1 cm lang und 4 mm breit), auf der unteren Seite graufilzig und am Rande umrollt. In den Blattachseln Scheinquirle von gestielten, weiß-hellrosafarbenen Blüten mit dem typischen Thymiangeruch.

Vorkommen: Heimisch im Mittelmeergebiet, bei uns in Gärten kultiviert.

Sammelgut: Das ganze Kraut.

Thymian ist ein Kind des Mittelmeerraumes und kam wohl erst im 11. Jahrhundert über die Alpen zu uns. Für den Thymian treffen fast die gleichen Indikationen wie beim Quendel zu. Ausgeprägter ist jedoch seine Wirkung bei Asthma und asthmaoider Bronchitis, bei Krampf- und Reizhusten. Schon bei Hippokrates stand die Pflanze in einem hohen Ansehen.

Von seinem Wesen her vermittelt Thymian Wärme. Seelischer Mangel an Wärme und Aufmerksamkeit und/oder physische Kälte sind oft die Ursache für Anfälligkeiten gegenüber Infektionskrankheiten sowie Erkrankungen der Atmungsorgane. Als eines der Hauptsymptome zeigt sich dann die Bildung von zähem, oft auch übel riechendem Schleim, der nicht abgehustet werden kann.

Aber auch trockener, krampfartiger Husten (Keuchhusten oder Pseudokrupp) bei Kindern gehört dazu. Dieser Husten hat oftmals auch seelische Ursachen. Thymian vermittelt die notwendige Wärme, um den zähflüssigen Schleim zu durch-

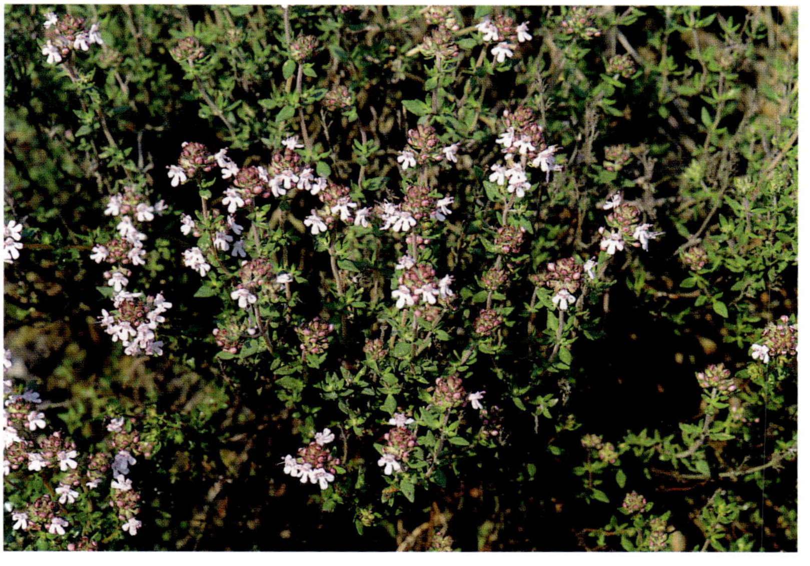

dringen und zu verflüssigen, die Krankheitserreger zu bekämpfen, schlechte Gerüche zu beseitigen, oder auch um einen kältebedingten Krampf zu lösen.

Das ätherische Thymianöl ist sehr wirkungsvoll für die äußerliche Anwendung bei Pilzerkrankungen, sollte aber nur verdünnt angewendet werden.

Echte Engelwurz *(Angelica archangelica)*

Familie: Doldengewächse (Apiaceae)
Merkmale: 10–20 cm hohe Pflanze, treibt im 2. Jahr runde, kräftige Stängel, die in stattlichen, halbkugeligen Doppeldolden enden. Die doppelt oder 3-fach gefiederten Blätter sitzen auf bauchig aufgeblasenen, häutigen Blattscheiden. Das Rhizom ist kurz und bis zu 6 cm dick, die Nebenwurzeln sind ca. 30 cm lang, bis zu 1 cm dick und gefurcht, von stark würzigen Geruch und sellerieartigem, bitterem Geschmack.
Vorkommen: Besonders in mitteleuropäischen Gebirgen, aber auch in Nordeuropa, auf feuchten Böden. Wird feldmäßig in Deutschland angebaut.
Sammelgut: Der Wurzelstock samt seinen Nebenwurzeln im Herbst oder im März des darauffolgenden Jahres.

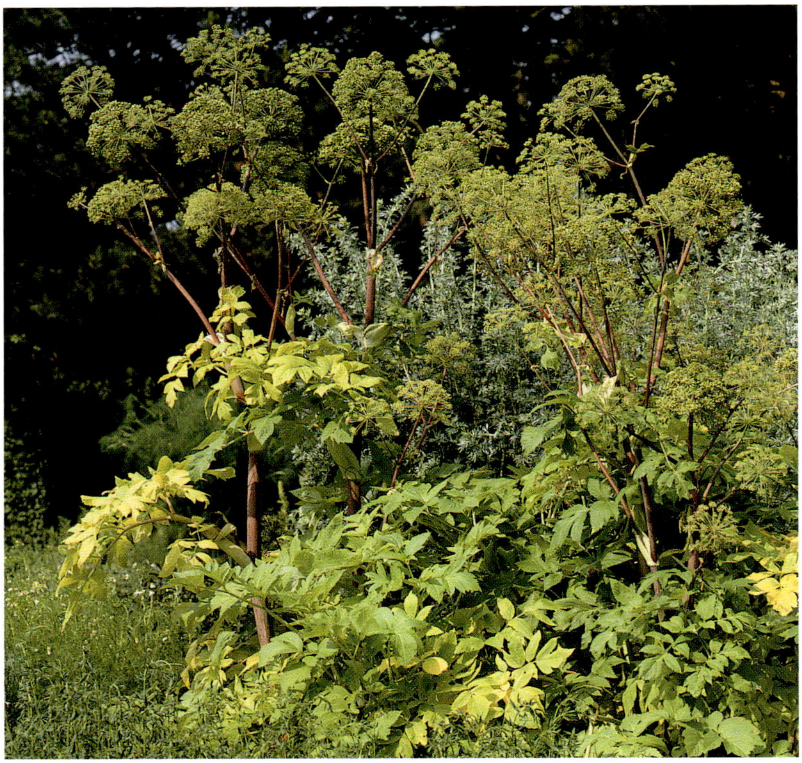

Gerade wie ich Ihnen etwas über die Engelwurz berichten möchte, kann ich die großen, prächtigen Stauden mit oberseits rundem Blattstiel und den aufgeblasenen Blattscheiden durch das Fenster einer Hütte in Lappland sehen. Aber auch bei uns kommt die Engelwurz relativ häufig vor. Vielen ist bestimmt auch der Name *Angelica* geläufig. Schauen Sie in ein gutes Bestimmungsbuch, oder, noch besser, lassen Sie sich die Engelwurz einmal in der freien Natur zeigen. Ich gestehe ganz offen, dass ich bei der Familie der Doldenblütler meine Probleme bei der Unterscheidung habe und diese deshalb bei den geführten Heilkräuterwanderungen gerne ausspare. Bei oberflächlicher Betrachtungsweise besteht Verwechslungsgefahr mit anderen Mitgliedern dieser Pflanzenfamilie, von denen einige, besonders der Schierling, sehr giftig sind.
Es gibt 2 Arten, die arzneilich verwendet werden: die **Echte Engelwurz** mit runden und die **Wilde Engelwurz** *(Angelica sylvestris)* mit oberseits rinnigen Blattstielen, wobei beide in ihrer Wirkung ähnlich sind.
Die Engelwurz wird als Mittel gegen Blähungen, bei Erkrankungen der Verdauungsorgane allgemein, aber auch bei Erkrankungen des Bronchialsystems verwendet. Sie regt die Gallenabsonderung an und wirkt harn- und schweißtreibend. Ebenso zeigt sie eine gute Wirkung auf unser Nervensystem und wird in alten Kräuterbüchern gegen die »Hysterie der Weiber« empfohlen. Das griechische Wort »Hystera«

heißt Gebärmutter. So verwundert es nicht, dass die Engelwurz ein guter Bestandteil für einen Frauentee ist.
Die Lappen verwenden das Engelwurzkraut als Gemüse, welches sehr schmackhaft ist.
Interessant ist, dass in Geheimrezepturen lappländischer Liebestees oft die Engelwurz enthalten ist. Dies mag uns zunächst verwundern, doch ist ein Mensch, der in seinem (Verdauungs-)Wesen ausgeglichen ist, nicht auch bereiter für eine erfüllende Liebe? Es müssen nicht immer aufputschende und aufreizende Drogen sein, die zum Ziel führen. In diesem Zusammenhang sei auch erwähnt, dass in allen Kulturen unserer Welt seit alters her liebesanregende Heilpflanzen verwandt wurden.
Leonhart Fuchs schreibt in seinem »New Kreüterbuch« von 1543 über die Engelwurz:
Sie zerteylt auch die zähen feichte so sich umb die brust hat gesamlet und ist gut zu dem husten, der sich von kelte erhebt hat.
Aus diesem Grunde wird die Engelwurz oft auch Brustwurz genannt.
Lonicerus kennt für die Engelwurz die Bezeichnung »heilig Geistwurz« und unterstreicht damit ihre herausragende Bedeutung. Ebenso war die Engelwurz Bestandteil des berühmten »Theriacs«, eines uralten Universalheilmittels. Paracelsus preist den Saft der Wurzel als »höchste Arznei gegen Entzündungen«. In Thüringen wurde die Pflanze schon früh angebaut und gelangte über die Buckelapotheker unter das Volk.

Äußerlich hat sich ein Auszug der Engelwurz in Alkohol (Engelwurzschnaps) gut zu Einreibungen gegen Rheuma, Rückenschmerzen, Verrenkungen und Quetschungen bewährt.
Nach der chinesischen Heilkräuterkunde wird die Engelwurz (»Dang Gui«) mit folgenden Wirkungen empfohlen: nährt und kräftigt das Blut, bei Menstruationsstörungen und Blutmangel, gegen Wundschmerzen, Brust- und Gelenkschmerzen, befeuchtet das Blut, bei Verstopfung infolge von Trockenheit, bei Trockenheit von Haut, Haaren oder Nägeln.

In manchen Rezepturen bekannter Kräuterschnäpse wie Benedictine, Chartreuse und Thüringer Kräuterbitter finden wir die Engelwurzwurzel wieder. Richtig dosiert, kann solch ein Kräuterschnaps eine echte Medizin sein!

Kamille *(Matricaria chamomilla,* Syn.: *Chamomilla recutita)*

Familie: Korbblütengewächse (Asteraceae)
Merkmale: Die Echte Kamille bildet ästige, verzweigte bis 30 cm hohe, kahle Stängel. Daran sitzen wechselständig angeordnet 2- bis 3-fach gefiederte Blätter. Die dünnen Seitenäste der Pflanzen enden in Einzelblüten mit den charakteristischen, gewölbten, innen hohlen (im Gegensatz zur Hundskamille!) Blütenboden und die abwärts gerichteten weißen Randblüten. Typischer, aromatischer (kamillenartiger) Geruch mit schwach bittererem Geschmack.
Vorkommen: Weit verbreitet in ganz Europa auf Feldern, Wiesen und an Wegrändern.
Sammelgut: Die Blüten.

Auch hier darf ich ein wunderbares Gedicht von K. H. Waggerl aus seinem »Heiteren Herbarium« zitieren:
Die Kraft das Weh im Leib zu stillen,
verlieh der Schöpfer den Kamillen.
Sie blühn und warten unverzagt,
auf jemand, den das Bauchweh plagt.
Der Mensch jedoch in seiner Pein,
glaubt nicht an das, was allgemein
zu haben ist. Er schreit nach Pillen.
Verschont mich, sagt er, mit Kamillen,
um Gottes Willen!
Die Kamille gehört zu unseren wertvollsten und am häufigsten verwendeten Heilpflanzen. Sie kommt weit verbreitet in ganz Europa vor, vorzugsweise auf Feldwegen, als »Unkraut« auf Äckern und in Gärten. Die Nachfrage nach Kamille ist so groß, dass bereits 1971 über 1,3 Mio. (!) kg Kamillenblüten aus dem Ausland, meist Ungarn und Bulgarien, importiert werden mussten. Interessanterweise sind unsere heimischen Kamillenblüten besonders wirkstoffreich, und es wäre ein Leichtes, sich einen kleinen Vorrat im Vorbeigehen zu ernten. Da es verschiedene Kamillearten gibt, ist jedoch darauf zu achten, dass man die »echten« Kamillenblüten sammelt. Dies kann man leicht feststellen: Man durchtrennt einfach mit einem schar-

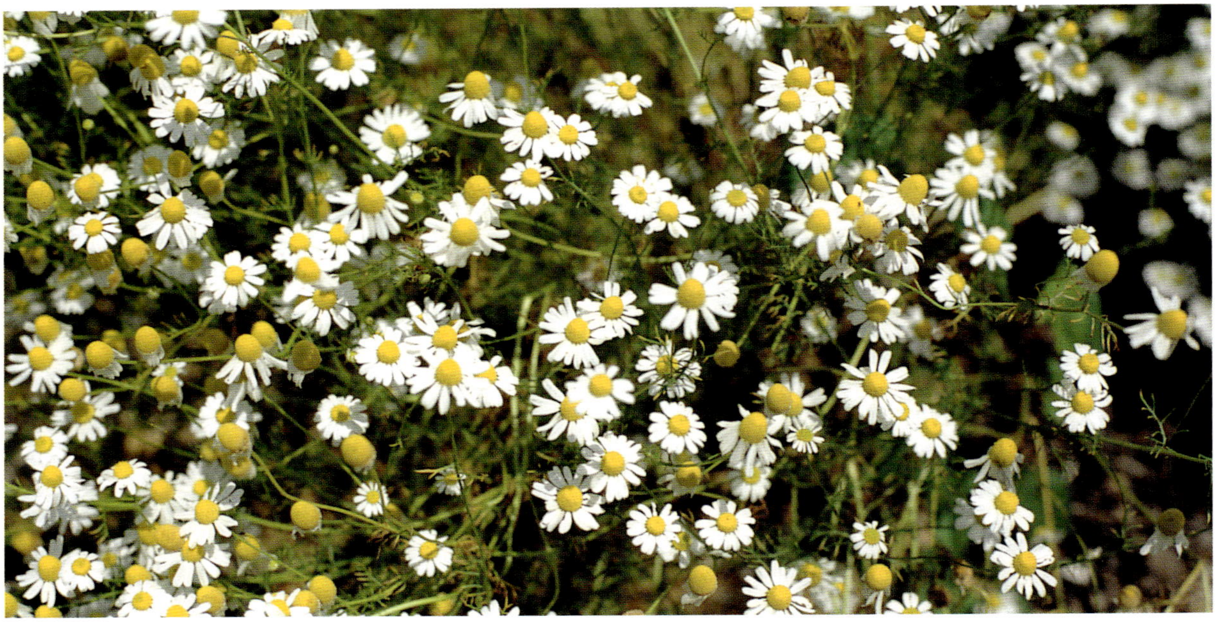

fen Messer ein Blütenköpfchen. Bei der Echten Kamille ist der Blütenboden hohl.
Der lateinische Name *Matricaria* leitet ab sich von Mater (Mutter) und Matrix (Gebärmutter). So heißt die Kamille auch Mutterkraut.

Hauptbestandteil der Kamille ist das ätherische Kamillenöl, Oleum Chamomillae. Wegen seiner blauen Farbe wird es auch Azulen genannt.

Die Kamille wirkt krampflösend, schmerzstillend, etwas schweiß- und harntreibend, entzündungswidrig, lindernd und heilend. Sie gilt als mildes Nerven- und Beruhigungsmittel, besonders für sensible Frauen und Kinder bei krampfartigen und schmerzhaften Erkrankungen. So bei Reizbarkeit, Überempfindlichkeiten, Unruhe, Wutausbrüchen (hierfür auch die Römische Kamille), Nervenschmerzen (z. B. Trigeminusneuralgie, eine Entzündung der Gesichtsnerven; siehe auch Holunderblüten, S. 88), Rheuma, Ischias, Zahnschmerzen, Zahnungsprobleme, Schwangerschaftsbeschwerden, erschwerter Menstruation, Koliken und Blähungen.
Weiß hebt in seinem Lehrbuch der Phytotherapie 3 **Hauptwirkungen** der Kamille hervor: entzündungswidrig, krampfstillend und blähungswidrig. Die Kamille stellt eines unserer besten und geeignetsten Mittel dar, um akute und chronische Entzündungszustände der Magenschleimhaut zu beeinflussen.
So wird die Kamille bei Beschwerden im Magen-Darm-Bereich wie z. B. Magenschleimhautentzündungen, bei Menstruationsstörungen, Entzündungen der Haut, Verbrennungen oder kleinen Verletzungen innerlich und äußerlich angewendet. Auch zum Gurgeln, für Kräuterkompressen oder als Badezusatz ist die Kamille gut zu verwenden. Für ein Gesichtdampfbad bei Schnupfen und Stirnhöhlenentzündungen kann man sie allein oder mit einem Zusatz von Salbei und Thymian (Quendel) verwenden.
Blonde Haare leuchten wieder, wenn man sie nach dem Waschen mit einem Kamillenabsud spült. Für diesen Zweck eignet sich auch die Römische Kamille. Leider funktioniert dies nur bei naturblonden Haaren. Dunkle Haare werden zwar gepflegt, aber auf ein Erblonden müssten Sie doch recht lange warten.
Obwohl die Kamille ein erprobtes, mildes Kräuterheilmittel darstellt, muss ich doch vor einer jahrelangen täglichen Anwendung warnen. Als eine Nebenwirkung wurden von mir trockene Augen festgestellt.
Bei äußerlicher Anwendung (siehe S. 165) können bei empfindlichen Menschen Allergien ausgelöst werden.

Fenchel *(Foeniculum vulgare)*

Familie: Doldengewächse (Apiaceae)
Merkmale: 1- bis 2-jährig, wird 125–180 cm hoch und entwickelt runde, fleischig, gerillte Stängel, meist blaugrün bereift. Am Stängel stehen mehrfach fiederteilige Blätter, die sich aus fadenartigen Fiederchen zusammensetzen und an den Ansatzstellen von blasenartigen Blattscheiden umgeben sind; einige Seitetriebe enden in gelbblütigen Doppeldolden.
Vorkommen: Heimisch im Mittelmeergebiet, bei uns kultiviert in Gärten.
Sammelgut: Die reifen Früchte; wegen Minderung an ätherischem Öl dürfen die Früchte nicht in der Sonne nachgetrocknet werden.

Der Fenchel wirkt, ähnlich wie Kümmel und Anis, besonders entblähend. Diese Kräuter können für sich allein oder auch in einer gemeinsamen Mischung verwendet werden. Zusammen mit Brennnessel ergibt dies einen guten, Milch bildenden Tee für stillende Frauen.

Fenchel wirkt darüber hinaus appetitanregend, verdauungsfördernd, krampfstillend, auswurffördernd und schwach harntreibend. Er ist schleimlösender Bestandteil vieler Hustentees und -säfte. In der Kinderpraxis ist auch Fenchelhonig beliebt, dieser sollte jedoch erst ab dem 1. Lebensjahr gegeben werden, sowie der ungesüßte Fencheltee bei leichten Verdauungsstörungen der Säuglinge.

In alten Kräuterbüchern liest man oft Rezepturen gegen die Unfruchtbarkeit der Frauen, gegen die Unfruchtbarkeit der Männer habe ich jedoch nur an wenigen Stellen etwas gefunden. Aber über den Fenchel heißt es, er »mehret den natürlichen Samen des Mannes.«

Die allgemeine Wertschätzung, derer sich der Fenchel in früheren Zeiten erfreute, wird in folgendem Spruch ausgedrückt:

Dem Fieber und dem Gifft kan
Fenchel widerstehen,
er macht den Magen rein, und
dient recht hell zu sehen.

Hier wird der innerliche und äußerliche Gebrauch u. a. auch bei Augenleiden hervorgehoben.

In China gebraucht man den Fenchel (»Huai-hsiang«) gegen Verdauungsbeschwerden, aber auch bei Nierenstörungen. Des Weiteren vertreibt er die Kälte, hilft bei Bauchschmerzen mit Blähungen infolge von Kälte, Menstruations- und Hodenschmerzen.

Obwohl Fenchel heute sehr viel verwendet wird, sollte es mit der Dosierung nicht übertrieben werden, denn sonst kann es eher zu Nierenstörungen kommen.

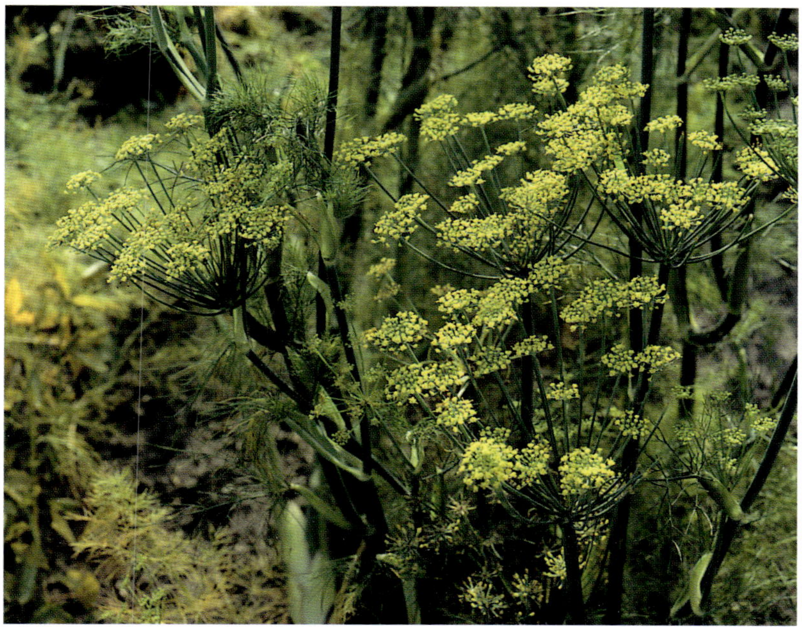

FENCHELTEE FÜR SÄUGLINGE

Man nimmt 1 Teelöffel voll frisch zerstoßener Fenchelsamen, die mit einem Glas kochendem Wasser übergossen werden. Dies lässt man 10 Minuten stehen, zugedeckt, damit nicht die ganzen ätherischen Öle entweichen. Zweckmäßig ist es, wenn die stillende Mutter vom gleichen Tee die 2- bis 3-fache Menge trinkt. Auf diese Weise können Blähungen bei Säuglingen bereits durch die Muttermilch weitestgehend vermieden werden.

Ringelblume *(Calendula officinalis)*

Familie: Korbblütengewächse (Asteraceae)
Merkmale: 30–50 cm hohe Pflanze mit ganzrandigen oder schwach gezähnten, breitlanzettlichen Blättern. Die gelben bis orangefarbigen Blüten sind 4–7 cm groß, besetzt mit vielen, langen Zungenblüten.
Vorkommen: Heimisch in Südeuropa, bei uns in Gärten kultiviert.
Sammelgut: Die Blüten.

Calendula leitet sich vom lateinischen Calendae ab, was bei den Römern soviel hieß wie »erster Tag des Monats«. Dies liegt wohl daran, dass unsere Heilpflanze viele Monate blüht.
In vielen Ländern der Erde wird die Ringelblume als problemlose Heil- und Zierpflanze geschätzt, und so finden wir sie in vielen Gärten. Schauen Sie ruhig einmal über den Zaun und erfreuen Sie sich an der goldgelben Blütenpracht.
Gesammelt werden die ganzen Blütenköpfchen oder die ausgezupften Einzelblüten.
Die Inhaltsstoffe der Ringelblume sind ätherische Öle, Xanthophylle (gelbe Pflanzenfaserstoffe), Bitterstoffe, Calendulin, Saponin und Salicylsäure.

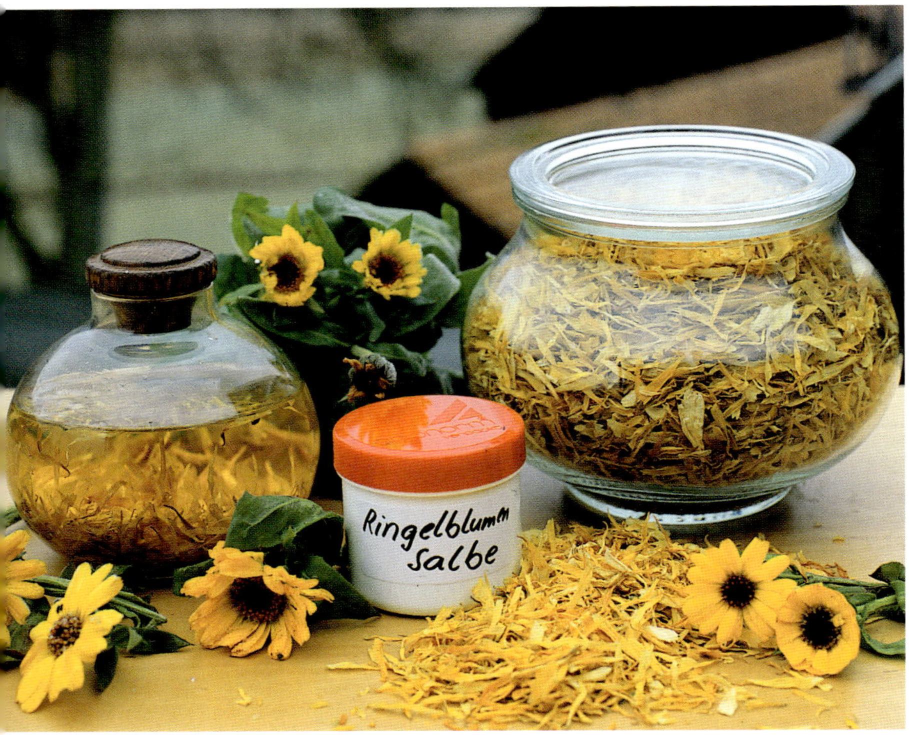

Die Ringelblume ist vor allem als Gartenpflanze bekannt. Aus ihren Blüten kann man eine hervorragende heilkräftige Hautsalbe, Hautöl oder einen Teeaufguss herstellen.

Ringelblumen werden noch heute von der Landbevölkerung als **pflanzliche Wetterstation** genutzt:
Sind die Blüten nach 7:00 Uhr geschlossen, verkünden sie Regen.
Sind sie zwischen 6:00 und 7:00 Uhr morgens geöffnet, versprechen sie dagegen einen sonnigen Tag.

Ringelblumen wirken innerlich und äußerlich bei frischen oder alten, schlecht heilenden, schmerzhaften Riss- und Quetschwunden, Furunkeln, eitrigen, stinkenden Geschwüren (offene Beine) und Verbrennungen. Man verwendet sie auch zur raschen Schmerzlinderung und Beschleunigung der Heilung durch Förderung der Bildung neuen Hautgewebes wie auch bei Magen-Darm-Entzündungen. Bei Lonicerus können wir lesen:
Diese Blumen verzehren die Feuchtigkeit in dem Magen und erwärmen den kalten Magen, … ist gut den Lebersüchtigen.
Die Ringelblume kann man zu Umschlägen bei Entzündungen (Brustdrüsenentzündungen, Hautausschläge), aber auch zum Spülen und Gurgeln bei Rachen- und Zahnfleischentzündungen verwenden. Mit Ringelblumen können wir leicht eine wunderbare Salbe (siehe Kasten auf der rechten Seite oben) sowie ein Wundöl herstellen. Letzteres ist ein nützliches Mittel zur Hautpflege bei Wundliegen, nach Sonnenbrand und auch bei Verbrennungsschäden nach Bestrahlungen (siehe S. 147).

REZEPT FÜR EINE RINGELBLUMENSALBE

Man nehme 1 Hand voll frischer oder getrockneter Ringelblumenblüten auf ca. 200 g Melkfett. Das Melkfett lässt man in einen Topf schmelzen, gibt dann die Ringelblumen hinzu und lässt beides unter Umrühren aufkochen. Die noch warme Masse presst man durch ein Tuch (gut ausdrücken) und lässt sie erkalten.
Diese Ringelblumensalbe hat sich bei verschiedenen Hautleiden bewährt und ist auch zur Pflege bei Krampfadern geeignet. Ringelblumensalbe macht die Narben weicher und elastischer, verbessert die Hautdurchblutung und unterstützt den Abfluss der Lymphe, besonders auch bei operationsbedingten Lymphstauungen.

Malve *(Malva sylvestris)*

Familie: Malvengewächse (Malvaceae)
Merkmale: Ca. 50 cm hoch; an ca. 10 cm langen Stielen stehen behaarte, handförmige, runde, 3- bis 7-lappige Blätter mit gekerbtem oder gesägtem Blattrand. Die von einem Doppelkelch umhüllte Blüte setzt sich aus 5 bläulichlila bis rosafarbigen Blütenblättern zusammen. Sie sind ca. 2 cm lang, umgekehrt eiförmig, an der Spitze tief ausgerandet und von dunklen Adern durchzogen. Die Blüten sind geruchlos und schmecken schwach schleimig.
Vorkommen: In Mitteleuropa, besonders an Wegen.
Sammelgut: Die Knospen für die Wildkräuterküche, Blätter und Blüten.

In unseren Breiten finden wir einige Malvengewächse, die sehr dekorativ den Garten gestalten. Arzneilich verwendet wird die Wilde Malve, auch Käsepappel genannt. Dieser seltsam anmutende Name rührt daher, dass man früher diese Pflanze zur Käseherstellung benützte.
Die Malve ist ein typisches Schleimhautmittel. Sie ist geeignet bei allen Erkrankungen, bei denen die Schleimhäute entzündet sind, also bei Entzündungen der Atmungsorgane mit starker Schleimabsonderung, bei Blasen-, Nieren- und Darmentzündungen sowie bei Magen- und Zwölffingerdarmgeschwüren. Äußerlich kann die Malve als Gurgelwasser bei Halsentzündungen, aber auch gut für Bäder und Umschläge bei entzündlichen Geschwüren und Ekzemen verwendet werden. Die Malvenknospen schmecken ganz vorzüglich und können ähnlich wie Kapern oder in Salaten gebraucht werden. Auch die Früchte kann man essen.

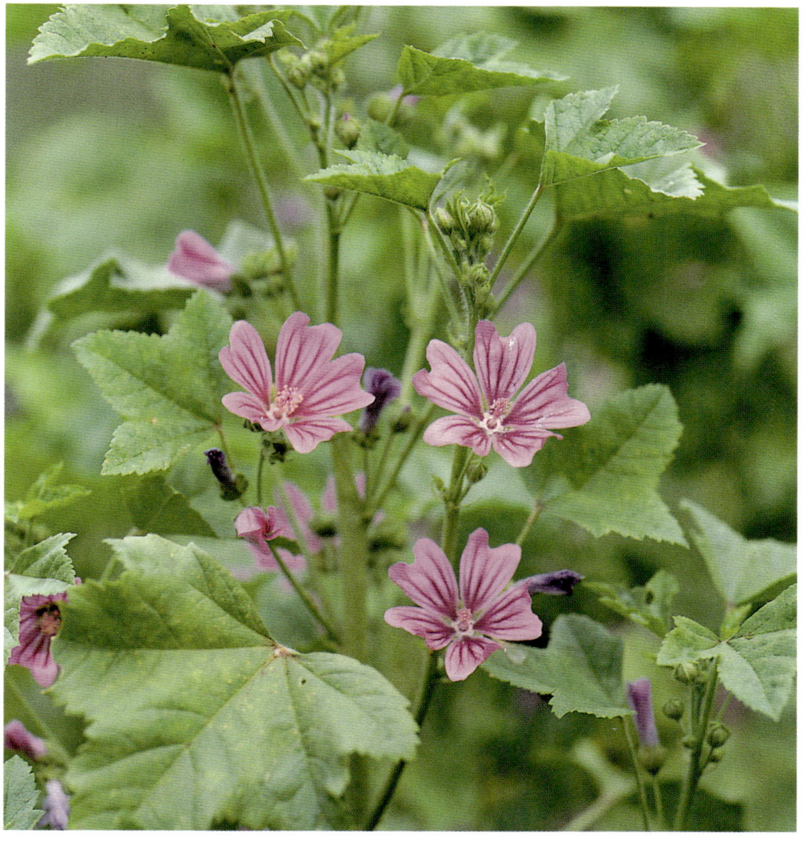

Holunder *(Sambucus nigra)*

Familie: Geißblattgewächse (Caprifoliaceae)
Merkmale: Der Holunderstrauch wird 5–8 m hoch, seine grau gesprenkelten Stämme und Zweige enthalten ein weißes Mark und tragen an den Stielen unpaarig gefiederte Blätter. Die Fieder sind kurzgestielt, länglich-eiförmig, zugespitzt und gesägt. In den trugdoldigen Blütenständen entwickeln sich kleine, gelblichweiße, gestielte, aromatisch duftende Blüten mit süßem, schleimigem Geschmack.

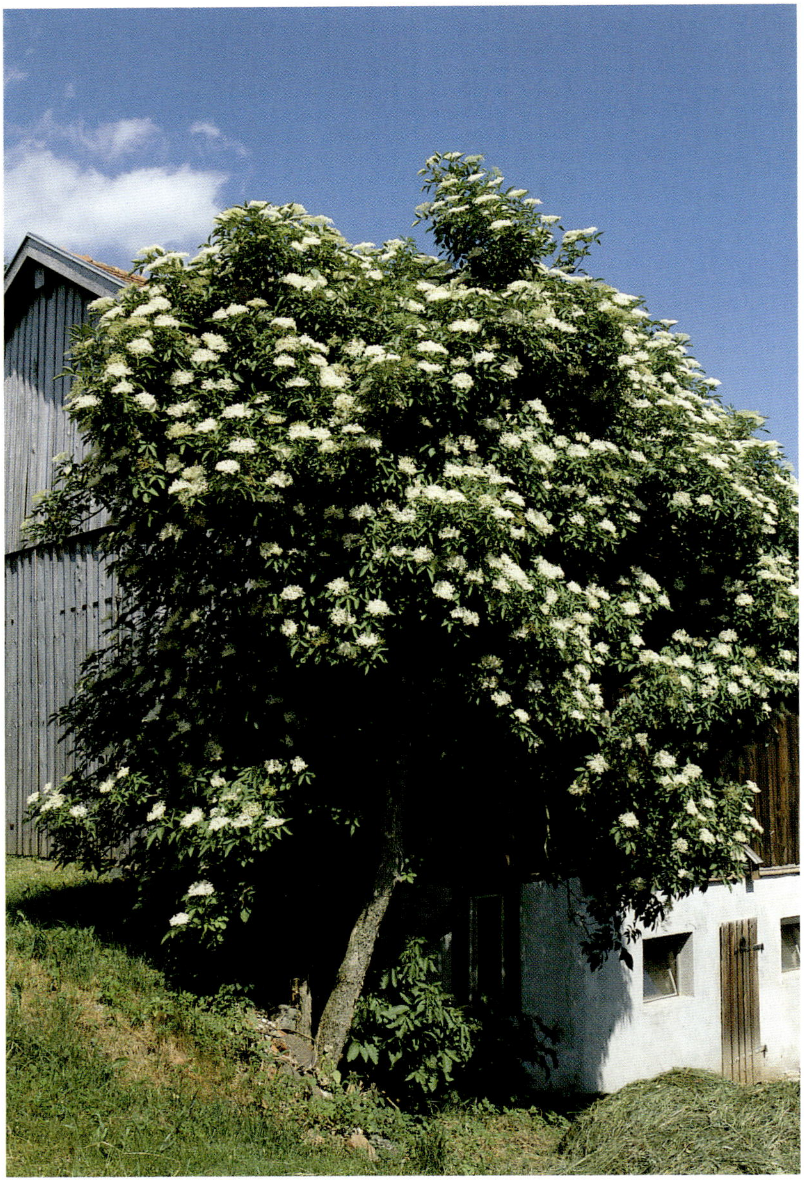

Aus ihnen reifen schwarze, saftige Beeren, die Fruchtstände sind überhängend.
Vorkommen: In fast ganz Europa, an Waldrändern, Hecken, auf feuchten, stickstoffhaltigen Böden.
Sammelgut: Die Blüten (mit geringem Stängelanteil), die reifen(!) Früchte.

Der Schwarze Holunder ist ein Strauch, schon fast ein Baum, der bis zu 7 m hoch wächst. Für unsere Zwecke und für den Hausgebrauch werden die süßlich duftenden Blüten und die vollreifen, blauschwarzen Beeren gesammelt. Rinde, Blätter und die unreifen Beeren sind (schwach) giftig und können zu Unverträglichkeiten führen. Der Holunder darf nicht mit dem Zwergholunder *(Sambucus ebulus)* verwechselt werden, dessen Beeren auch im reifen Zustand giftig sind! Die Fruchtstände sind beim Zwergholunder aufrecht und abstehend, diejenigen des Holunder sind hängend!
Der Holunder kommt in ganz Europa und Vorderasien vor.
Oft treffen wir ihn einzeln an der Hausecke von Gehöften, in Hecken, Gebüschen, Laubwäldern und an Bachufern, von der Ebene bis hinauf auf 1500 m.
In der altgermanischen Mythologie spielte der Holunder eine wichtige Rolle und stand bei den Menschen in hohem Ansehen. **Frau Holle**, die wir alle aus dem Kindermärchen kennen, war wohl eine germanische Göttin, die in einem Holunderbusch wohnte und Haus und Vieh vor Unholden und Dämonen schützte. Besonders im Appenzel-

lerland in der Schweiz ist mir aufgefallen, dass bei den dortigen Bauernhöfen immer am linken Hauseck ein Holunderbusch anzutreffen ist. Das ist kein Zufall, denn der Holunder war besonders bei den Einödbauern als lebendige Hausapotheke geschätzt. Selbst in meinem kleinen Hof hinter dem Haus hat sich wild, übrigens auch an der linken Hausecke, ein Holunderbusch angesiedelt, den ich natürlich hege und pflege. Bei meinen geführten Kräuterwanderungen sage ich immer, dass jede Hexe, die etwas auf sich hält, in ihrem Garten einen Holunderbusch stehen hat. Bevor Sie jedoch nun bei Ihrer Nachbarin über den Zaun schauen, sollten Sie wissen, dass Hexen bei mir in hohem Ansehen stehen.

Auch in alten Volksreimen drückt sich eine hohe Wertschätzung für den Holunder aus. So heißt es:

Vor dem Holunder sollte man den Hut ziehen.

Oder ein Spruch aus dem Thüringer Wald, der heute noch oft und gern zitiert wird:

Auf Johanni blüht der Holler,
da wird die Liebe noch toller.

In einigen Gebieten Deutschlands ist auch der Name »Flieder« für den Holunder gebräuchlich. Wird also von »Fliedertee« gesprochen, muss man wissen, dass es sich dabei nicht um den echten Flieder, den bekannten wohlriechenden Zierstrauch, sondern um den Holunder handelt.

Für den Holunder werden folgende Inhaltsstoffe genannt: Ätherische Öle, Rutin, Flavonoide, das Glykosid Sambunigrin, Gerbstoffe, Pflanzenschleim, Vitamine und Farbstoffe. Von alters her werden Holunderblüten als schweißtreibendes Mittel benutzt, allein oder in einer Mischung mit Lindenblüten bei Erkältungskrankheiten, Grippe, Wassersucht, Hauterkrankungen, rheumatischen Erkrankungen und Störungen der Niere. Auch Entzündungen und hartnäckige Verschleimungen im Bereich der Atemwege, chronische Stirnhöhlenentzündung (Sinusitis) und Raucherhusten sprechen gut auf den Holunder an. Interessant ist zudem die Wirkung des Holunders bei Nervenentzündungen wie bei Neuralgien (Trigeminusneuralgien), Lumbalgien, Gicht, Rheuma und Ischiasbeschwerden. Holundersaft ohne Zucker ist auch ein gutes Mittel gegen Fettleibigkeit.

Für die Küche gibt es ebenfalls empfehlenswerte Hinweise. Die Blüten kann man in einem Pfannkuchenteig ausbacken. Aus den Früchten werden wohlschmeckende Marmeladen hergestellt.

REZEPT FÜR HOLLERSEKT

Man nehme 7 große Holunderblütendolden auf 7 Liter Wasser. Dazu gibt man 3 ungespritzte in Scheiben geschnittene und entkernte Zitronen. Das Ganze lässt man 24 Stunden stehen und seiht es danach durch ein Tuch ab. Nun geben wir 1 kg Zucker und je nach Geschmack nochmals Zitronensaft dazu, rühren mehrfach gut um und lassen es noch einen weiteren Tag stehen. Entweder trinkt man diesen Saft dann frisch oder füllt ihn in Flaschen ab, die im Keller aufrecht stehend aufbewahrt werden. Nach 3 – 4 Wochen entsteht dann ein Most, und unser Holunderblütensekt ist fertig.

Ebenfalls mit den Blüten, dazu Zucker, Wasser und Zitronensaft, lässt sich ein so genannter Holundersekt herstellen (siehe Kasten oben).

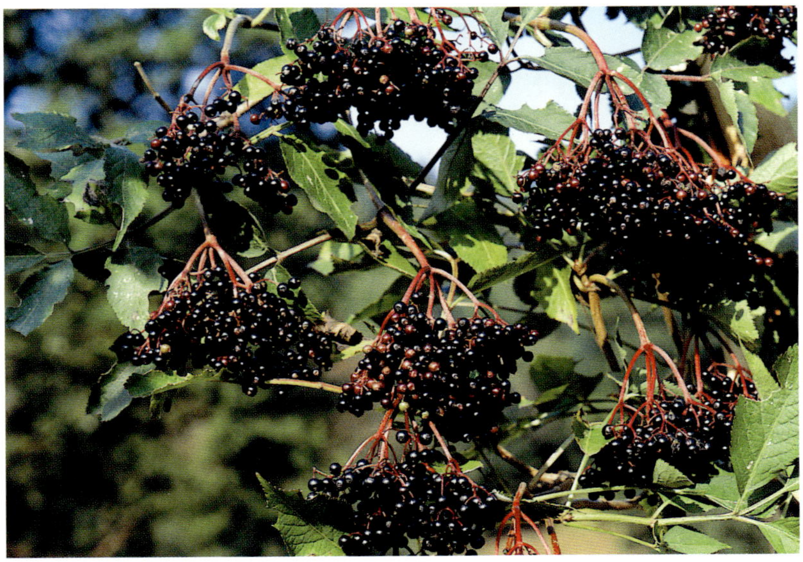

Melisse *(Melissa officinalis)*

Familie: Lippenblütengewächse (Labiatae)
Merkmale: Bis zu 50 cm hoch, 4-kantiger, aufrechter Stängel, an dem gegenständige, eiförmige, stumpf gesägte Blätter sitzen. Diese sind gestielt, 4 cm lang und 3 cm breit und tragen deutlich hervortretende Nerven. Aus den Blattachseln entspringen weiße, bläulichweiße oder gelbliche Blütenscheinquirle. Die Blätter riechen aromatisch, zitronenähnlich.
Vorkommen: Heimisch im Mittelmeergebiet, bei uns in Gärten kultiviert.
Sammelgut: Die Blätter.

Die Melisse ist eines unserer ältesten Heilkräuter. Sie stammt aus dem Mittelmeerraum und wird bei uns gern in Gärten kultiviert. Der Anbau in Klostergärten wurde, wie auch für Salbei und andere Heilpflanzen, durch Karl den Großen angeordnet.
Was berichten die alten Kräuterbücher über die Melisse? Schon Hippokrates war die Melisse bestens vertraut. Hieronymus Bock lobt in seinem »Kreutterbuch« von 1565 die Melisse bei »beinahe allen innerlichen presten [Beschwerden]«, bei Verschleimung der Brust, Asthma, schwachem Herzen, Epilepsie, Melancholie, Unterleibsschmerzen und Magendrücken. Lonicerus schreibt:

Hat tugendt zu kräfftigen die leiblichen geiste, stärkt das Hertz, macht den Frauwen ir zeit wider kommen, so lang außblieben ist, reinigt die Mutter, und bringt den Frauwen krafft zu geberen.

Mit Mutter ist hier die Gebärmutter gemeint, deshalb wird die Melisse auch oft Mutterkraut genannt. In anderen Kräuterbüchern wird die Melisse »gegen die Hysterie der Weiber« empfohlen, gemeint sind hier die Beschwerden während der Wechseljahre der Frau.
Das Wesen der Melisse möchte ich mit Sanftheit, mit Weichheit und Milde umschreiben.
Wenn man ein Melissenblatt zwischen den Fingern zerreibt, bemerkt man einen kräftigen, würzigen, zitronenartigen Geruch, weshalb die Melisse vielerorts auch **Zitronenmelisse** genannt wird. Obwohl sie so intensiv duftet, ist es dennoch sehr schwierig, das ätherische Öl dieser Pflanze zu gewinnen. Ich war in der Provence bei der Destillation von ätherischem Öl der Melisse selbst zugegen: Aus 900 kg Melisse wurden gerade

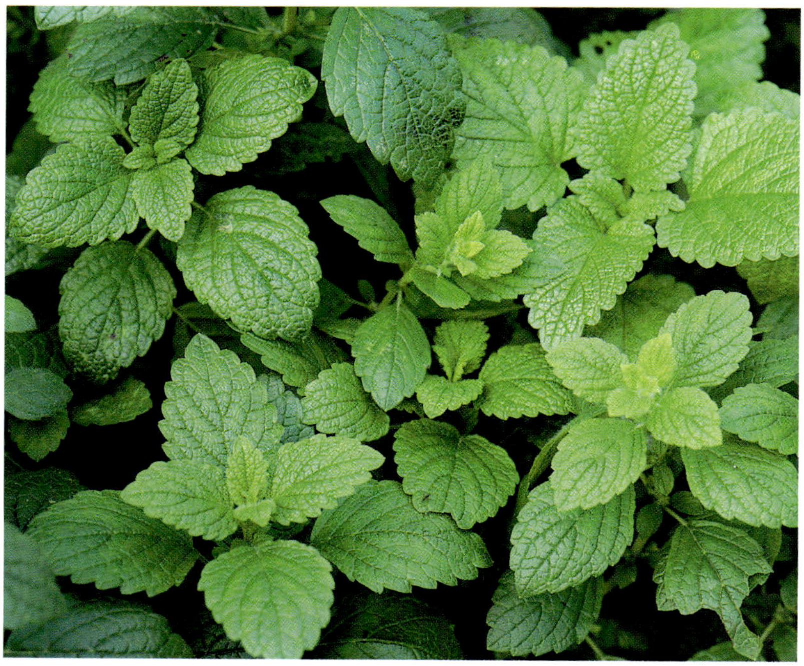

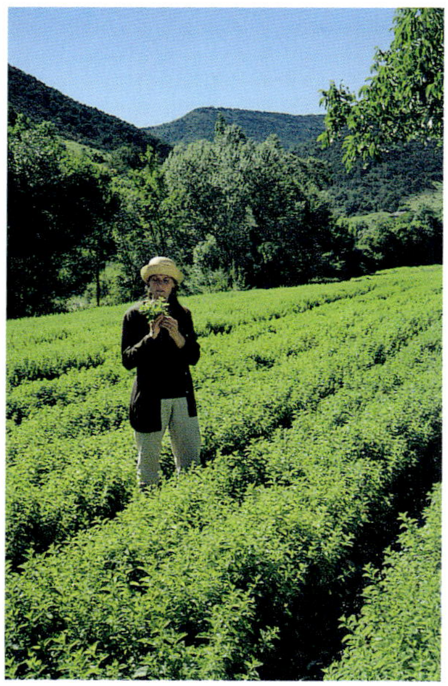

In der Provence wird Melisse großflächig angebaut.

80 ml ätherisches Melissenöl gewonnen! Deshalb gehört es zu den teuersten Ölen der Welt. Dieses kostbare Melissenöl ist in verdünnter Form sehr gut wirksam bei Lippenherpes. Nicht verwechseln sollte man es mit den ebenfalls zitronig duftenden Ölen aus dem Zitronengras oder der Citronella.
Die Melisse wirkt in erster Linie krampflösend, beruhigend, schmerzstillend, nervenstärkend, aber auch appetitanregend, verdauungsfördernd und blähungswidrig, ausgleichend auf Herz und Hirn, hilft bei Schlaflosigkeit, Kopfschmerzen, Nervenreizungen, Schwindelgefühl und bei geistiger Abgespanntheit. Als gut wirksames Frauenmittel wird sie bei morgendlicher Übelkeit während der Schwangerschaft angeraten und dient zur Förderung der Milchbildung.
Die Blätter der Melisse sollen vor der Blüte gesammelt werden und dürfen nicht an der Sonne getrocknet werden, weil dadurch ein Verlust an ätherischem Öl eintreten würde. Melissenblätter können in frischem und getrocknetem Zustand verwendet werden. Für einen aromatischen Tee nimmt man 2 Teelöffel voll getrocknete Melissenblätter auf 1 Tasse, die man mit kochendem Wasser übergießt und ca. 10–15 Minuten bedeckt ziehen lässt.
Zur Nervenstärkung kann die Melisse auch als Bad empfohlen werden. Hierzu gibt man 7 Hände voll frische oder getrocknete Melissenblätter in das Kopfteil eines Bettbezuges und verwendet das Ganze wie einen großen Teebeutel.

Walnussbaum *(Juglans regia)*

Familie: Walnussgewächse (Juglandaceae)
Merkmale: Der Walnussbaum kann bis zu 25 m hoch werden, er bildet mit seinen Ästen und unpaarig gefiederten Blättern eine breite, stattliche Baumkrone. Die Blüten sind in kätzchenförmigen Gebilden angeordnet. Die Fruchtknoten reifen zu kugeligen Steinfrüchten heran. Sie sind außen grün und fleischig, innen holzig und sehr hart.
Vorkommen: Im Orient heimisch, bei uns kultiviert als Zier- und Alleebaum.
Sammelgut: Die Blätter.

Für den Walnussbaum müssen wir den Römern dankbar sein, die ihn in den ersten Jahrhunderten nach Christus bei uns eingeführt haben. Doch nicht nur der Nussknacker hat seine Freude an diesem Baum, sondern wir profitieren auch von den arzneilich wirksamen Blättern.

Unterstützung bei Lympherkrankungen

Meines Erachtens gibt es nur wenige Heilpflanzen, die auf unser Lymphsystem Einfluss haben. Dabei stehen Walnussblätter, die Vogelbeere und das Echte Labkraut an erster Stelle. Wir wissen, dass der Mensch ein Blutsystem, ein Nervensystem und ein Verdauungssystem besitzt. Außer mit Blutgefäßen ist jedoch unser ganzer Körper auch mit Lymphgefäßen versehen. In diesen Gefäßen fließt eine milchige Flüssigkeit, die Lymphe, auch weißes Blut genannt. Sie münden in Sammelstellen, die so genannten Lymphknoten. Diese

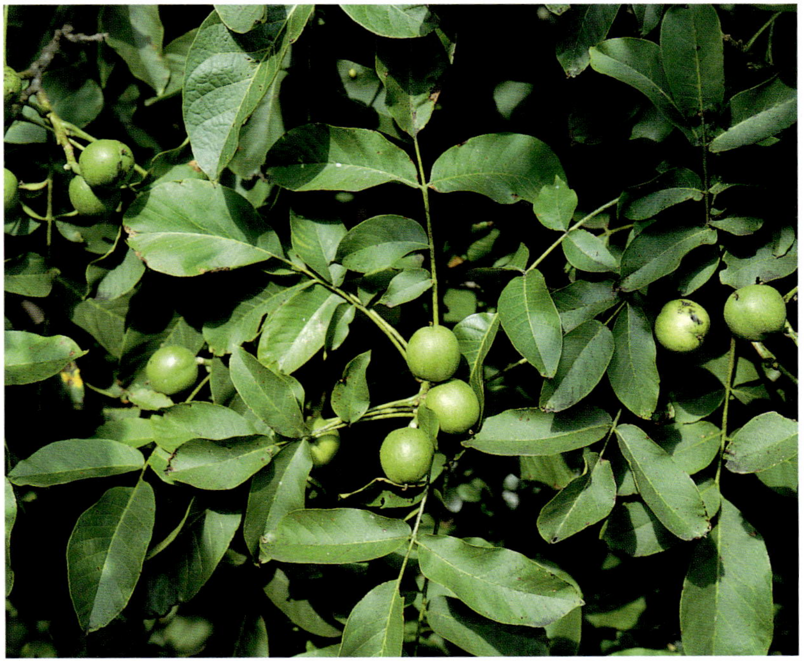

können bei entzündlichen Erkrankungen anschwellen und sind dann v. a. am Hals, in den Achselhöhen und in der Leiste gut tastbar. Als besondere Lymphorgane sind die Mandeln, die Brüste aber auch unser Wurmfortsatz (volkstümlich: Blinddarm) zu nennen.
Lympherkrankungen nehmen zu, und oftmals ist das Lymphsystem bei anderen Erkrankungen mit betroffen. Mit Massage- und Wickeltechniken nach Földi und Asdonk entlastet man wie mit einer Drainage die angeschwollenen Lymphknoten. Viele Massagepraxen haben sich auf die Lymphdrainage spezialisiert, die ein sehr sinnvolles Verfahren darstellt. In Hinterzarten haben wir sogar eine Klinik, die sich speziell mit diesen Verfahren beschäftigt.
Ich werde immer wieder nach Heilkräutertees gefragt, die unser Lymphsystem unterstützen. Es ist für mich dann eine große Freude zu erfahren, dass die Lymphtherapeuten bei ihren Behandlungen eine deutliche Verbesserung durch diese unterstützenden Lymphtees feststellen. Hier haben Heilkräuter in Kombination mit der sinnvollen Tätigkeit der Lymphtherapeuten dem Patienten helfen können. Ich bin ein großer Anhänger der Naturheilkunde, und mit unseren Heilkräutern können wir auch einiges erreichen. In bestimmten Fällen brauchen wir aber auch die Schulmedizin. Doch muss es nicht Entweder-oder heißen. Bei der Auswahl der Heilverfahren sollte für den Patienten immer eine wirkungsvolle und möglichst wenig belastende Methode gefunden werden. So können die Maßnahmen der Schulmedizin oft sinnvoll mit den Möglichkeiten der Heilkräuterkunde kombiniert werden.

Walnussblätter haben, neben ihren Anwendungen bei lymphatischen Erkrankungen, gute Wirkung als Blutreinigungs- und allgemeines Kräftigungsmittel. Ich empfehle sie zusammen mit Beinwell bei Knochenerkrankungen, bei Hauterkrankungen, Ekzemen (Bäckerekzem), Rheuma, Gicht aber auch allgemein als entgiftenden, entschlackender Kräutertee, um den Belastungen unserer Umwelt besser begegnen zu können. Interessant in ihrer Wirkung sind auch die äußerlichen Anwendungen, sei es in Form von Bädern, Umschlägen und Spülungen. Bei Fußschweiß können Fußbäder gute Dienste leisten (Madaus).

Pfefferminze *(Mentha × piperita)*

Familie: Lippenblütengewächse (Labiatae)
Merkmale: Die Pfefferminze ist ein kultivierter Bastard, der aus der »Grünen Minze« und aus der »Wasserminze« hervorgegangen ist. Die Pflanze wird 30 – 50 cm hoch und bildet 4-kantige, rotviolette Stängel mit violettblütigen Scheinähren. An den Stängeln sitzen gestielte, gegenständig angeordnete, eiförmige, zugespitzte und gesägte Blätter (3 – 5 cm lang und 3 cm breit), die würzig nach »Pfefferminze« (Menthol) riechen.
Vorkommen: Nur kultiviert.
Sammelgut: Das gesamte Kraut oder nur die Blätter.

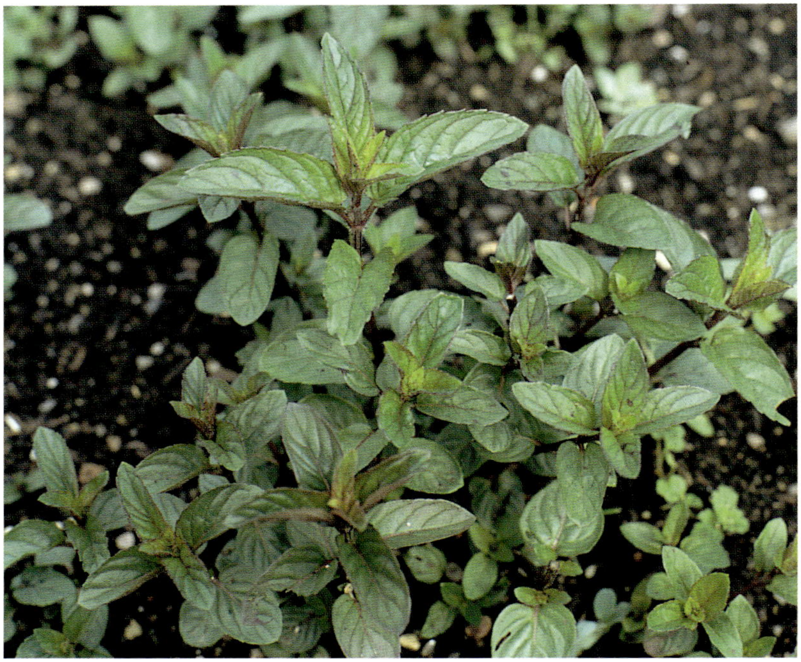

Die Pfefferminze gehört, zusammen mit der Kamille, wohl zu den bekanntesten Heilkräutern. Doch auch mit diesen Heilkräutern sollten wir bewusst umgehen, denn es macht keinen Sinn, das ganze Jahr über nur Pfefferminztee zu trinken. Hier habe ich auch schon Nebenwirkungen (unerwünschte Wirkungen) milderer Art gesehen, die aber nicht sein müssen.

Besonders an die Kindergärten möchte ich hier einen Aufruf senden. Es gibt so viele wohlschmeckende Tees, wechseln Sie doch einmal ab, es muss ja nicht immer nur Pfefferminztee sein. Damit erreicht man nur, dass die Kinder später von Kräutertees nichts mehr wissen wollen. Richtig dosiert, bekommt ein Haus- und Familientee mit der Pfefferminze den richtigen Pfiff. So ist die Pfefferminze auch im »Löffinger Haustee« enthalten. Doch habe ich lange herumprobieren und viele Tassen trinken müssen, bis ich die richtige Dosierung fand.

Die Pfefferminze *(Mentha × piperita)* ist eine Züchtung, die in der freien Natur nicht vorkommt. Sie kann **sehr vielseitig eingesetzt** werden: bei fast allen Verdauungsstörungen mit Krämpfen und Blähungen, Galle- und Leberstörungen. Die anregende und belebende Wirkung auf Nerven und Herz zeigt sich bei Anwendung gegen Ohnmachten und Kopfschmerzen. Hier wird vorwiegend das ätherische Öl der Pfefferminze eingesetzt. Im Thüringer Wald konnte man eine spezielle Pfefferminze mit extra hohem Ölgehalt züchten. Zu Zeiten der europaweit wütenden Cholera wurden große Mengen davon besonders nach England exportiert. Hier wird die antiseptische und antibakterielle Wirkung der Pfefferminze bestätigt.

In Einreibungen und Erkältungsbalsamen ist oft das ätherische Öl der Pfefferminze oder dessen Hauptbestandteil, das Menthol, enthalten. Von der Anwendung bei Säuglingen sollte man jedoch Abstand nehmen, da der kräftige Mentholgeruch hier Schocksymptome auslösen kann. Wirklich gefährlich wurde es einmal, als eine junge Mutter ihren Säugling von oben bis unten mit einem Erkältungsbalsam einrieb, der hauptsächlich Menthol enthielt.

Fuchssches Kreuzkraut *(Senecio fuchsii)*

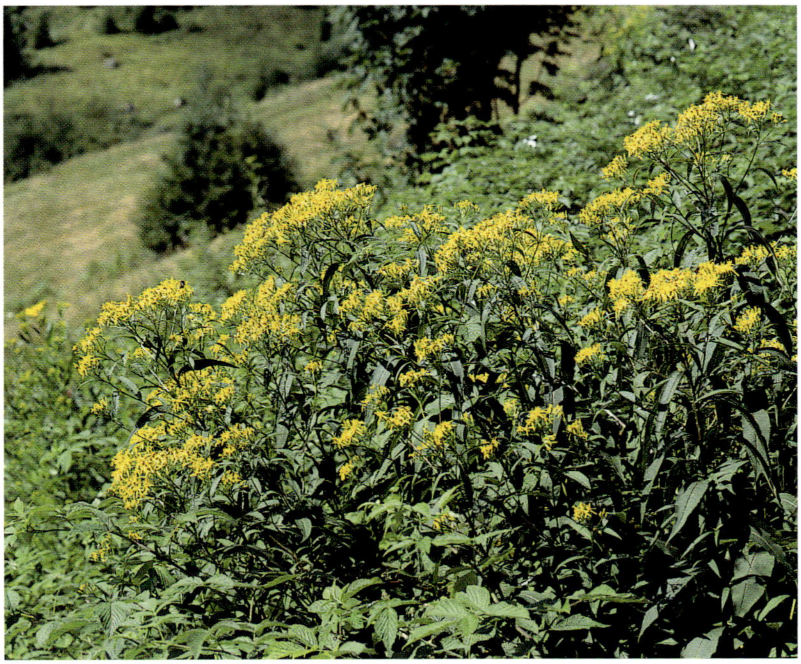

Familie: Korbblütengewächse (Asteraceae)
Merkmale: Ca. 1 m hoch mit breitlanzettlichen, in einem Stiel verschmälerten, fein gezahnten Stängelblättern. Die goldgelben Blütenköpfe sind 2,5–3 cm breit, mit 5–8 Zungenblüten in doldenartigen Rispen.
Vorkommen: Besonders in lichten Bergmischwäldern.
Sammelgut: Das ganze Kraut.

Ganz in Vergessenheit geraten ist diese Heilpflanze, die gern in lichten, halbschattigen Mischwäldern bis in hohe Lagen in ganz Europa und Asien vorkommt. Bekannt ist sie auch unter den Namen Fuchs-

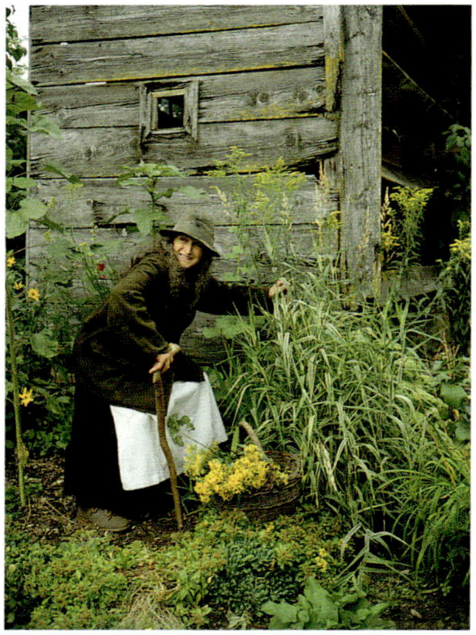

Eine sympathische Schwarzwälder Kräuterhexe.

kreuzkraut oder einfach nur Kreuzkraut. Das Fuchssche Kreuzkraut hat nichts mit dem Fuchs zu tun, der im Wald herumstreift, sondern wurde zu Ehren von **Leonhart Fuchs** benannt, einem bekannten Botaniker aus Tübingen. Dieser brachte 1543 sein berühmtes »New Kreuterbuch« heraus, das mit vielen hervorragenden Holzschnitten der Pflanzen versehen ist. Ungewöhnlich ist, dass der Name des Botanikers dem deutschen Wort vorangestellt wurde, denn meistens geschieht dies sonst mit den lateinischen Namen. Leonhart Fuchs nannte die Pflanze Heydnisch Wundkraut – er konnte von der ihm später zugeteilten Ehre ja noch nichts wissen – und schreibt über sie:

Heydnisch Wundkraut, wie der Name anzeygt, heylet allerley wunden und geschwär.

Das Fuchssche Kreuzkraut ist auch ein altes Zauber- und Hexenmittel, einfach weil es Blutungen innerlich wie äußerlich stillen kann. Die Anwendung dieser Heilpflanze erfolgt bei schmerzhaften Menstruationsstörungen, Harndrang und zeigt übrigens auch recht gute Wirkung bei der Zuckerkrankheit (Diabetes).

Königskerze *(Verbascum thapsiforme)*

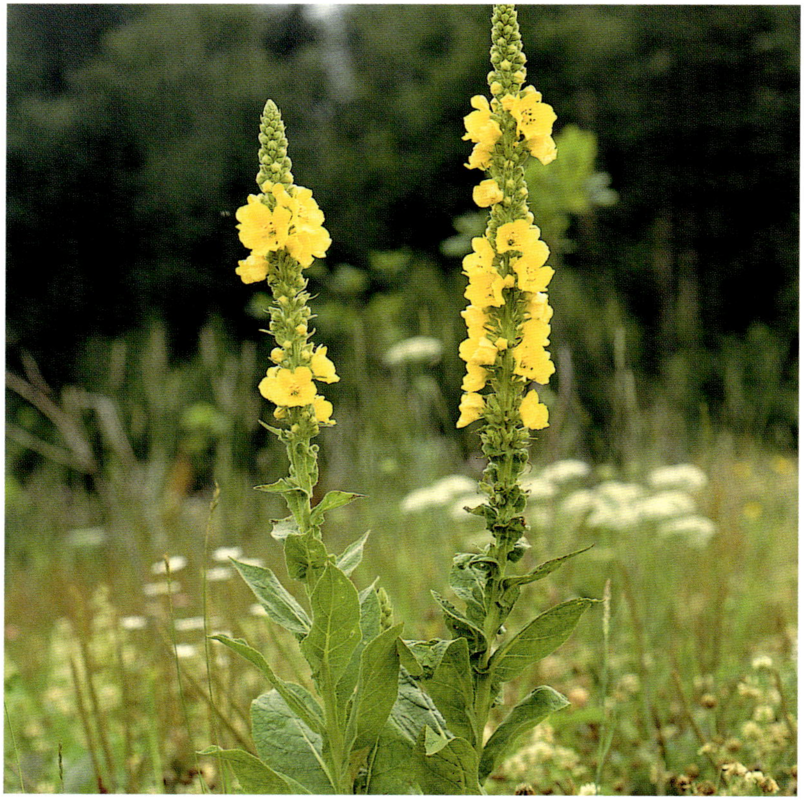

Familie: Braunwurzgewächse (Scrophulariaceae)

Merkmale: 2-jährige Pflanze, bildet im 1. Jahr eine grundständige Blattrosette, treibt erst im 2. Jahr einen bis zu 2 m hohen, beblätterten Blütenschaft. Die Blätter und die Stängel sind filzig grau bis weißlich behaart, die Stängelblätter länglich-eiförmig, zugespitzt. Zwischen den Blättern des oberen Stängelteils entwickeln sich goldgelbe Blüten von 2,5 – 5 cm Breite, die stark aromatisch riechen und schleimig-süß schmecken.

Vorkommen: In ganz Europa auf sandigen, lehmigen Böden, in Sandgruben, auf Schuttplätzen.

Sammelgut: Nur die Blüten.

Die Königskerze ist eine stolze, herrlich anzusehende Pflanze. Wir kennen sie in Kandelaberform und in der einrispigen Form, wo sie über 3 m hoch werden kann. Der Name Königskerze kommt wahrscheinlich daher, dass man sie in Wachs oder Pech tauchte und diese Fackel dann Kerze des Königs nannte. Auf alten Darstellungen trägt die Jungfrau Maria eine Königskerze in der Hand, daher auch der Name Himmelsbrand. In einem alten Volksreim heißt es:

Die Muttergottes geht übers Land, Sie trägt in der Hand den Himmelsbrand.

Vielerorts war und ist die Königskerze der herausragende Mittelpunkt des an Mariä Himmelfahrt geweihten Kräuterbüschels.

Die Königskerze hat empfindliche Blüten, die sehr sorgfältig in dünnen Lagen im Schatten getrocknet werden müssen. In manchen Kräuterbüchern ist zu lesen, dass die Blüten vor Aufgang der Sonne, also vor dem Morgentau gesammelt werden sollen.

Schon von der Heiligen Hildegard und Paracelsus erwähnt, wird die Königskerze als Hustenmittel, Herz- und Fiebermittel, innerlich und äußerlich gegen Geschwülste aller Art, zum lokalen Gebrauch bei Wunden, Brandschäden und in Form des Öles als Haarwuchsmittel gerühmt (Madaus).

Durch den reizmildernden und wundheilenden Schleimgehalt wirkt die Königskerze bei allen empfindsamen und trockenen Schleimhäuten, besonders auch bei einem trockenen Reizhusten, und sollte Bestandteil eines guten Hustentees sein.

Auch bei Asthma und starkem Schnupfen mit Tränenfluss hat sich die Anwendung mit der Königskerze bestens bewährt. Ähnlich wie beim Johanniskraut kann aus den Blüten ein gutes Wundöl, das so genannte Königsöl, hergestellt werden. Dieses Öl wird gerne für Einreibungen bei Nervenreizungen (Neuralgien) verwendet.

Steinklee *(Melilotus officinalis)*

Familie: Schmetterlingsblütengewächse (Fabaceae)
Merkmale: Die Blätter sind 3-zählig, gefiedert mit länglichen, unregelmäßig gezähnten Teilblättchen. Die gelben Blüten befinden sich in 4–10 cm langen Trauben.
Vorkommen: In Europa auf trockenen, kalkhaltigen Böden an Wegrändern und an Äckern.
Sammelgut: Blätter und blühende Triebe.

Der Steinklee ist eine hochinteressante Pflanze. Er enthält, ähnlich wie der Waldmeister, so genannte Cumaringlykoside, die auf das Durchblutungsgeschehen einwirken. So verwende ich den Steinklee gern in Teemischungen z. B. bei venösen Durchblutungsstörungen wie Krampfadern, die sich oft in »schweren« Beinen bemerkbar machen, bei nächtlichen Wadenkrämpfen, Lymphstauungen und Hämorrhoiden. Interessant ist auch seine Anwendung bei Kopfschmerzen, die sich durch Nasenbluten verbessern und oft mit hohem Blutdruck verbunden sind. Diese können besonders in den Wechseljahren der Frauen auftreten. Auch zur Thromboseprophylaxe (Vorbeugung) ist der Steinklee geeignet, da er eine gewisse blutverflüssigende Wirkung hat. Hier gilt es aber eine zurückhaltende Dosierung anzuwenden, da es sonst eher zu Kopfschmerz und Schwindel kommen kann.

Von seinem Wesen her ist der Steinklee lösend, beruhigend und ausgleichend.

In alten Kräuterbüchern wird Steinklee als Pflaster bei vereiterten Geschwüren empfohlen und auch bei rheumatischen Gelenkschwel-

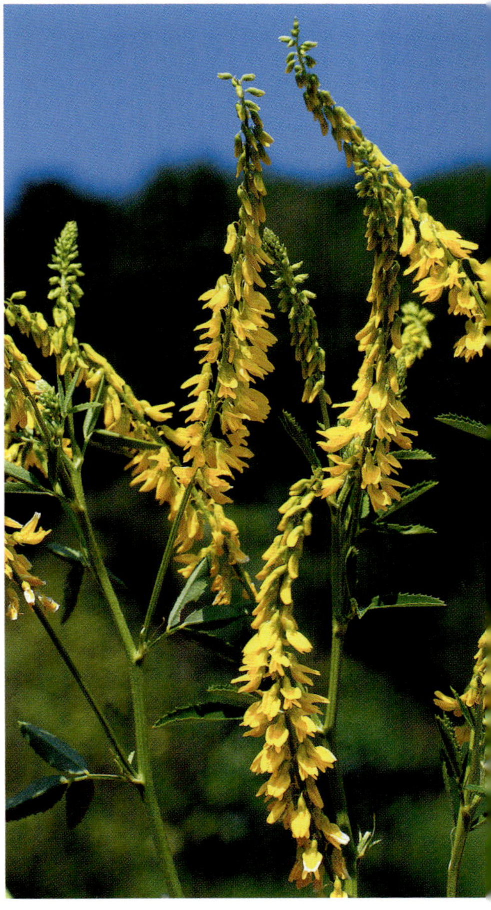

lungen, entzündeten Milchknoten und Brüsten sowie bei Ohrenleiden (Madaus). Nach der Volksheilkunde wurde der Steinklee auch als Hustenmittel genommen, da er schleimlösend und beruhigend wirkt.

Kleinblütiges Weidenröschen *(Epilobium parviflorum)*

Familie: Nachtkerzengewächse (Onagraceae)
Merkmale: Aufrechte, runde, abstehende, behaarte Stängel, 15–60 cm hoch. Längliche, eiförmig-lanzettliche Stängelblätter, am Rande schwach gezähnt, filzig. Die kleinen, hellvioletten Blüten mit 4 herzförmigen Kronblättern und 4-teiliger Narbe stehen in endständiger Traube.
Vorkommen: Mitteleuropa, im Halbschatten an Bächen und Gräben, Auwäldern, an Hecken und Zäunen.
Sammelgut: Das ganze Kraut.

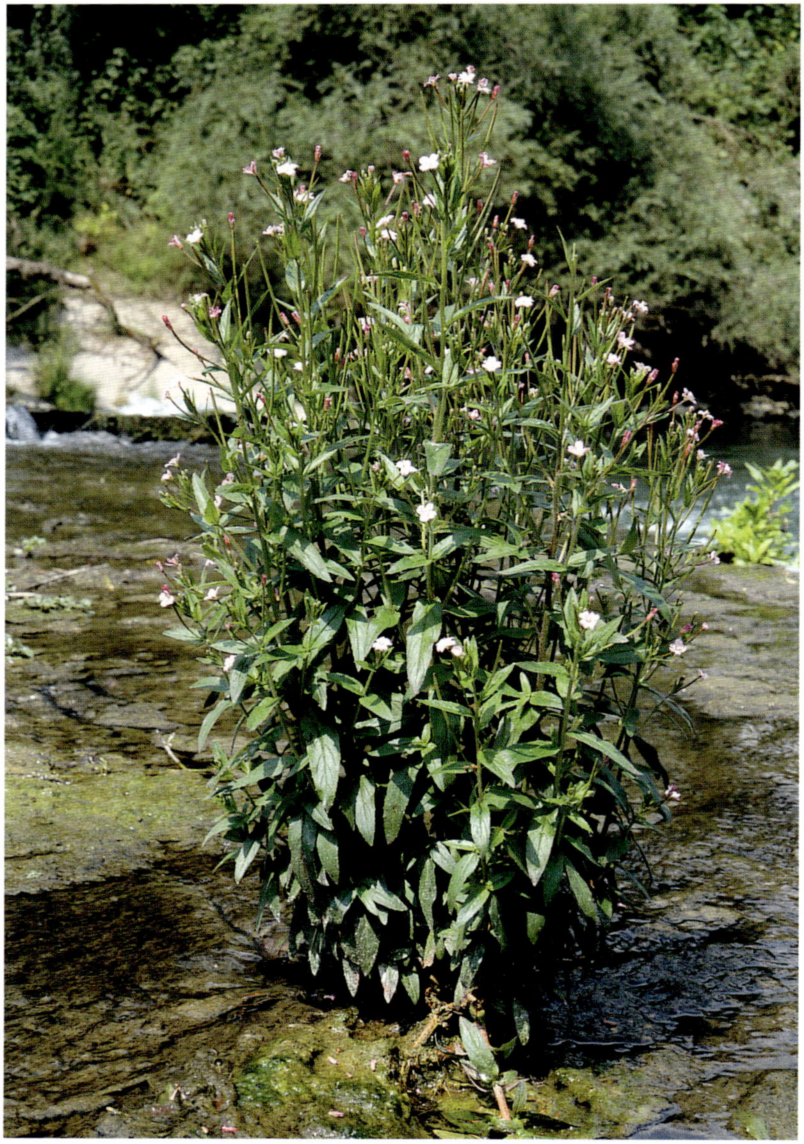

Damit sich die Männer nicht beschweren, dass ich hier vorwiegend Heilkräuter für Frauen aufliste, soll mit dem Kleinblütigen Weidenröschen eine typische Männerpflanze genannt werden. Diese Heilpflanze hat sich hervorragend zur Unterstützung bei Prostataerkrankungen und deren Vorbeugung bewährt. Vor einiger Zeit gab ich einer Patientin wegen einer Blasenentzündung ein Fertigpräparat mit dem Kleinblütigen Weidenröschen mit, leider stand auf der Packung nur etwas von Prostataerkrankungen. Die Frau meinte, ob ich wohl nicht so richtig in Anatomie aufgepasst hätte? Doch ich konnte sie beruhigen, denn das Kleinblütige Weidenröschen ist ein hervorragendes Blasenmittel für beide Geschlechter.
Das Kleinblütige Weidenröschen sollte nicht mit dem großen, bzw. Schmalblättrigen Weidenröschen *(Epilobium angustifolium)* verwechselt werden, das sich durch große, rote, rispenartige Blütenstände auszeichnet und oft größere Flächen bedeckt. Dieses große Weidenröschen kann man bis kurz vor der Blüte als Salat oder Gemüse verwenden; es schmeckt fast wie Spargel.

Beinwell *(Symphytum officinale)* mit Vorsicht verwenden!

Familie: Borretschgewächse (Boraginaceae)
Merkmale: Bis zu 1 m hohe, borstig behaarte Pflanze mit fleischigen, langen, an beiden Enden verschmälerten Blättern. Die Blütenkrone ist traubig verwachsen, gelblichweiß bis rotviolett.
Vorkommen: In Mitteleuropa auf feuchten Wiesen und an Bachufern.
Sammelgut: Die Blätter für äußerliche Anwendungen und die Wurzeln (vorsichtig dosieren!).

Bei allen Beschwerden, die etwas mit den Knochen und Knochenhäuten zu tun haben, sollte man an den Beinwell, auch **Wallwurz** genannt, denken. Der Name »Well« oder »Wall« ist ein altes germanisches Wort, das Zusammenwachsen heißt. So wirkt Beinwell fördernd auf die Neubildung und Ergänzung von Geweben, bei Knochenerkrankungen und -verletzungen, nach Operationen, aber auch bei Venenentzündungen, Verstauchungen und Nervenschmerzen nach Verletzungen sowie nach Amputationen. Bei schlecht heilenden Wunden und Unterschenkelgeschwüren kann man die Blätter mit einem Nudelholz zu einer breiigen Masse quetschen und direkt auf die Wunde auflegen. Auch bei Darmentzündungen leistet Beinwell hervorragende Dienste. Besonders in England wird Beinwell als blutreinigendes Gemüse gern wie Spinat gegessen. Eine interessante Empfehlung erfahren wir im »Theatrum botanicum«, einem 1696 von Theodor Zwinger geschriebenen Kräuterbuch:

Wenn mann dies Kraut samt der wurtzel wol in dem Wasser zu einem Bad siedet und die jungen Wittweiber darinnen bißweilen baden macht, so werden sie wider gleich als Jungfrauen.

Ob das auch mit »älteren Weibern« funktioniert, sollten Sie selbst ausprobieren, doch ich übernehme dafür keine Haftung oder gar Gewähr.

Wichtigster Bestandteil im Beinwell ist das Allantoin, das gute heilungsfördernde Wirkung besitzt. Äußerlich als Paste angewandt, hilft Beinwell ganz ausgezeichnet bei schmerzhaften Muskel- und Gelenkbeschwerden, Prellungen, Zerrungen, Verstauchungen (nach Abklingen der akuten Phase, siehe auch Arnika) und bei lokalen Durchblutungsstörungen. Hier gibt es auch ein gutes Fertigpräparat, den Kytta-Balsam®.

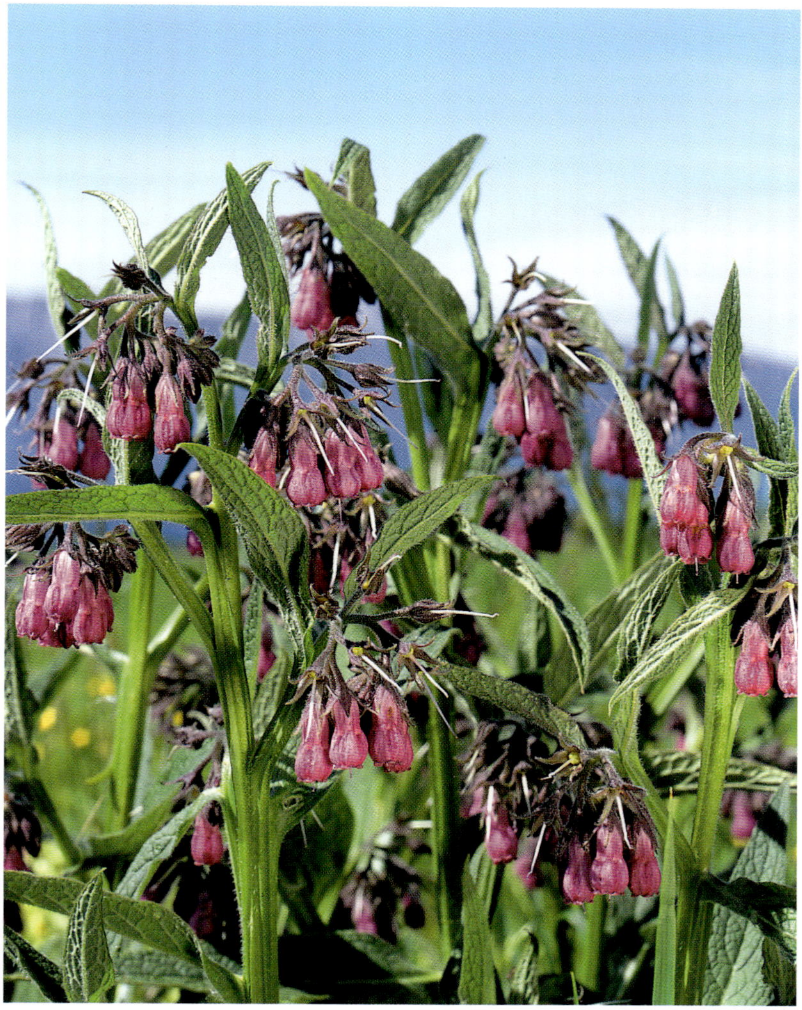

Mädesüß *(Filipendula ulmaria)*

Familie: Rosengewächse (Rosaceae)
Merkmale: Bis zu 1,50 m hohe Staude, Blätter gefiedert mit bis zu 5 großen, gezähnten Fiederpaaren. Die Blüten sind gelblichweiß, sehr zahlreich in traubenartig zusammengesetzten Blütenständen.
Vorkommen: Europa, besonders an feuchten Orten.
Sammelgut: Das Kraut oder nur die Blüten.

Da das Mädesüß mit seinen weichen, weißen, flauschigen Blüten sehr hübsch anzusehen ist, dachte ich immer, der Name habe etwas mit einem süßen Mädchen zu tun.

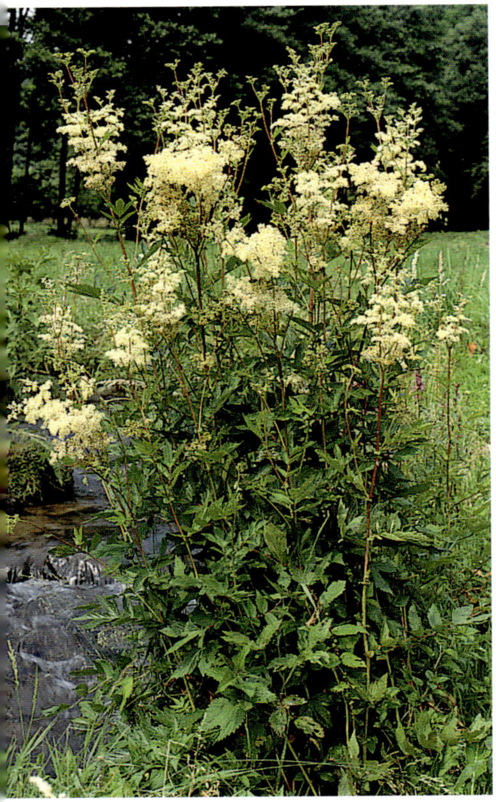

Doch musste ich mich hier belehren lassen: Früher wurden ja auch die sumpfigen Wiesen, auf denen das Mädesüß wächst, gemäht. Wenn dann die Pflanze am Trocknen war, lag über der Mahd ein süßlicher Duft. Daher der Name Mädesüß. Doch wer in dem Mädesüß ein hübsches Mädchen sehen will, soll es gern tun!
Wie bereits erwähnt liebt das Mädesüß sumpfiges Gelände. Es ist für mich sehr interessant, dass viele unserer so genannten Rheumapflanzen Sumpfpflanzen sind. Man möchte fast annehmen, dass unser Schöpfer in ein sumpfiges und oft kaltes Gebiet, das oft mit ursächlich für rheumatische Erkrankungen ist, die entsprechenden Heilpflanzen dazustellt. Nach der Weidenrinde (auch eine Rheumapflanze) enthält das Mädesüß mit den höchsten Anteil an Salicylsäure. Aus der Weidenrinde wurde übrigens die Salicylsäure isoliert, woraus später das Aspirin entwickelt wurde.
Mädesüß wirkt harn- und wassertreibend und auch fiebersenkend. Es hat sich bei rheumatischen Erkrankungen und Gicht, Nierenerkrankungen, Hautunreinheiten wie Akne, aber auch bei Erkältungen mit grippalen Infekten bewährt. Auch in der kosmetischen Anwendung in Form eines Gesichtswassers leistet das Mädesüß gute Dienste, doch Schönheit muss auch von innen kommen, durch das Trinken bewährter Kräutertees. Dann stimmt es also vielleicht doch, dass der Name dieser Heilpflanze mit einem hübschen oder süßen Mädchen zu tun hat?

Hopfen *(Humulus lupulus)*

Familie: Hanfgewächse (Cannabinaceae)
Merkmale: Schlinggewächs mit rechtswindenden Stängeln, bis zu 6 m hoch, gegenständig angeordnete, oben herzförmig weite, unten handförmige, 3- bis 5-zählig gelappte raue, behaarte Blätter. Die Blüten der männlichen Pflanze sind in lockeren Rispen angeordnet, die der weiblichen in Kätzchen, aus denen zapfenartige Gebilde mit bitterem Geschmack reifen (Hopfenzapfen).
Vorkommen: Kultiviert in Mittel- und Osteuropa (beispielsweise in der Region Hallertau in Bayern), verwildert in Gebüschen an Waldrändern und Zäunen.
Sammelgut: Die weiblichen Blütenzapfen.

»Hopfen und Malz, Gott erhalts«, sagen die Biertrinker. Doch der Hopfen gibt nicht nur dem Bier seinen typischen würzigen Geschmack, er ist auch eine Heilpflanze, die als mildes Schlafmittel, krampfstillend, harntreibend, appetitanregend und verdauungsfördernd wirkt. So kann der Biertrinker seine »Hopfen-Kräuterkur« genießen.

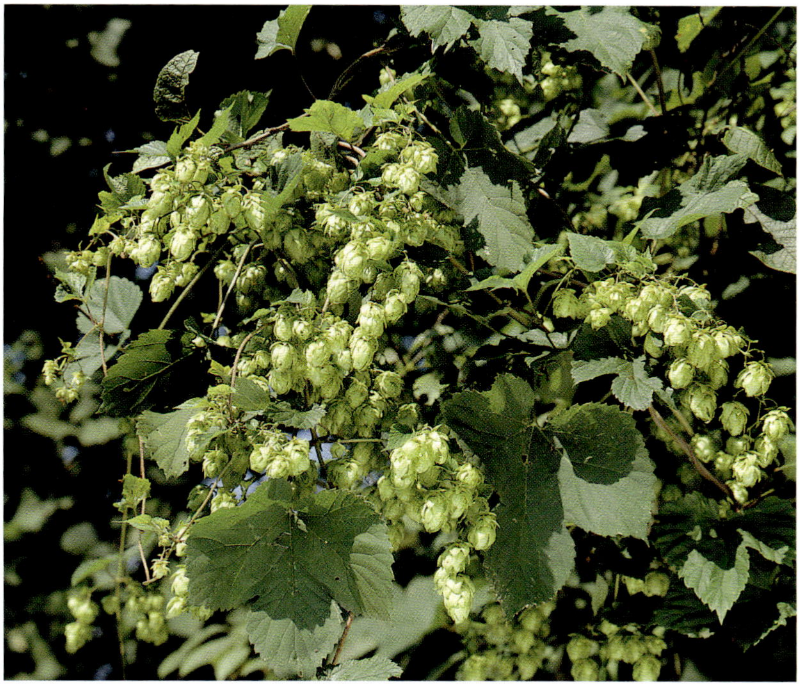

Auch bei Menstruations- und Wechseljahrbeschwerden hat sich der Hopfen bewährt. In den alten Kräuterbüchern von Lonicerus und Bock wird der Hopfen als blut-, leber-, milzreinigend und mit leicht abführender Wirkung gewürdigt.
Hopfen wirkt aber auch dämpfend auf die Erregungszustände der Geschlechtsorgane. Tranken deshalb die Mönche so viel Bier, oder waren doch die oft kalten Klosterzellen daran schuld, dass wegen der schmerzstillenden Wirkung bei Gicht und Rheuma sehr gern »Hopfentee« getrunken wurde?
In Bibliotheken werden Hopfendolden hinter Büchern ausgelegt, um die Feuchtigkeit zu regulieren und Schadinsekten fernzuhalten.

Pestwurz *(Petasites officinalis)* mit Vorsicht verwenden!

Familie: Korbblütengewächse (Asteraceae)
Merkmale: Blütenstand dicht walzenförmig, weißlich bis rosafarbige Blütenköpfchen. Nach der Blüte erscheinen im März/April die großen fleischigen, schirmartigen, rundlichen, herzförmigen, unregelmäßig gezähnten Blätter (50 × 50 cm).
Vorkommen: Europa, Westasien, in Flußauen und an feuchten Stellen.
Sammelgut: Blätter und Wurzeln (vorsichtig dosieren!).

Als Kinder spielten wir oft mit dem »wilden Rhabarber« und verwendeten die großen Blätter gern als Regenschirme. Die Pestwurz ist die große Schwester des Huflattichs und wird auch ähnlich, z. B. bei Bronchialerkrankungen, eingesetzt. Bei beiden Pflanzen kommen zuerst die Blüten, die Blätter folgen später nach. Doch wird man beide Pflanzen nie beieinander stehen sehen, denn der Huflattich liebt es trocken, während es die Pestwurz sumpfig-feucht braucht. Dies führt uns direkt zur Hauptanwendung der Pestwurz: Blätter und Wurzel sind ein ganz ausgezeichnetes schmerzstillendes Rheumamittel.

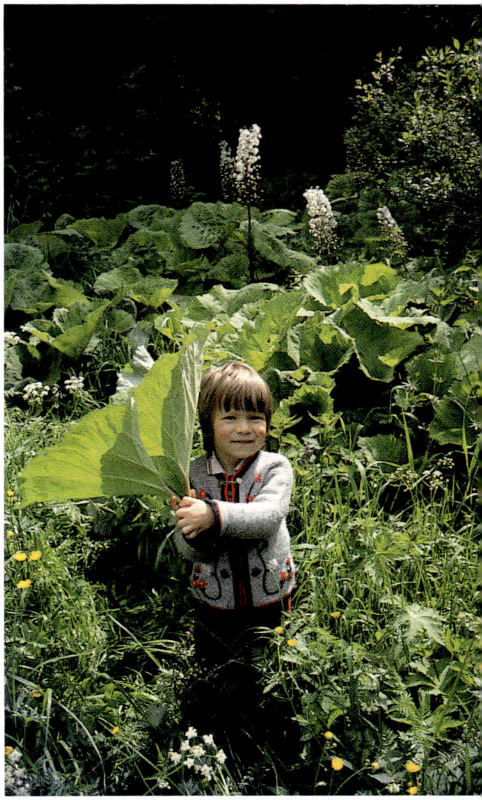

Fast so groß wie ein Regenschirm sind die Blätter der Pestwurz (im Hintergrund fruchtend).

Die Pestwurz wird schon seit prähistorischen Zeiten benutzt. So fand man im Hallstätter Salzberg, dem ältesten Salzbergwerk der Welt (dort wurde bereits vor 7000 Jahren Salz abgebaut), gebündelte Laubblätter von der Pestwurz, die vermutlich bei den Lungenkrankheiten der Bergleute angewandt wurden. Die alten Griechen gebrauchten die Blätter äußerlich bei Geschwüren. So schreibt der berühmte Arzt Dioskurides:

Das Blatt wirkt fein gestoßen als Umschlag gegen bösartige und krebsige Geschwüre.

Nach neueren Forschungen hat die Pestwurz krampflösende und schmerzlindernde Eigenschaften, weshalb sie sich auch bei Gallestörungen und Kopfschmerzen bewährt. Außerdem besitzt diese Heilpflanze beruhigenden und harmonisierenden Einfluss auf nervöse Fehlregulationen, unter anderem im Magen-Darm-Bereich.

Bärwurz *(Meum athamanticum)*

Familie: Doldengewächse (Apiaceae)
Merkmale: Blätter 3- bis mehrfach gefiedert, mit haarfeinen, bis 5 mm langen Zipfeln, Blüten gelblichweiß. Die Pflanze wird bis zu 0,5 m hoch, riecht würzig-aromatisch nach Maggi, Dill und Fenchel und wird deshalb auch Bärenfenchel genannt.
Vorkommen: In Europa, auf Wiesen und Weiden, im Mittelgebirge, Alpen.
Sammelgut: Das ganze Kraut und die Wurzeln.

Der würzige, aromatische Duft erinnert mich an meine Kindheitstage, als ich auf den Bergwiesen des Thüringer Walds auf dem Bauch liegend tief meine Nase in den Bärwurz steckte. Später verfeinerte ich bei meinen Wanderungen die oft etwas öde schmeckenden Fertigsuppen durch Hinzufügen von Bärwurzkraut.
Die Bärwurz, auch **Bärenfenchel** genannt, hat gute entblähende Eigenschaften. Sie wirkt appetitanregend und verdauungsfördernd und ist auch ein bewährtes Mittel bei Menstruationsstörungen. Bärwurz war das Hebammenkraut des späten Mittelalters. Nach den Thüringer Buckelapothekern soll die Bärwurz bei Fieber, Gicht, Asthma und Gelbsucht ein guter Helfer sein. Und alten mündlichen Überlieferungen zufolge hat sie auch Einfluss auf die Behebung von Potenzschwierigkeiten.
Nicht nur im Thüringer Wald, sondern auch im Bayrischen Wald und im Erzgebirge diente die Bärwurz zur Zubereitung eines **magenstärkenden Schnapses**. Auf ½ Liter Korn nimmt man 1–2 Wurzeln, die vorher gründlich gewaschen werden, und lässt das Ganze 3 Wochen ziehen. Dieser Bärwurzschnaps gehörte in jede Hausapotheke. Wer es etwas milder liebt, kann der Mischung etwas Kandiszucker hinzugeben und erhält dann einen Bärwurzlikör.

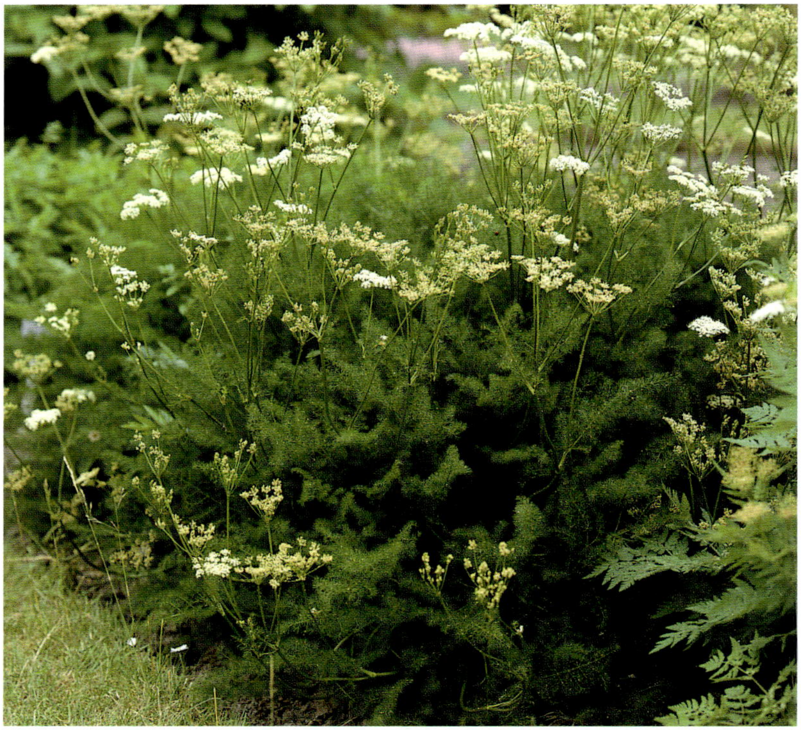

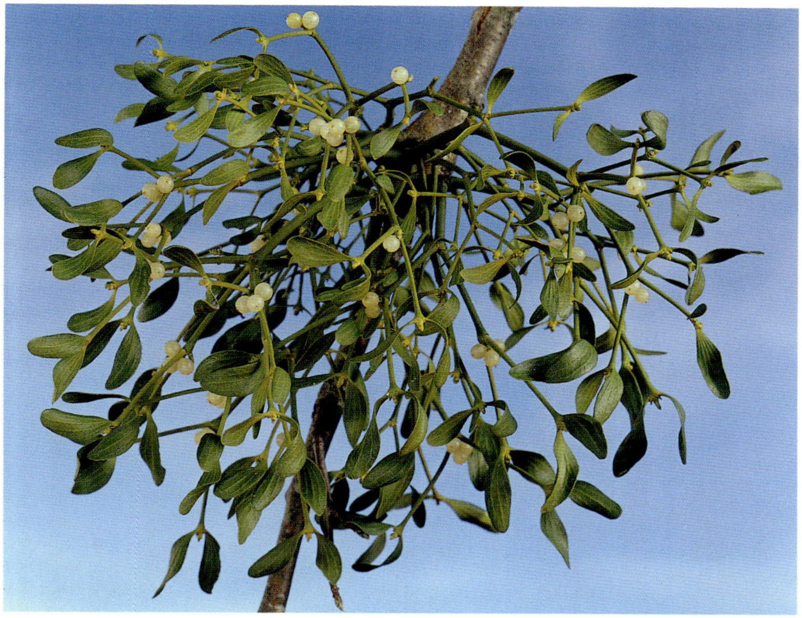

Die Forschung hat herausgefunden, dass die Mistel ein so genannter Radikalenfänger ist. Damit gemeint ist die Wirkung, bestimmte Giftstoffe, die auch bei entzündlichen Vorgängen entstehen, zu binden und damit unschädlich zu machen.

Mistel *(Viscum album)*

Familie: Mistelgewächse (Loranthaceae)
Merkmale: Der immergrüne Mistelstrauch treibt seine Wurzeln in das Holz seiner Wirtspflanze (Apfelbäume, seltener Eichen und Nadelbäume) und nimmt dort seine Nährstoffe auf (Halbschmarotzer). Strauchartiges Aussehen, 30–100 cm hoch, parallelnervige, breit zungenförmige, lederartige, feste Blätter, die runzlig beschaffen, knotig sind, sitzen an gabelig verzweigten Stängeln.
Vorkommen: Europa, Streuobstwiesen.
Sammelgut: Die jüngeren Zweige.

Ich weiß nicht, ob Sie auch die Asterix-Hefte kennen. Mit großer Freude habe ich dort gelesen, wie der Druide Miraculix in der Vollmondnacht mit einer goldenen Sichel die Misteln von den alten Eichen abschneidet, diese aber nicht den Boden berühren durften und daher in großen Tüchern aufgefangen wurden. Dies war ein mystisches und heiliges Ritual, das der Autor der Asterix-Hefte gut beschrieben hat.
Die Mistel, eine schmarotzende Pflanze, die sich von anderen Pflanzen (Bäumen) ernährt, ist auch heute noch von Geheimnissen umwoben. Sie gilt als ein gutes Gefäßmittel, wirkt blutdrucksenkend, krampflösend und findet Anwendung bei Arterienverkalkung, erhöhtem Blutdruck und bei durch diesen verursachten Schwindelanfällen sowie bei Durchblutungsstörungen, Epilepsie und Migräne. Ferner zur Injektionsbehandlung von Gelenkentzündungen und als unterstützendes Mittel in der Krebstherapie.
In der Zubereitung sollte die Mistel nicht gekocht, sondern über Nacht kalt angesetzt werden. Hierfür nimmt man 1 Teelöffel der zerkleinerten Zweige auf 1 Tasse Wasser. Vor dem Gebrauch wird das Getränk dann erwärmt.

Wegwarte *(Cichorium intybus)*

Familie: Korbblütengewächse (Asteraceae)
Merkmale: Bis 75 cm hohe Pflanze mit zahlreichen, 3–4 cm breiten, hellblauen, »strahlenden«, oft nur am Vormittag geöffneten Blütenköpfchen. Zungenförmig, sparrig verzweigte Pflanze, die Grundblätter sind fiederteilig gezähnt.
Vorkommen: In ganz Europa, besonders an Wegen, Feldrändern, sonnigen Plätzen. Angebaut in Ungarn und Rumänien.
Sammelgut: Das ganze Kraut und die Wurzeln.

Wegwart oder Wegweiß wirdt also genannt, dieweil es in allen Wegen gemein wächst. Heißt auch Sonnenwendel, Sonnenwirbel, dieweil seine Blumen sich allwegen nach der Sonne wenden. Es seint ganz wol bey jederman bekannte Kreuter.

Dieser Charakterisierung von Lonicerus ist nichts mehr hinzuzufügen. Mich erinnert die Wegwarte an die geheimnisvolle »Blaue Blume« aus vielen Sagen und Märchen. So soll in der Wegwarte eine verwuschene Prinzessin auf ihren Liebsten und Erlöser warten. Die Wegwarte war bereits im Altertum gut bekannt und wurde vor unserer Zeitrechnung von den Ägyptern als magenstärkendes Gemüse kultiviert. Heute verwenden wir einen Verwandten der Wegwarte, den in Holland und Italien angebauten Chicoree, als Gemüse oder in Salaten. Die geröstete Wurzel der kultivierten Wegwarte wurde und wird als Kaffeeersatz (»Muckefuck«) gebraucht.

Im germanischen Kulturkreis hat die Pflanze ursprünglich wohl auch zu Heilzwecken gedient, wurde dann aber besonders bei der Herstellung von Zaubertränken verwendet. Sie soll dem Volksglaube zufolge Fesseln sprengen, stich- und hiebfest machen und ihrem Besitzer gleich einer Tarnkappe Unsichtbarkeit verleihen (Madaus).

Die Wegwarte wirkt appetit- und verdauungsfördernd, leicht abführend, harntreibend, blutreinigend (Leber, Milz, Nieren, Haut) und regt allgemein den Stoffwechsel an. So wird sie vor allem bei Galle- und Leberleiden (Gallensteine) aber auch bei Nierenerkrankungen und Magenverschleimungen eingesetzt. Ich habe in jüngster Zeit auch gute Erfolge bei der Unterstützung einer Diabetesbehandlung (Zuckerkrankheit) gesehen.

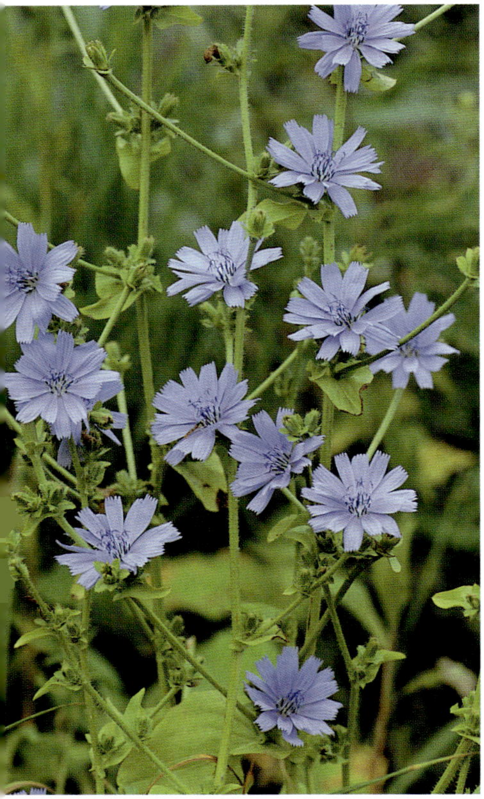

Heidekraut *(Erica vulgaris)*

Familie: Heidekrautgewächse (Ericaceae)

Merkmale: Ein Zwergstrauch, bis 50 cm hoch, mit aufsteigenden, besenartig dichten Zweigen, deren Blätter klein, lanzettlich und immergrün sind. Der Blütenstand ist traubig, reichblühend mit blassviolett bis rosafarbenen Blüten.

Vorkommen: Besonders in Mittel- und Nordeuropa, auf sandigen Böden, Dünen, Heiden und lichten Waldstellen.

Sammelgut: Das ganze Kraut.

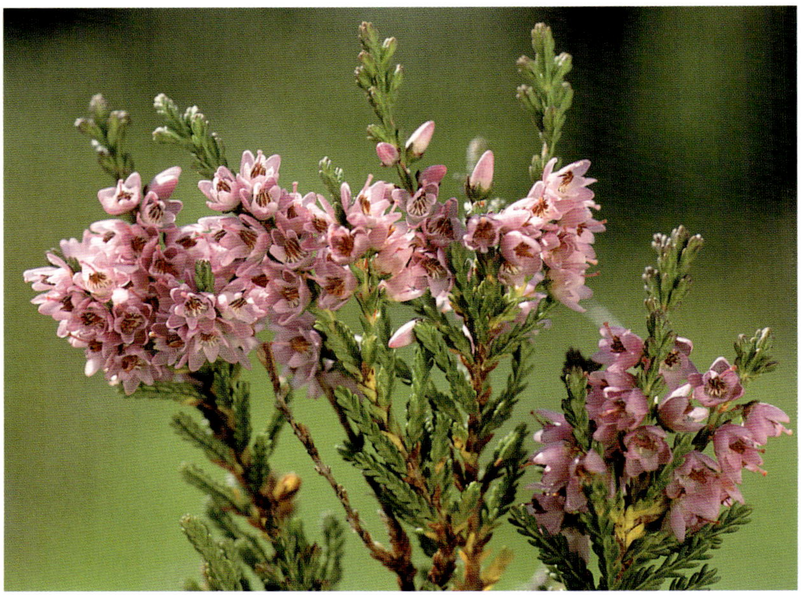

Als Kind habe ich das Heidekraut, auch **Erika** oder **Besenheide** genannt, sehr gemocht. Leider ist diese Heilpflanze etwas in Vergessenheit geraten, jedoch verdient sie eine Wiederbesinnung auf ihre interessanten Heilkräfte.
Das Heidekraut ist in Europa vom Nordkap bis weit in den Süden verbreitet. Das liegt mitunter daran, dass dieser Zwergstrauch mit seinen rosafarbenen, glockigen Blüten sehr anspruchslos ist.
Kräuterbücher des 16. Jahrhunderts rühmen das Heidekraut als ein schleimlösendes, harn- und schweißtreibendes Mittel, das bei Nierenkrankheiten, Blasenentzündungen, Gicht und Rheumatismus angewandt wurde. Der Arzt Tabernaemontanus schreibt 1625:
Es werden die Blümlein gelobet, dass sie den Milzsüchtigen gar gut seyn sollen. Es sollen auch diese Blumen gut seyn wider das Quartanfieber. Das Öl aus den Blümlein wird hoch gelobet wider die bösen Flechten, Herpetes genannt, sonderlich unter dem Angesicht.
Das Heidekraut wirkt fäulnis- und entzündungswidrig und hat die alten Anwendungsbeispiele bestätigt. Ich setze diese Heilpflanze gern bei Blasenentzündungen (ähnliche Wirkung wie bei den Bärentraubenblättern) und besonders bei rheumatischen Erkrankungen und Gicht ein. Es ist ein gutes Blutreinigungsmittel (Milz) und dient allein oder in Verbindung mit anderen Kräutern der Schwemmentmistung unseres Körpers. Interessant ist auch seine Wirkung als Vorbeugungsmittel gegen Steinbildung in Galle, Niere und Blase sowie bei Schlafstörungen.

Echtes Labkraut *(Galium verum)*

Familie: Rötegewächse Rubiaceae)
Merkmale: 20–75 cm hohe Pflanze, Stängel kantig, wenig verzweigt. Die ca. 1 mm breiten Blättchen sind glänzend grün, nadelförmig. Die blütenständige, rispige Blütenkrone ist am Grund verwachsen, die kleinen Blüten sind goldgelb und sitzen zahlreich am Ende der Sprosse.
Vorkommen: Europa, auf trockenen Rasen und an Wegrändern.
Sammelgut: Das ganze Kraut.

Fast vergessen sind die Heilkräfte des Labkrauts. Das Labkraut war bei den Germanen der Göttin Freya geweiht, der Göttin der Natur, Fruchtbarkeit und Liebe, der Beschützerin von Ehe und Geburt. Es war früher einmal Sitte, schwangeren Frauen zur Erleichterung der Geburt ein Bündel Labkraut ins Bett zu legen.
Interessant ist die Tatsache, dass das Labkraut schon in großen Mengen bei neolithischen Pfahlbauten nachgewiesen worden ist. Hier liegt die Vermutung nahe, dass es von diesen prähistorischen Menschen als Labferment zur Käseherstellung verwendet wurde, wie dies auch heute noch in einigen Gegenden in England üblich ist. So erhält der Chester-Käse seinen Geschmack und die gelblichorange Farbe durch Labkraut. Meinem Wissen zufolge eignet sich hierzu jedoch nur das frische Kraut. In England erfreut sich das Labkraut auch heute noch einer besonderen Wertschätzung zur Anwendung bei Hauterkrankungen und Hautausschlägen jeder Art.
Das Echte Labkraut hat eine krampflösende, blutreinigende, schweiß- und harntreibende Wirkung und findet bei Blasen und Nierenleiden

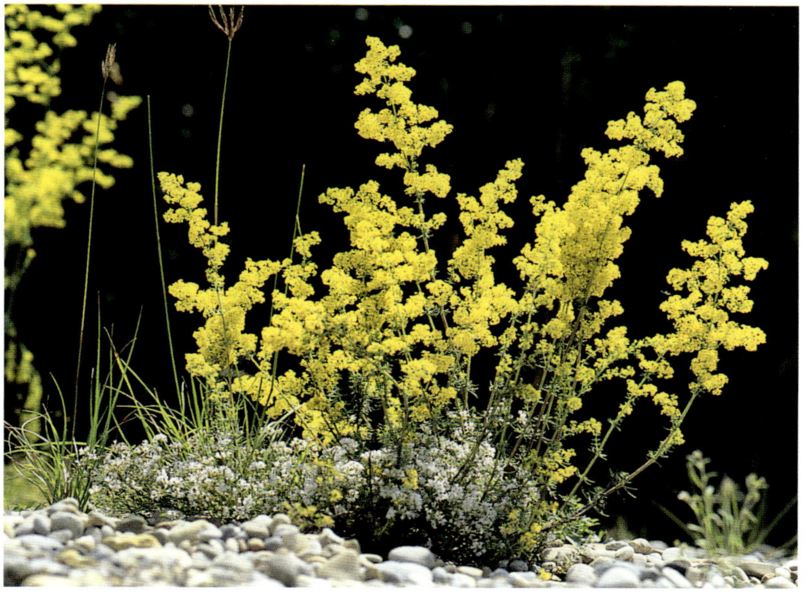

(Wassersucht), Magenschmerzen (mit Übelkeit), Menstruationsbeschwerden und auch in den Wechseljahren Verwendung.
Nach meinen persönlichen Erfahrungen ist Echtes Labkraut ein gutes Mittel zur Verbesserung des Lymphabflusses, deshalb setze ich dieses Kraut besonders auch in Verbindung mit Walnussblättern und Vogelbeeren ein, die eine ähnliche Wirkung entfalten.

Odermennig *(Agrimonia eupatoria)*

Familie: Rosengewächse (Rosaceae)
Merkmale: Ausdauernde Pflanze, bis zu 1 m hoch; wenig verzweigter, behaarter Stängel, an dem bis zu 20 cm lange, behaarte unpaarig gefiederte Laubblätter stehen. Der Blütenstängel endet in einem ährigen Blütenstand mit gelben Blüten (0,5–0,8 cm breit).
Vorkommen: Europa, auf trockenem Boden, Rainen, auf lichten Waldstellen, Wegrändern, Hecken.
Sammelgut: Das ganze Kraut.

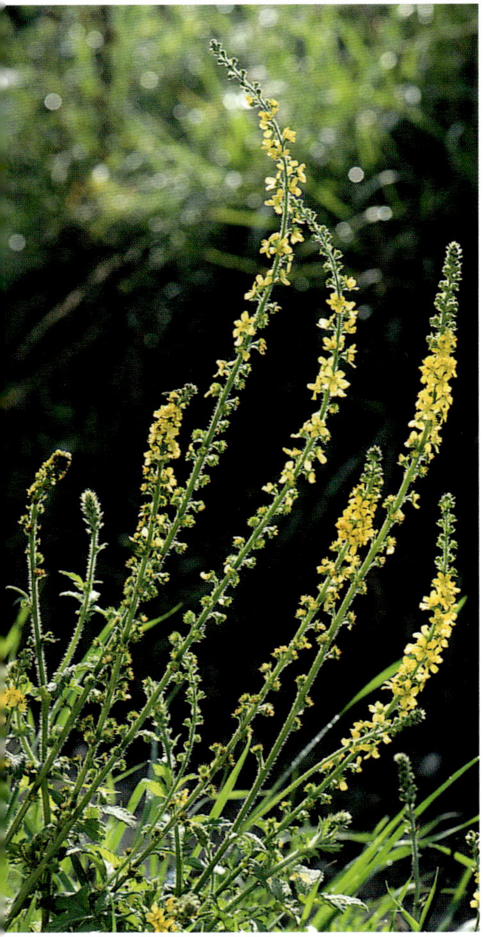

Den Odermennig finden wir auf dem ganzen nördlichen Teil der Erde, häufig auf trockenen Magerwiesen, an Wald- und Wegrändern, auf trockenen, kalkhaltigen Böden von der Ebene bis auf 1500 m. Er ist mit seiner goldgelben Blütenrispe eine stolze, stattliche Pflanze, die manchmal mit der Königskerze verwechselt wird.
Heute weitestgehend in Vergessenheit geraten, war der Odermennig von der Antike bis ins Mittelalter sehr geschätzt. Wie schon in den alten Kräuterbüchern beschrieben, hat die Pflanze eine regulierende Wirkung auf Milz, Leber und Galle (Leberverhärtung). Auch bei rheumatischen Erkrankungen, zu Schwemmentmistung bei Störungen des Harnsäurestoffwechsels, bei Ischialgien (Hexenschuss), Gliederschmerzen sowie bei Magen-Darm-Störungen mit Durchfall bewährte sich diese Heilpflanze.
Äußerlich können wir den Odermennig zu Spülungen bei schlecht heilenden Wunden, Hautkrankheiten, zu Fußbädern bei müden Füßen und zum Gurgeln bei chronischen Kehlkopfentzündungen mit Heiserkeit verwenden. Auch gemischt mit Salbeiblättern bei Entzündungen der Mund- und Rachenhöhle mit Aphthen und Halsschmerzen ist er zu empfehlen.

Eiche *(Quercus robur)*

Familie: Buchengewächse (Fagaceae)
Merkmale: Stattlicher, bis 40 m hoher Baum. Die Stiel- oder Sommereiche hat sitzende Blüten, langgestielte Früchte und kurzgestielte Blätter, während bei der Trauben- oder Wintereiche *(Quercus petraea)* die Früchte kurz- und die Blätter langgestielt sind. Beide Arten können verwendet werden.
Vorkommen: In ganz Mitteleuropa, in Auenwäldern, im Flach- und Hügelland.
Sammelgut: Von den Zweigen geschälte Rinde. Für einen Eichelkaffee benutzt man die von der Samenschale befreiten, dann gerösteten und pulverisierten Samenkerne.

Eichen standen bei allen Völkern in hohem Ansehen. So können wir

bereits in der Bibel unter Josua 24,26 nachlesen:
Und Josua schrieb dies alles in das Buch des Gesetzes Gottes und nahm einen großen Stein und richtete ihn dort auf unter einer Eiche, die bei dem Heiligtum des Herrn war.
Schon immer war die Eiche ein Baum der Götter. Bei den Griechen wurde sie Zeus, bei den Römern Jupiter und bei den Germanen Donar zugeordnet.
Früher gab es bei uns riesige Eichenwälder, die seit dem Mittelalter jedoch immer mehr verschwanden. Die Eicheln spielten damals für die Ernährung von Mensch und Vieh eine große Rolle. So gibt es einen Spruch aus dem Mittelalter:
Auf den Eichen wachsen die besten Schinken.
Dieser Spruch – unter dem Titel gibt es übrigens auch ein interessantes Buch – hat mich anfangs sehr irritiert. Bis ich begriff, dass die Eicheln für die Schweinemast früher sehr wichtig waren, denn die Kartoffel kam ja erst sehr viel später nach Europa. Konnten sich die Hausschweine also richtig voll fressen, so freute sich der Bauer auf einen ordentlichen Speck.
Jedes Jahr besuche ich zu den verschiedenen Jahreszeiten die alte Eiche im Langenordnachtal, die wohl über 1000 Jahre alt ist. Diese Eiche hat für mich eine große Ausstrahlungskraft. Sie ist ein schönes Baumdenkmal seltener Art, ein Sinnbild der Standhaftigkeit und noch jetzt, wo ihr Stamm hohl ist und abgestützt werden muss, vermittelt sie Geborgenheit und Schutz. Was könnte dieser Baum uns alles berichten, was hat er alles erlebt, angefangen von den ersten Siedlern, die dieses Tal hier im Schwarzwald fruchtbar gemacht haben, bis zu unseren Tagen?
Seit uralten Zeiten werden die Heilkräfte der Eiche geschätzt, denn sie zählt zu den wertvollsten Gerbstoffdrogen. Heute werden vor allem Zubereitungen aus der jungen Rinde von Eichenzweigen empfohlen, die auch Spiegelrinde genannt wird.
Eine **Abkochung aus Eichenrinde** wirkt zusammenziehend, entgiftend, fäulniswidrig, stopfend, stärkend und blutstillend. Sie findet Anwendung bei Magen-Darm-Entzündungen, bei Milzleiden, zu heftiger Menstruation und bei Abmagerung. Zur Raucherentwöhnung habe ich die Eichenrinde mit gutem Erfolg, bei Alkoholsucht mit weniger guten Erfolgen eingesetzt. In den alten Kräuterbüchern wird die Eichenrinde gegen Blutspeien, Bluthusten, Magen- Darm-Blutungen, Ruhr, Leber-, Blasen- und Nierenleiden (Harninkontinenz) angegeben. In der Volksheilkunde gibt es die Empfehlung:
Wer alt werden will, soll immer wieder Kaffee aus gerösteten Eicheln trinken.
Kneipp empfiehlt die Eichenrinde zu Umschlägen bei geschwollenen Drüsen, zu Sitzbädern bei Hämorrhoiden und Mastdarmvorfall.
Bewährt haben sich **Abwaschungen und Spülungen** bei verschiedenen Hautkrankheiten, Frostbeulen, Wunden (offenen Beinen), Eiterungen, rissiger Haut, gegen Fußschweiß (eventuell zusammen mit Walnussblättern) und gegen Afterjucken. Ferner verwendet man Eichenrinde zum Gurgeln bei Hals- und Mandelentzündungen.

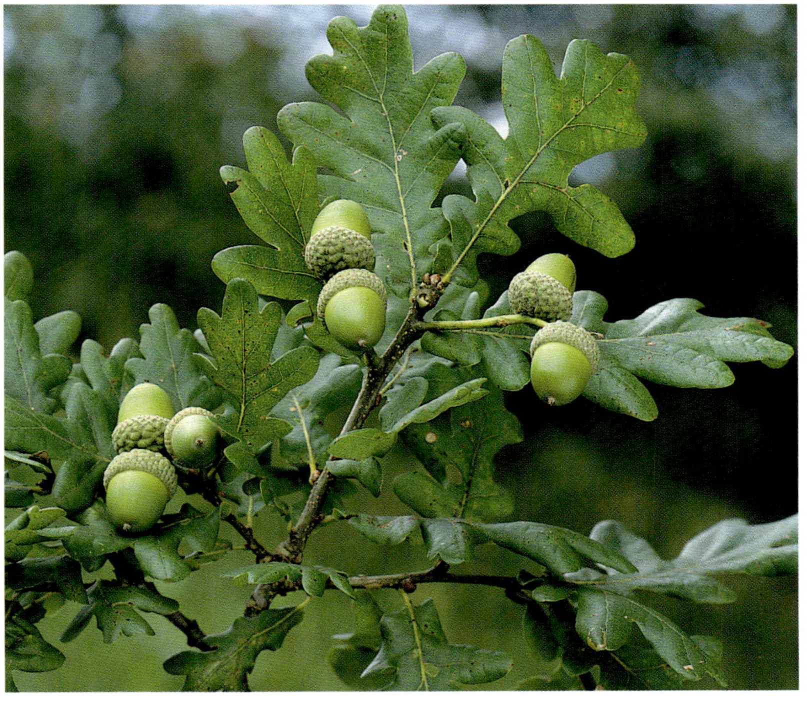

Weinraute *(Ruta graveolens)*

mit Vorsicht verwenden!

Familie: Rautengewächse (Rutaceae)
Merkmale: Stark aromatisch duftende, graugrün verästelte Staude mit runden Stängeln; die blaugrünen, unpaarig gefiederten Blätter werden bis 15 cm lang. Die Blüten sind in einem doldigen Blütenstand angeordnet und besitzen 4–5 löffelartig grünlichgelbe Kronblätter.
Vorkommen: Heimisch im Mittelmeergebiet, bei uns kultiviert.
Sammelgut: Das ganze Kraut.

Die Weinraute ist in Italien und au der ganzen Balkanhalbinsel heimisch und wird in weiten Teilen Europas kultiviert.

In alten Kräuterbüchern wird die Weinraute als ein wirksames Gegengift aufgeführt. So heißt es von der berühmten Salerner Schule (13. Jahrhundert):

Salvia cum Ruta
caciunt pocula tuta.

Das bedeutet übersetzt: »Salbei mit Raute macht den Becher sicher.« Dabei verstand man unter »Becher« den Giftbecher, mit dessen Hilfe man unbeliebte, politische Gegner verschwinden lassen konnte (Madaus).

Heutzutage brauchen wir wohl keine Angst mehr zu haben, mit einem Giftbecher um unser Leben gebracht zu werden. Dies geschieht vielmehr auf schleichende Weise, oft verursacht durch die skrupellose Agrarindustrie. Es ist nur eine große Ungerechtigkeit, dass bei Lebensmittelskandalen meistens die Zeche von den ehrlich produzierenden kleinen Bauern und Biolandwirten gezahlt wird. Es wird Zeit, dass die Verbraucher besser aufgeklärt und die industriellen »Giftmischer« erkannt, genannt und aus dem Verkehr gezogen werden.

Die Weinraute sollte in ihrer Anwendung **vorsichtig dosiert** werden. Sie ist eines der wenigen Kräuter, die bei Sehschwäche durch Muskelermüdung eingesetzt werden können. Des Weiteren ist die Weinraute bei allen Erkrankungen des Knochenapparates und der Sehnen angezeigt (oft auch in Verbindung mit dem Beinwell). Sodann gilt sie als Frauenmittel bei ausbleibender oder schmerzhafter Menstruation. Auch bei Blutandrang nach dem Kopf (hoher Blutdruck), nervösen Störungen des Herzens, Herzklopfen, Magen- und Nervenschwäche kann sie verwendet werden. Hier darf ich auch Pfarrer Kneipp zitieren:

Bei Kongestionen, d.i. Blutandrang zum Kopfe, bei Eingenommenheit des Kopfes, bei Schwindel bewährt sich ein Kräutertee von Raute vortrefflich, nicht minder bei Atmungsbeschwerden, Herzklopfen und allen Unterleibsbeschwerden, Krämpfen usw., die in der Schwäche des Gesamtkörpers oder einzelner Organe ihren Grund haben. Ich empfehle diesen Kräutertee insbesondere allen jenen Personen, die zu den genannten Schwächen, zu Krämpfen, Hysterie usw. Anlage verraten.

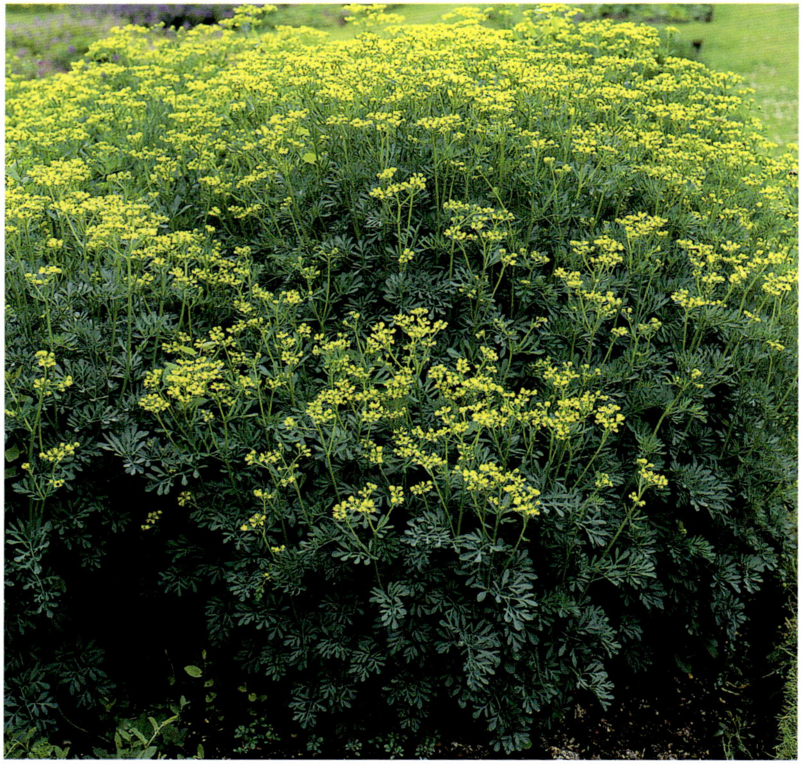

Lavendel *(Lavandula officinalis)*

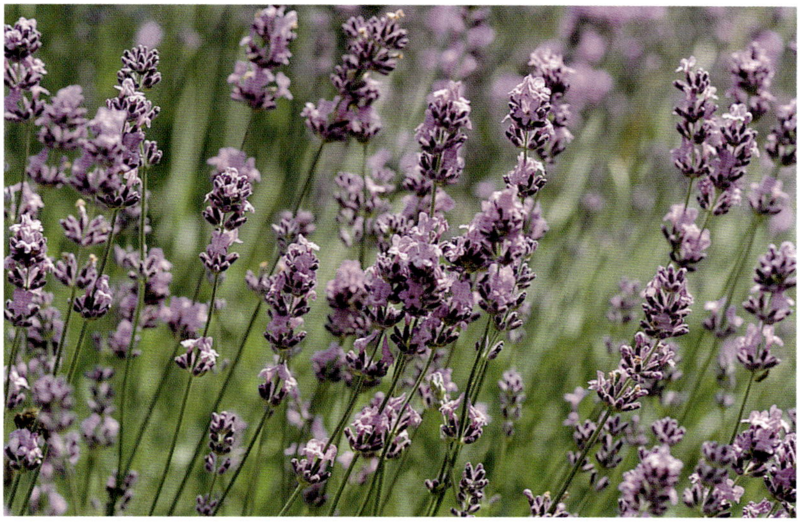

Familie: Lippenblütengewächse *(Labiatae)*
Merkmale: Ein Halbstrauch mit verzweigten, rutenförmigen Stängeln, bis 60 cm hoch, mit schmallanzettlichen, filzig behaarten, ganzrandigen, umgerollten Blättern. An kahlen, aufsteigenden Trieben entwickeln sich lockere Ähren mit hell- bis dunkelblauen, violetten Lippenblüten. Der Duft ist stark aromatisch.
Vorkommen: Heimisch im westlichen Mittelmeergebiet, kultiviert besonders in Südfrankreich, Italien, England, bei uns in Gärten.
Sammelgut: Die Blüten.

Der blühende Lavendel erinnerte mich immer an heiße Sommertage in der Provence, wo er auch zur Gewinnung des ätherischen Öls auf riesigen Feldern angebaut wird. Sein Duft wirkt psychisch harmonisierend. Innerlich verwenden wir Lavendelblüten als mildes Nervenmittel (vegetative Dystonie), bei allgemeinen nervösen Aufregungszuständen, nervösem Herzklopfen und Schlaflosigkeit, ferner auch bei besonders nervösen Magenbeschwerden und Gallestörungen. Von seinem Wesen her wirkt der Lavendel klärend und beseelend, er bringt Ruhe und Nervenstärke und dem Neuen gegenüber eine bessere Aufnahmebereitschaft.
Matthiolus schreibt 1626:
Ein köstlich Kraut wider alle kalten Gebressten des Hirn und der Senader, als da ist der Schwindel, gantze und halbe Schlag, der fallende Siechtag, die Schlafsucht, Krampff, Zittern, Contract und Lähme
Ich empfehle Lavendel zur Füllung von Schlaf- und Duftkissen.

Majoran *(Majorana hortensis)*

Familie: Lippenblütengewächse (Labiatae)
Merkmale: Strauchartiges Gewächs, 20–30 cm hoch, stark verzweigte Stängel, dicht beblättert, graufilzig. Diese tragen in kreuzgegenständiger Anordnung kurz gestielte, bis zu 4 cm lange, eiförmige, ganzrandige mit Drüsen besetzte, grau befilzte Blätter. Von Juli bis September eiförmige bis längliche Ähren mit weißlichen bis rötlichen Lippenblüten, stark aromatischer, würziger Geruch.
Vorkommen: Heimisch in Südosteuropa, bei uns kultiviert und in Gärten gezogen.
Sammelgut: Die während der Blütezeit von den Stängeln abgestreiften (gerebelten) Blätter und Blüten.

Schon im alten Ägypten soll der Majoran unter dem Namen Sopho angebaut worden sein. Die Pflanze wurde in der griechischen wie der römischen Antike als Gewürz- und Kranzkraut wie auch als Heilpflanze sehr geschätzt. Sie galt als Symbol der Glückseligkeit. Als Gewürz ist sie auch heute noch sehr beliebt (Madaus).
Der Majoran ist in ganz Südosteuropa heimisch und wird in Ungarn, Frankreich und Tunesien in großen Mengen kultiviert.

Lonicerus weiß in seinem Kräuterbuch viele Anwendungsmöglichkeiten zu nennen: wärmend, erweichend, zerteilend, wassertreibend verdauungsfördernd, auch gegen die »Fantasei«, Milzschwellung, zur Kräftigung von Herz und Uterus, als Niespulver gegen Schnupfen und zur Stärkung des Gehirns.
Gute Erfahrungen konnte ich mit dem Majoran machen bei Krämpfen, Lähmungen, allgemeiner Nervenschwäche, nervlich bedingten Zuckungen, Magenschwäche mit Blähungen. Auch als Bestandteil eines Milchbildungstees hat sich der Majoran bewährt. Ein regelmäßiger Gebrauch stärkt das Immunsystem und wirkt dadurch auch vorbeugend bei Erkältungskrankheiten.

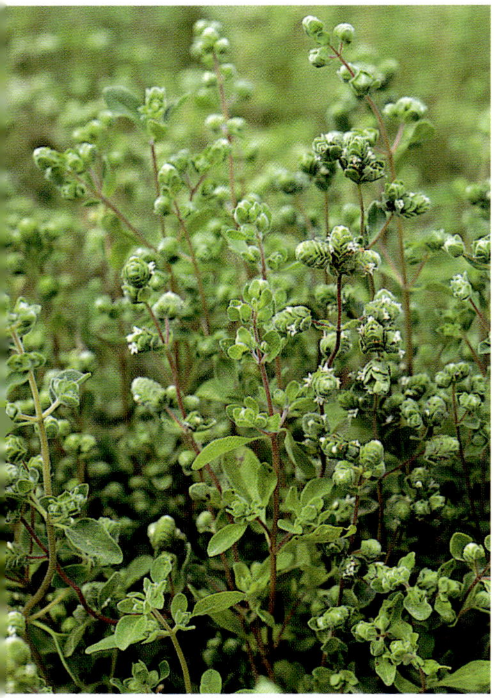

Der Majoran ist ein beliebtes Küchenkraut.

Bohnenkraut *(Satureja hortensis)*

Familie: Lippenblütengewächse (Labiatae)
Merkmale: Aufrechte, buschige Pflanze, ca. 30 cm hoch, mit schmallinealen Blättern. Blüten weißlich bis lila stark aromatisch duftend.
Vorkommen: Heimisch im Mittelmeergebiet, bei uns kultiviert.
Sammelgut: Das ganze Kraut.

Die eigentliche Heimat des Bohnenkrautes sind die Länder am Schwarzen Meer und am östlichen Mittelmeer. Der lateinische Name *Satureja* soll von Satyr, einer wollüstigen Gottheit, abgeleitet sein, da Bohnenkraut u. a. die Sinneslust anregt.

Seit dem 9. Jahrhundert wurde das Bohnenkraut in Mitteleuropa, besonders in den Klostergärten (von wo es jedoch bald wieder verbannt wurde) angebaut. Man schätzte es sowohl als Gemüse-, Gewürz- und als Heilpflanze. Maurice Mességué, ein exzellenter französischer Heilkräuterkenner unserer Zeit, ist ein glühender Verehrer des Bohnenkrauts und bezeichnet diese Pflanze auch aus alter Familientradition als Glücks- und Liebespflanze.
Das Bohnenkraut wirkt als Heilpflanze zusammenziehend, entzündungswidrig, leicht stopfend, bakterientötend, krampfstillend, beruhigend und leicht harntreibend. Es wird angewandt bei leichten

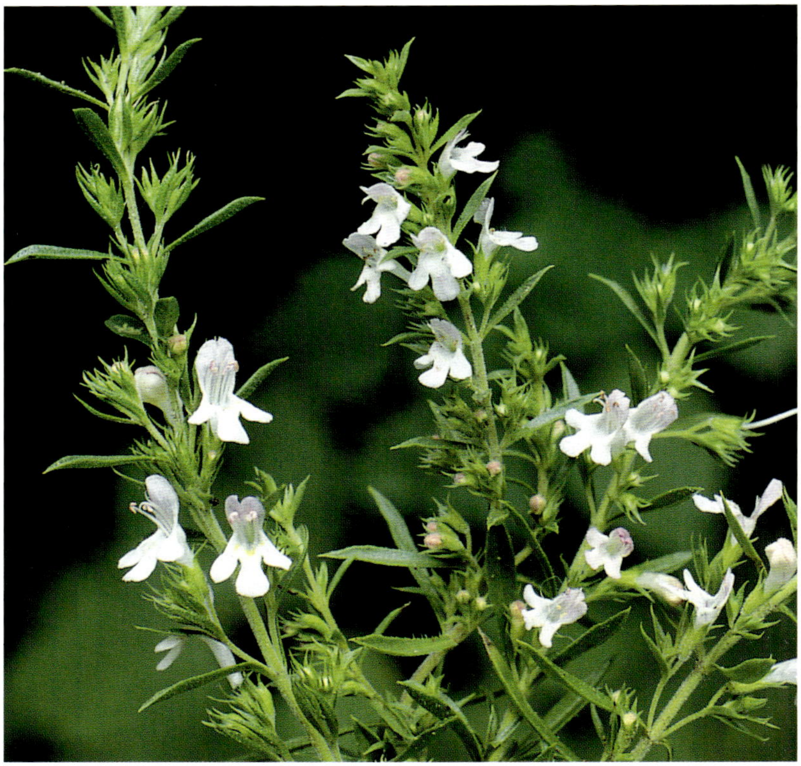

Durchfällen und plötzlich auftretenden Magen-Darm-Katarrhen, bei Verdauungsstörungen besonders mit Blähungen, Erbrechen, Kreislauf- und Potenzschwäche, sowie allgemein als ein magenstärkendes Mittel. Auch als Nierenmittel (nierenreinigend, wassertreibend) hat sich das Bohnenkraut bewährt.

In alten Kräuterbüchern erfahren wir, dass Bohnenkraut als ein auswurfförderndes Hustenmittel, als ohnmachtswidriges, Leber-, Magen- und Gebärmutterreinigendes Mittel und als Umschlag lindernd bei Gichtschmerzen hilft. Lonicerus warnt aber gleichzeitig vor der Anwendung von Bohnenkraut bei Schwangeren. Äußerlich wird das Bohnenkraut zum Gurgeln bei Halsschmerzen (Angina) und auch gegen Insektenstiche gebraucht.

Mességué empfiehlt das Bohnenkraut in seiner Revitalisierungssalbe zum Einreiben beidseitig der Wirbelsäule und auch zu tonisierenden, aufbauenden Bädern.

Außerdem ist das Bohnenkraut ein wundervolles, verdauungsförderndes Gewürz, nicht nur bei Gurken, sondern auch bei Wild und allen schwer verdaulichen Hülsenfrüchten wie dicken Bohnen und Erbsen.

In seinem Buch »Lernen wir wieder zu lieben« gibt Mességué ein interessantes Rezept für einen **Liebestee** an: Man nehme 3 Prisen Bohnenkraut, 1 Prise Orangenblüten und 1 Prise Minze. Am Schluss seines Rezeptes nennt er nicht die Formel »Fragen Sie ihren Arzt oder Apotheker«, sondern er sagt: »Wer nicht daran glaubt, ist selbst daran schuld.«

Basilikum *(Ocimum basilicum)*

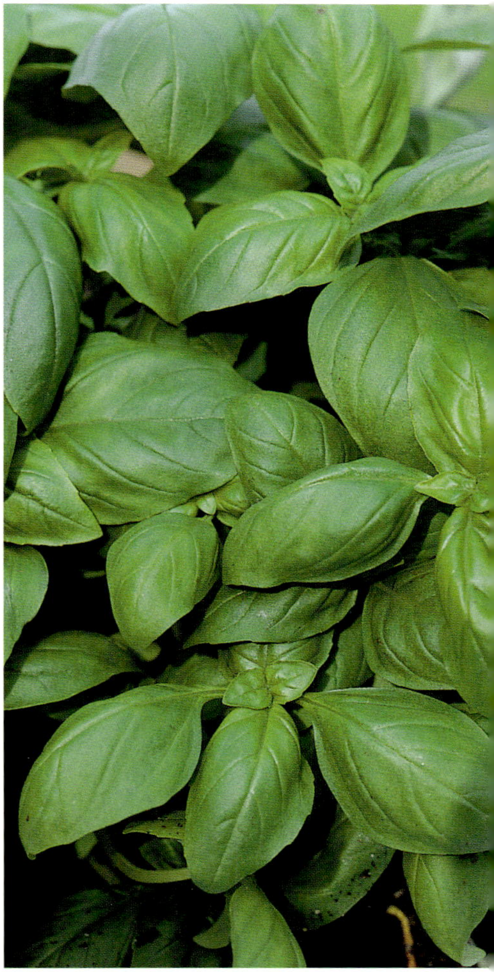

Familie: Lippenblütengewächse (Labiatae)
Merkmale: Ca. 50 cm hohe, krautige, buschig verzweigte Pflanze. Die langgestielten Blätter sind eiförmig, ganzrandig oder leicht gezähnt mit aromatischem Geruch. Die Blüten stehen in achselständigen Trugdolden (weiß, rosa bis purpurrot).
Vorkommen: Heimisch in Südasien (Indien), bei uns kultiviert.
Sammelgut: Das ganze Kraut.

Die ursprünglich aus Indien stammende Pflanze hat sich ganz ausgezeichnet in den Mittelmeerländern akklimatisiert und wird inzwischen auch in unseren Breiten kultiviert.

Ähnlich wie Bohnenkraut ist Basilikum als Gewürz- und Heilpflanze zu gebrauchen. Es gilt als magenstärkendes, appetitanregendes, milchanregendes Mittel, gegen Blähungen, chronische Magenbeschwerden, Magenkrämpfe und auch gegen Schleimhautentzündungen bei Blasen- und Nierenerkrankungen. Wie Sonnentau ist Basilikum ein gutes Mittel bei morgendlicher Übelkeit während der Schwangerschaft, bei allgemeiner Abgespanntheit und auch bei Reisekrankheit.

In dem netten Büchlein: »Die Rezepte, für die man geheiratet wird« gibt es viele Anwendungen mit Basilikum, die Frauen noch schöner machen sollen, da das Kraut eine verführerische Wangenröte zaubert. So berichten es auch die alten Kräuterbücher. Dass damit auch Schlangen vertrieben werden können, hat bestimmt nichts mit den schönen Frauen zu tun. Da es heute kaum mehr Schlangen gibt, ein anderer Tipp: Ein Topf mit Basilikum vor dem Fenster soll auch die Fliegen vertreiben.

Basilikum könnte man auch als Anti-Stress-Kraut bezeichnen, da es wunderbar harmonisierende Eigenschaften besitzt. So hilft es u.a. bei Schafstörungen, Angstzuständen, Schwindel und Nervenschwäche.
Ähnlich wie Melisse kann Basilikum zu nervenstärkenden Bädern gebraucht werden.

Ehrenpreis *(Veronica officinalis)*

Familie: Braunwurzgewächse (Scrophulariaceae)
Merkmale: Am Boden anliegende, dann aufsteigende, rauhaarige Stängel (30 cm hoch). Graugrüne Blätter, gegenständig angeordnet, kurz gestielt, verkehrt eiförmig oder elliptisch, weichhaarig und am Rand gesägt. In den Blattachseln stehen in Blütentrauben hellblaue Blüten, die dunkel geadert sind.
Vorkommen: Europa und Nordamerika, auf Wald- und Heideböden, Bergwiesen.
Sammelgut: Das ganze Kraut.

Bei unseren Vorfahren muss sich der blau blühende Ehrenpreis einer besonders hohen Wertschätzung erfreut haben. Dies können wir an den Namensnennungen ablesen: Wundheilkraut, Heil aller Schäden, Steh auf und geh weg.
Der Ehrenpreis ist ein ganz ausgezeichnetes Blutreinigungsmittel und wird besonders bei starken Verschleimungen der Atmungswege eingesetzt. Auch bei Erkrankungen der Harnorgane, Blase und Niere hat sich Ehrenpreis bewährt. So schreibt schon Matthiolus:
... dann kaum ein köstlicher Kraut ist zu der versehrten Lungen / vnd Brust / wider den Husten / schweren Athem / Flüsse / eyterige Geschwüre / vnd Schwindsucht.
In einem weiteren alten Kräuterbuch heißt es:
... daß Ehrenpreis den gifftigen Unrath aus dem gantzen Leibt treibt.
und an anderer Stelle:
macht berauschtte Männer wieder nüchtern.
Ob das der Grund dafür ist, dass ein weiterer volkstümlicher Name für Ehrenpreis »Männertreu« ist?
Übergewicht dürfte kein typisches Problem unserer heutigen Zeit sein, denn Ehrenpreis gilt schon seit alten Zeiten als sehr gutes Mittel bei Fasten- und Entschlackungskuren.
In Verbindung mit Ginkgoblättern hat sich Ehrenpreis gegen Vergesslichkeit (Alzheimer) bewährt. In den letzten Jahren konnte ich zudem eine den Lymphabfluss verbessernde Wirkung beobachten. Auch bei Hitzewallungen in den Wechseljahren lohnt sich ein Versuch mit dem Ehrenpreis.
Als alkoholischer Auszug ergibt Ehrenpreis ein ausgezeichnetes Gesichtswasser, besonders bei unreiner Haut (Pickel, Mitesser, Akne) und Altersjucken.

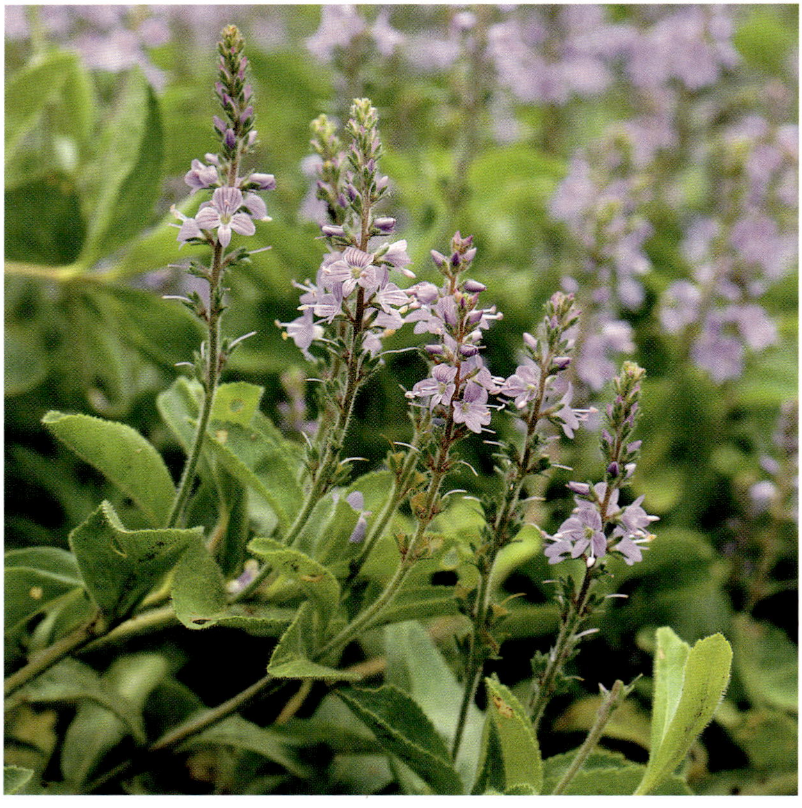

Anis *(Pimpinella anisum)*

Familie: Doldengewächse (Apiaceae)
Merkmale: Die Anispflanze ist eine einjährige Kulturpflanze, 30–50 cm groß, mit hohen, runden, gerillten, oben ästigen Stängeln. Die unteren Blätter sind lang gestielt, ungeteilt, nierenförmig und tief gesägt. Weiter oben am Stängel stehen gefiederte Blätter, die obersten sind 3-teilig. Die Stängel und oberen Seitentriebe enden in lockeren, flachen, weißblütigen Doppeldolden mit dem typischen Anisgeruch. Achtung! Die Doldengewächse können leicht verwechselt werden.
Vorkommen: Beheimatet im östlichen Mittelmeergebiet und Asien, bei uns kultiviert in Gärten.
Sammelgut: Die Teilfrüchte (Samen) der Spaltfrucht hängen oft zusammen; sie sind verkehrt birnenförmig, gestielt, bis zu 5 mm lang und bis zu 3 mm breit, hell gerippt und dicht behaart, von braungelber bis graugrüner Farbe.

Die Anisfrüchte wie auch das ätherische Öl haben sekretionsanregende, schleimlösende, krampflösende und blähungstreibende Eigenschaften.
Sie lindern Leibschmerzen, Blähungen, Verdauungsbeschwerden, sind wirksam bei Bronchitis, hartnäckigem Reizhusten, Keuchhusten und bei Lungenkrankheiten. Auch bei grippalen Infekten hat sich eine Beimischung von Anis bewährt. Zusammen mit Fenchel und Kümmel findet man Anis in sogenannten Stilltees zur Steigerung der Milchsekretion. Auch bei Regelanomalien, bei Libido- und Potenzmangel kann Anis unterstützend eingesetzt werden. Bereits in der Antike schreibt Plinius lobend über den Anis:
»Er gäbe dem Atem einen guten Geruch, dem Gesicht ein jugendliches Aussehen und erleichtert schwere Träume, wenn man ihn über dem Kopfkissen des Schlafenden aufhänge«.
Das ätherische Anisöl kann mit einem Shampoo vermischt gegen Läuse angewandt werden. Es ist empfehlenswert, die Anisfrüchte vor dem Aufguss zu zerstoßen, damit die enthaltenen ätherischen Öle besser freigesetzt werden.

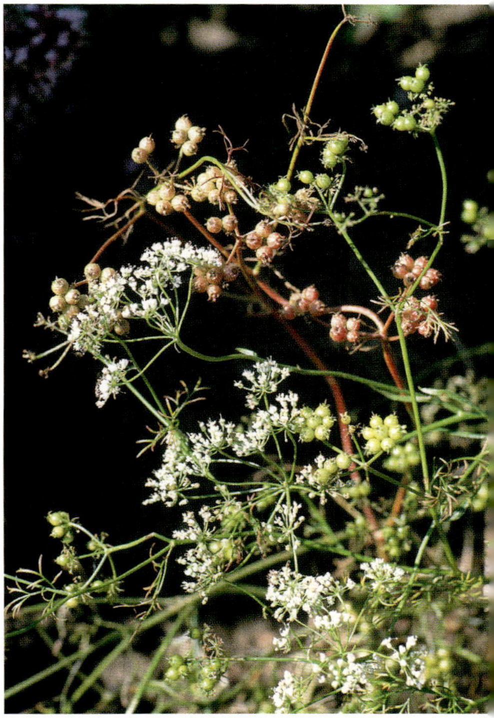

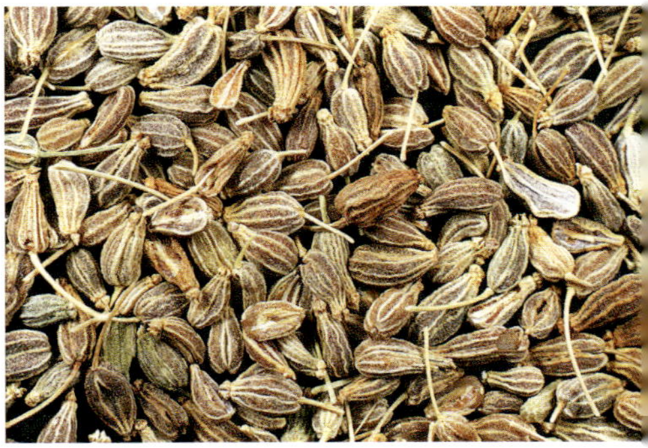

Gesammelt werden die Anisfrüchte.

Kümmel *(Carum carvi)*

Familie: Doldenblütler (Apiaceae)
Merkmale: Die zweijährige Kümmelpflanze wird bis zu 1 m hoch und entwickelt im 1. Jahr nur eine Blattrosette. Im 2. Jahr erheben sich kantig gefurchte Stängel mit einigen sitzenden, mehrfach fiederteiligen und gestielten Blättern. Ein typisches Merkmal sind die kreuzartig gestellten unteren Fiederpaare. Die weißen bis rosafarbenen Blüten erscheinen ab Mai in 8- bis 16-strahligen Dolden. Aus ihnen entwickeln sich die Spaltfrüchte, die bei der Reife in Teilfrüchte zerfallen. Diese sind von graubrauner Farbe, etwa 5 mm lang, 1 mm dick, sichelförmig gekrümmt und an beiden Enden zugespitzt. Die kahle Fruchtwand wird von 5 hellen Rippen durchzogen.

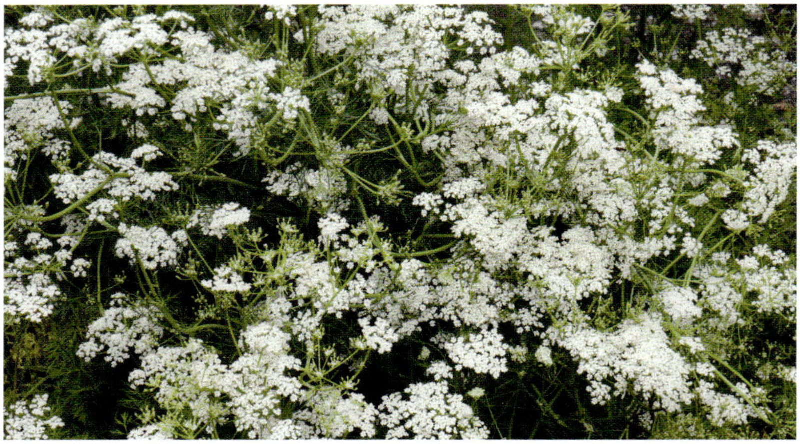

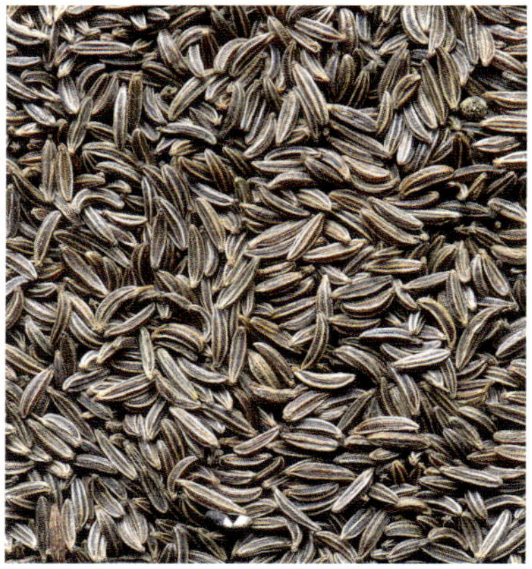

Die Früchte sind auch als Gewürz beliebt.

Vorkommen: In Mittel- und Nordeuropa auf trockenen Wiesen, an Wegrändern, Rainen, besonders auf Lehmböden. Kultiviert in Holland, woher auch die größten Mengen geliefert werden.
Sammelgut: Die Früchte.

Jede kluge Hausfrau gibt bei Kohlgerichten zur Geschmacksverbesserung als Gewürz Kümmel dazu und benutzt den Kümmel gleichzeitig als Arzneimittel, um durch die blähungswidrige Wirkung Verdauungsstörungen vorzubeugen. Man könnte sagen: Alle Gewürze sind Heilkräuter, aber nicht alle Heilkräuter sind Gewürze.
Durch die entblähenden, krampf- und schleimlösenden, menstruationsfördernden und milchtreibenden Eigenschaften weist der Kümmel alle Indikationen auf wie unter Anis und auch Fenchel beschrieben. Eine Besonderheit des Kümmels möchte ich jedoch herausstellen: So verwende ich den Kümmel bei Herzbeschwerden verschiedener Art. Ein alter, kräuterkundiger Sudetenländer bestätigte meine Erfahrungen: »Wer Kümmel isst, bekommt keinen Schlaganfall.« Dies hatte schon ein gewisser Dr. Roemheld aus Gundelsheim erkannt, der bestimmte Herzbeschwerden bis zu Angina pectoris, Extrasystolen, Magenschmerzen und Übelkeit einem geblähten Magen und Darm zuschreibt. Diese Blähungen sind in der Lage, das Zwerchfell hochzudrücken, das Herz zu verlagern. Dabei kann es zu einem Druckgefühl, einer »Platzangst« für das Herz kommen. Dieses Krankheitsbild wird als Roemheld-Syndrom bezeichnet.
In diesem Zusammenhang sind auch andere verdauungsfördernde Heilkräuter wie Enzian, Tausendgüldenkraut, Herzgespannkraut und Schöllkraut zu nennen (siehe auch bei den jeweiligen Kräuterporträts und den genannten Rezepten).
Bei Kehlkopfentzündungen kann man mit Kümmeltee gurgeln. Auch bei Bronchitis und Bronchialasthma habe ich gute Erfahrungen mit Kümmel sammeln können.

Mariendistel *(Carduus marianum)*

Familie: Korbblütler (Asteraceae)
Merkmale: Die Mariendistel wird bis zu 2 m hoch und ist durch ihre dunkelgrünen, glänzenden, weiß geäderten Blätter unverwechselbar. Der Beiname marianus und der deutsche Name »Mariendistel« deuten auf die Zugehörigkeit dieser Heilpflanze zu den »Marienpflanzen« und beziehen sich auf die weißen Streifen auf den Blättern, die der Legende nach von der heruntertropfenden Milch der Gottesmutter herrühren sollen.
Die Blüten sind rotviolett, alle röhrenförmig, in einzelnen, 4–8 cm großen Köpfen. An den äußeren Hüllblättern befinden sich kräftige, zurückgebogene Dornen.
Vorkommen: Im Mittelmeergebiet heimisch auf sonnigen, trockenen und steinigen Hängen, bei uns als Kulturpflanze oder auch als Zierpflanze angebaut.

Sammelgut: Die Früchte und Samen.

Seit Jahrhunderten ist die gute Wirkung der Mariendistelsamen auf die Leber überliefert, die sich durch neuere wissenschaftlichen Untersuchungen bestätigt hat. So wurde der Hauptwirkstoff der Mariendistel, das Silymarin, isoliert und wird inzwischen schulmedizinisch selbst bei schwersten Lebervergiftungen angewandt.
Ein Tee als Abkochung der Mariendistelfrüchte wirkt bei fast allen, besonders chronischen Leberschäden, bei Leberentzündungen, Fettleber, Gallestörungen (regt den Gallenfluss an). In Verbindung mit einem Leberwickel (siehe Rezeptteil) ist die Mariendistel von unschätzbaren Wert. Besonders nach »Galleoperationen« sollte die Funktionsweise der Galle angeregt werden. Besser wäre es, rechtzeitig für einen guten Gallenfluss zu sorgen, damit könnte manche »Galleoperation« entfallen. Interessant ist die Mariendistel zudem bei Kopfschmerzen, Hautleiden verschiedenster Art, bei Krampfadern und Hämorrhoiden. Auch bei Bauchspeicheldrüsenerkrankungen, Stirnhöhlenvereiterungen habe ich bereits gute Erfahrungen mit der Mariendistel gemacht.

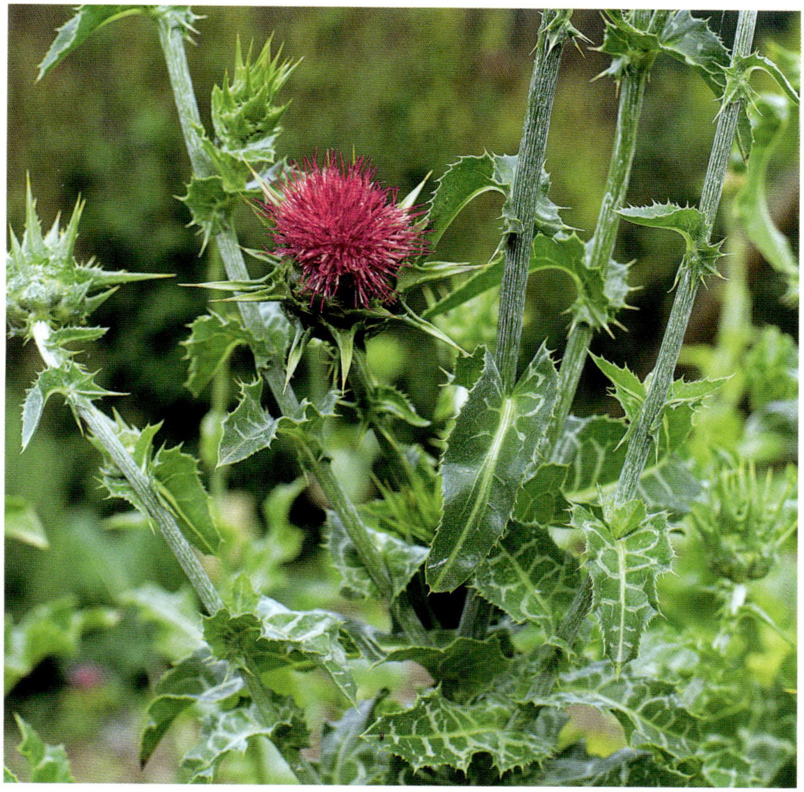

Sonnentau *(Drosera rotundifolia)* geschützt

Familie: Sonnentaugewächse (Droseraceae)
Merkmale: Eine »insektenfressende« Pflanze mit einer Rosette kleiner, runder, lang gestielter Blätter mit zahlreichen roten kugligen Drüsen besetzt; der klebrige Drüsensaft glänzt im Sonnenlicht wie Edelsteine. Kleine, weiße Blüten am blattlosen Stängel.
Vorkommen: In ganz Mittel- und Nordeuropa auf feuchten Torf- und Sumpfböden, die Pflanze lebt mit dem Torfmoss in einer Symbiose. Spezialgärtnereien kultivieren den Sonnentau.
Sammelgut: Die während der Blütezeit gesammelte Pflanze.

Der Sonnentau war als fleischfressende Pflanze geheimnisumwoben. Er bewährt sich von alters her besonders bei Bronchitis, Lungenleiden, Husten, Reizhusten und durch seine guten krampflösenden Eigenschaften zusammen mit Thymian auch bei Keuchhusten und Epilepsie. In meiner Praxis konnte ich gute Erfahrungen in Teemischungen bei Schwangerschaftserbrechen machen. Hierbei sollte der Sonnentau jedoch sparsam angewandt werden.
Weiterhin hat der Sonnentau antisklerotische, diuretische Eigenschaften. Dies macht ihn zu einer inter-

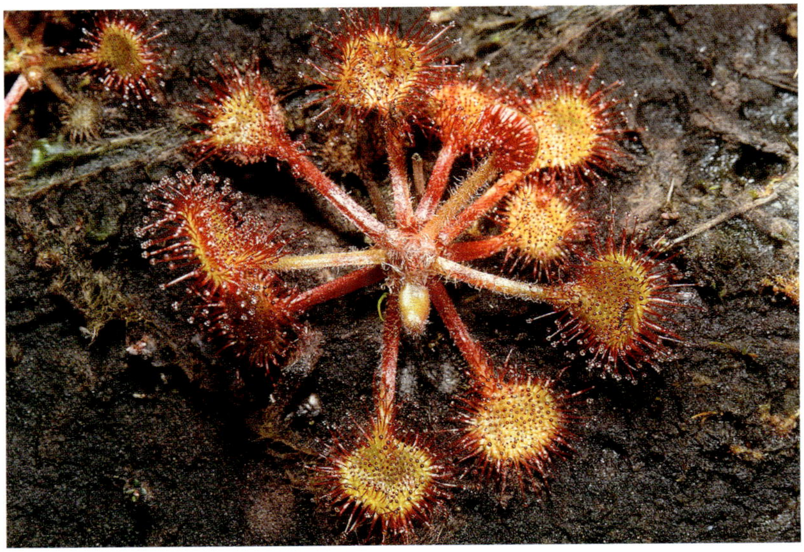

essanten Heilpflanze in der Altersheilkunde bis hin zu Alzheimer. Der Sonnentau spricht besonders gut bei sensiblen Menschen an, die ihren Zorn herunterschlucken und den Aggressionen ihrer Mitmenschen ängstlich gegenüberstehen. Hierbei sollte man auch an den Hafer denken, der das Nervensystem kräftigt. Sehr bewährt hat sich Drosera bei trockenem, rauem, besonders nächtlichem Husten. Im Rezeptteil dieses Buches ist eine Hustentee-Mischung mit Sonnentau aufgeführt. Diese Mischung (S. 152) wird seit über 40 Jahren gern verwendet.

Schwarze Schlangenwurzel *(Actaea racemosa,* Syn.: *Cimicifuga racemosa)*

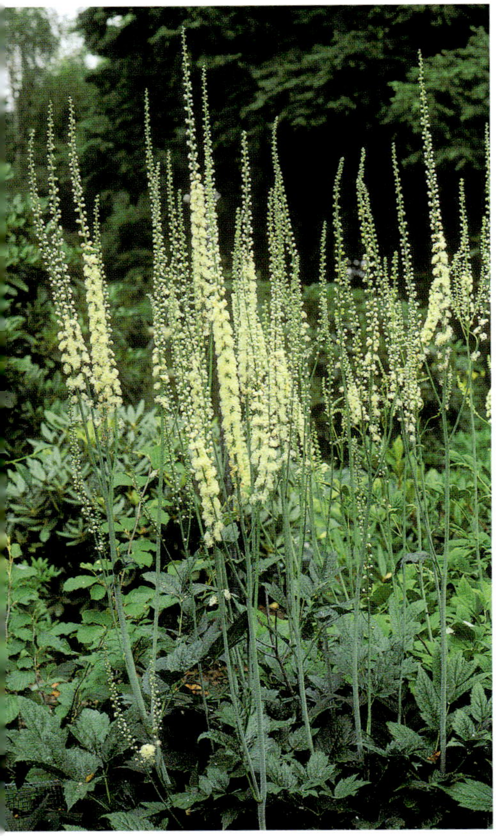

Familie: Hahnenfußgewächse (Ranunculaceae)
Merkmale: Bis zu 2 m hohe ausdauernde Pflanze; ihre aufrechten Stängel tragen große, doppelt gefiederte Laubblätter mit spitzen, tief gesägten Blättchen; die kleinen, weißlichen Blüten, die in sehr langen, schmalen Trauben stehen, entwickeln Balgfrüchte.
Vorkommen: Im atlantischen Nordamerika.
Sammelgut: Der nach der Fruchtreife gesammelte Wurzelstock.

Diese äußerst attraktive Pflanze, die auch **Trauben-Silberkerze** genannt wird, habe ich in unseren Breiten schon öfters in Ziergärten gesehen. Ahnen ihre Besitzer etwas davon, dass sie eine der wertvollsten indianischen Heilpflanze kultivieren? Die Ureinwohner Nordamerikas schätzen diese Pflanze seit langem als ein gutes Mittel gegen Schlangenbiss (daher der Name: »Schlangenwurzel«) und zur Erleichterung der Entbindung. Ich bin den Indianern sehr dankbar, die uns diese wertvolle Heilpflanze zur Verfügung gestellt haben.
In Amerika und England wird die Schwarze Schlangenwurzel häufig bei hormonellen Störungen (die Pflanze enthält östrogenartige Stoffe) wie Dysmenorrhoen, Klimakterium, sowie bei nervösen Störungen besonders im Pubertätsalter (»Zappelkinder«) eingesetzt. Nach meinen Erfahrungen hat sich die Schlangenwurzel besonders in Frauentee-Mischungen bewährt (immer nach Abklärung durch Frauenarzt/-ärztin!).
Die Wirkstoffe der Schlangenwurzel normalisiert und harmonisiert das hormonelle Geschehen der Frau. So bewährt sich diese Heilpflanze

besonders in den Wechseljahren mit den typischen Beschwerdebildern wie Schwitzen und depressiven Verstimmungen. Bei Rheuma, Gelenkentzündungen, bei Muskel- und rheumatischen Schmerzen, Ischias und Ohrensausen ist die Schwarze Schlangenwurzel besonders wirkungsvoll, wenn diese nach den Wechseljahren verstärkt oder dann erst auftreten. Bei Kopfschmerzen, die mit dem hormonellen Zyklus in Zusammenhang gebracht werden können, bewährt sich die Pflanze ebenfalls bestens.

Die Schwarze Schlangenwurzel sollte nicht nur als reine Frauenpflanze angesehen werden, hier lohnt sich ein Versuch auch bei den »Wechseljahren der Männer« bei hohen Blutdruck, zur Besänftigung der nervösen Reizbarkeit, Angina pectoris und Ohrensausen.

Leider können wir die Schwarze Schlangenwurzel bei uns nicht sammeln, da sie wild nicht vorkommt. Es gibt jedoch die Möglichkeit, diese Arzneipflanze über das »Löffinger Heilkräuterstüble«, Apotheken oder andere gut sortierte Kräuterhäuser zu beziehen. Cimicifuga befindet sich auch in verschieden Pflanzenpräparaten, homöopathischen und spagyrischen Mitteln.

Mönchspfeffer, Keuschlamm *(Agnus castus)*

Familie: Eisenkrautgewächse (Verbenaceae)
Merkmale: Strauch (bis zu 4 m) mit lang gestielten, 5- bis 7-fach handförmig geteilten, unterseits weißfilzigen Blättern (dem Hanf sehr ähnlich); Blüten in endständigen, verzweigten, ährenartigen Blütenständen, mit blauer, seltener rosafarbener, 8–10 mm langer 2-lippiger Krone. Die Frucht besteht aus einer 4-samigen Scheinbeere.
Vorkommen: Im Mittelmeergebiet an Flussufern und anderen feuchten Standorten, bei uns als Zierstrauch.
Sammelgut: Die Früchte.
Als Fertigpräparat Agnolyt (Madaus) erhältlich.

In der Regel sind Gewürze aphrodisierend (d. h. »die Liebe anregend«), beim Mönchspfeffer oder Keuschlamm erreicht man eine gegenteilige Wirkung. So wuchsen in den Klostergärten des Mittelalters neben Gewürz- und Heilpflanzen auch solche, die der »Abkehr der Liebe« dienten. Daher auch der Name: Keuschlamm = keusch wie ein Lamm.

Matthiolus schreibt 1626 in seinem »Kreuterbuch«:

Er nimmt die Begierde zum Venushandel und solches tut nicht allein der Samen, sondern auch die Blätter der Blumen, nicht aber nur so man sie esset, sondern auch wenn man sie im Bett vertreut (wenn es dann nicht so spät dafür ist).

Es gibt ja nicht viele Heilpflanzen, die auf das hormonelle Geschehen der Frauen einen Einfluss haben. Während die Schwarze Schlangen-

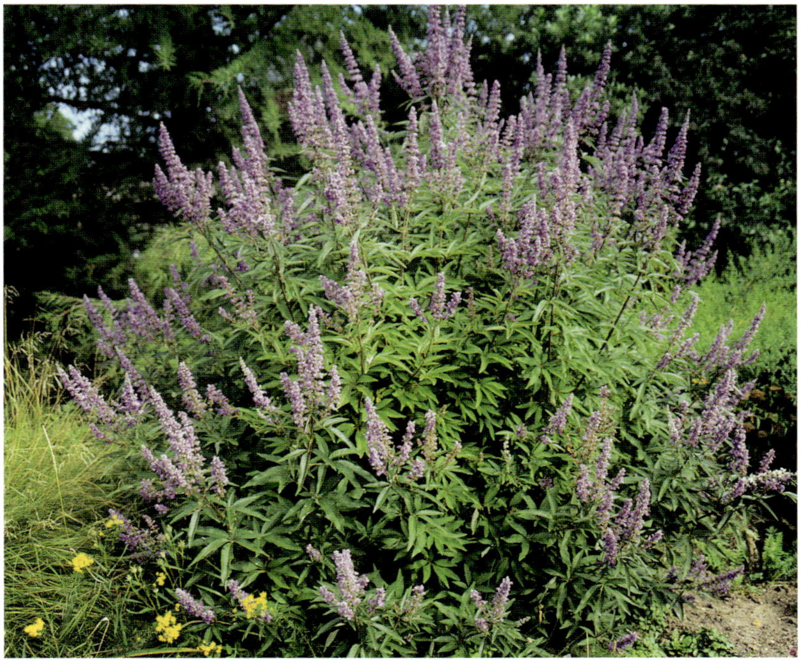

wurz eher im Östrogenbereich wirkt, hat sich der Mönchspfeffer mehr auf die Gelbkörperhormone »spezialisiert« und bewährt sich vor allem beim prämenstruellen Syndrom, bei Wassereinlagerungen und rheumatischen Beschwerden während der Periode. Es findet aber auch zur Linderung der Wechseljahrbeschwerden Verwendung (und den damit verbundenen depressiven Verstimmungen). Lassen sie sich aber unbedingt durch Ihre/n Frauenarzt/-ärztin beraten.
Es klingt fast wie ein Widerspruch, dass der Mönchspfeffer einerseits den Geschlechtstrieb beruhigt, aber durch die hormonelle Stimulierung auch bei unerfüllten Kinderwunsch der Frauen eingesetzt werden kann. Ich habe in meiner Praxistätigkeit mit dem Mönchspfeffer gute Erfahrungen zur Anregung der Lymphtätigkeit machen können. Dies erklärt wahrscheinlich auch die Wirkung von Mönchspfeffer zur Leistung der Milchsekretion.

Eisenkraut *(Verbena officialis)*

Familie: Eisenkrautgewächse (Verbenaceae)
Merkmale: Aufrecht stehende 30–75 cm hohe Pflanze; Blätter gegenständig, ungleich gekerbt, die mittleren 3-spaltig mit großen Endlappen. Die kleinen, blaßlila Blüten stehen in vielblütrigen, lockeren Ähren auf rutenförmigen Zweigen, die drüsig behaart sind.
Vorkommen: Ursprünglich im Mittelmeerraum, heute weltweit.
Sammelgut: Die während der Blütezeit gesammelten oberen Triebe (Kraut).

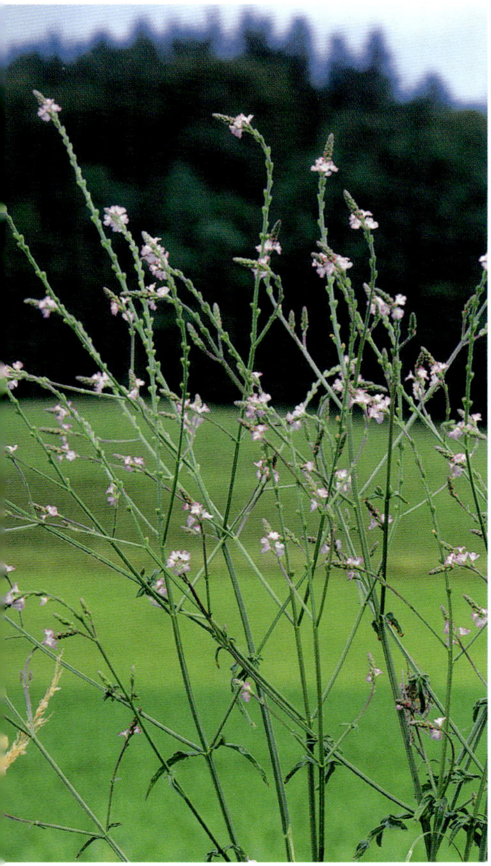

Nach Plinius war das Eisenkraut die berühmteste Heilpflanze der römischen Flora. Es galt nicht nur den Römern, sondern auch den alten Ägyptern als heilig. Im Mittelalter wurde Eisenkraut viel als Zauber- und Beschwörungsmittel benutzt. So muss man auch das Wort »Eisen« im Namen von Eisenkraut verstehen: Eisen war in der Antike ein ganz besonders hochgeschätztes Metall. So wurden Wunden, die von Eisen hervorgerufen wurden, auch mit Eisenkraut geheilt. Alle Kräuterbücher des Mittelalters sind voller Lob über das Eisenkraut. Hippokrates, die heilige Hildegard und Paracelsus führen es in ihrem Heilkräuterschatz. Lonicerus gibt eine Vielzahl an Indikationen über das Eisenkraut an, die heute noch volle Berechtigung haben.
Von den Heilwirkungen her gesehen ist das Eisenkraut nervenstärkend, beruhigend, krampflösend, leber- und blasenstärkend. So bewährt sich das Eisenkraut bei schlechter Verdauung verbunden mit Magenschmerzen, bei Erschöpfungszuständen (Burn-out-Syndrom, Stress, Schlaflosigkeit), bei Nervenleiden verschiedener Art, Depressionen, Spannungszuständen verschiedener Art, Antriebslosigkeit, auch bei Nervenschmerzen (Trigeminusneuralgien), bei Migräne, Schwindelgefühlen und Ohrensausen (Tinnitus). Kneipp bezeichnet das Eisenkraut: »als vortreffliches Heilmittel bei vielen Krankheiten«, so bei Leber-Milz- und Nierenleiden. Äußerlich eignet es sich zudem als Gurgelmittel bei Hals- und Kehlkopfleiden (ein gutes Mittel für Sänger) und auch bei Zungengeschwüren.
Der meistgetrunkene Kräutertee in Frankreich (»Herbe de verveine«) mit seinem typischen, erfrischenden Duft wird aus Kulturformen des Eisenkrautes hergestellt.

Rosmarin *(Rosmarinus officinalis)*

Familie: Lippenblütler (Lamiaceae)
Merkmale: Ein immergrüner, stark duftender 50–200 cm hoher Strauch; Blätter sitzend, schmal, nach unter umgerollt, oben kräftig grün, unterseits weißfilzig, Blütenkrone blaßblau-hellviolett.
Vorkommen: Im Mittelmeerraum auf den Trockenheiden (Macchien), häufig kultiviert.
Sammelgut: Die Blätter.

Im 14. Jahrhundert gab es eine ungarische Königin, die im hohen Alter von der Gicht geplagt keinen sehenswerten Anblick bot. Von einem Kräuterkundigen, dessen Name leider nicht überliefert ist, erhielt sie eine geheime Kräuteressenz. Diese Essenz heilte die Königin nicht nur von ihrer schlimmen Krankheit, nein, die Königin blühte regelrecht auf, sodass sie selbst von bedeutend jüngeren Männern laufend Heiratsangebote bekam. Diese geheime Essenz wurde damals als »Eau de la Reine d'Hongrie« in ganz Europa verkauft. Heute weiß man, dass diese Kräuteressenz nichts anderes war als ein mit starken Weingeist übergossenes Destillat von Blättern und Blüten des Rosmarin.
In diesem Zusammenhang wundert es auch nicht, dass Rosmarin in der Antike der Schönheitsgöttin Aphrodite geweiht war.
Der kräuterkundige Pfarrer Kneipp war vom Rosmarin ganz begeistert und schrieb:
Ein Sträußchen Rosmarin darf am Hochzeitstage keinem Gaste fehlen. Eine Schande aber wäre es … wenn dem Sammler für die Hausapotheke dieses würzige Kraut entginge.
Kneipp empfahl den Rosmarin als Tonikum besonders nach anstrengenden, überstandenen Erkrankungen wie grippealen Infekten, den alten Leuten zum Aufbau und zur Wiederherstellung ihrer Gesundheit, als Tee und als Rosmarin-Wein.
Diese Wirkung beschränkt sich aber nicht nur auf Senioren. So empfehle ich Rosmarin besonders auch bei jungen, zarten Menschen, die immer blass aussehen und unter Versagens- und Prüfungsängsten leiden.
In den alten Schriften wird hierzu täglich Brot mit Salz und Rosmarin empfohlen.
Rosmarin enthält Kampfer und hat dadurch eine gute Wirkung auf chronische Schwächezustände des gesamten Kreislaufs, Hypotonie, Nervensystem. Hierzu sind auch die »modernen« Indikationen Burnout-Syndrom und Alzheimer zu rechnen.
Rosmarin hat auch eine gute Wirkung auf Galle-, Leber- und Magenerkrankungen und auf das Durchblutungssystem (Ohrgeräusche).
Äußerlich wird Rosmarin in Form von Einreibungen als Rosmarin-Spiritus bei Rheuma, Neuralgien und bei funktionellen Herzbeschwerden in der Herzgegend, bei Kreislaufschwäche in Form von Bädern angewandt. Diese Bäder sollten am Vormittag und nicht am Abend genommen werden, da sie den Schlaf stören können.

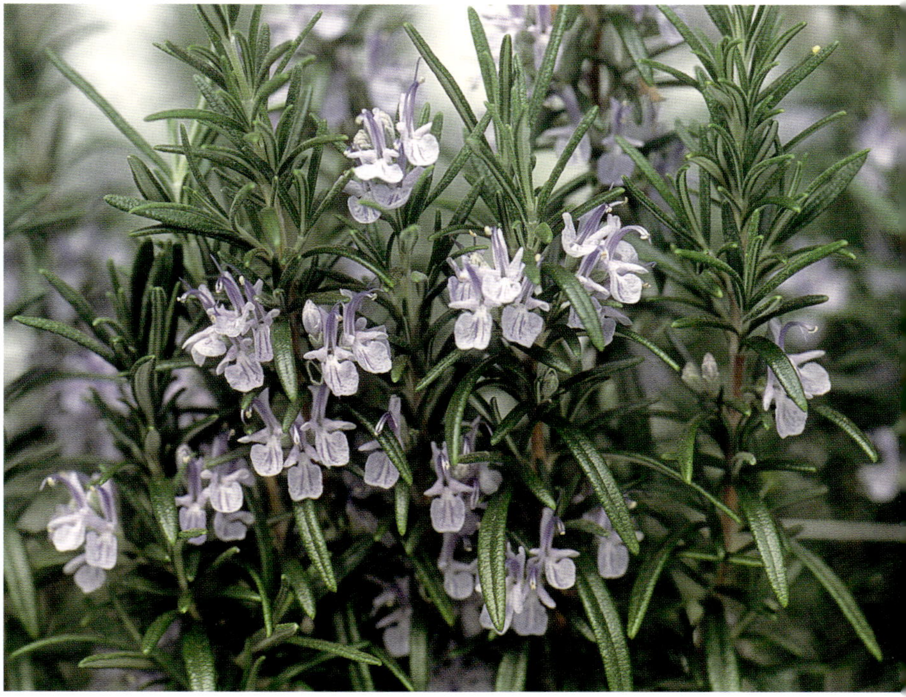

Bärentraube *(Arctostaphylos uva-ursi)*

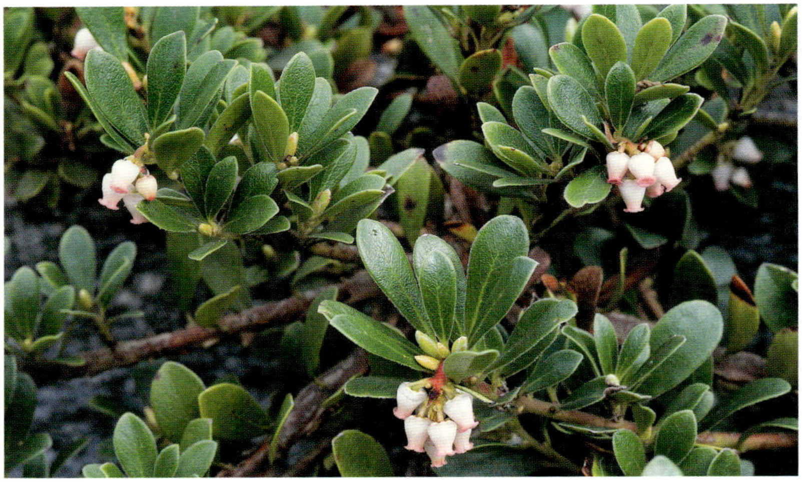

Familie: Heidekrautgewächse (Ericaceae)
Merkmale: Niederliegender, teppichbildender Strauch mit immergrünen Blättern, verkehrt eiförmig, derb, mit flachem Rand. Aus den weißen Blütenkronen mit 5 rötlichen Zipfeln entwickeln sich rote Beeren.
Vorkommen: In ganz Nordeuropa, Nordengland, Island, Sibirien, vereinzelt auch im Schwarzwald, in den Alpen, Pyrenäen, besonders in Kiefernwäldern, Mooren und Heiden.
Sammelgut: Die Blätter.

Die Bärentraube ist eine Heilpflanze der nordischen Völker. Sie wirkt ausgezeichnet desinfizierend bei Erkrankungen der Harnorgane und wird in englischen Kräuterbüchern seit dem 13. Jahrhundert erwähnt. Ich benutze die Bärentraube eigentlich nur für eine Indikation, und das sind akute Blasenentzündungen, wo sie sich besonders bewährt. In meiner langjährigen Praxistätigkeit sehe ich schon nach 8 Tagen Verabreichung eines Tees mit Bärentraubenblättern eine deutliche Verbesserung der Symptome und kann dabei auf die Gabe von Antibiotika verzichten. Als Zubereitung für einen Bärentraubenblättertee empfehle ich 2 Esslöffel für einen Ansatz mit 1 Liter kalten Wasser, den man ca. 8–10 Std. ziehen lässt. Vor Gebrauch des Tees wird dieser Ansatz erhitzt (darf aber dabei nicht kochen); man trinkt diesen Tee maximal 14 Tage. Anschließend kann man dann einen Tee »Zur Stärkung der Blase« trinken (siehe Rezeptteil). Besonders wirksam ist dieser Tee, wenn der Harn alkalisch reagiert (kann mit Teststreifen aus der Apotheke kontrolliert werden). Bei saurem Harn sollte die Umstellung mit rein pflanzlicher Kost oder mit der Gabe von Natriumhydrogenkarbonat (6–8 g täglich) erfolgen. Während der Schwangerschaft sollte wegen der wehenanregenden Wirkung kein Bärentraubenblättertee getrunken werden, lieber Preißelbeerblätter verwenden.

Bittersüßer Nachtschatten *(Solanum dulcamara)* giftig!

Familie: Nachtschattengewächse (Solanaceae)
Merkmale: Stängel lianenartig windend, auch kriechend, unten verholzend (riecht nach Mäusekot). Blätter gestielt, eiförmig-lanzettlich, ganzrandig; der violette Blütenstand ist locker verzweigt, Blüten mit 5 ausgebreiteten Zipfeln und gelber Staubblattröhre, die Beeren sind eiförmig, scharlachrot.
Vorkommen: In ganz Europa, besonders in Auenwäldern, feuchten Gebüschen.
Sammelgut: Die Stängelspitzen.

Die Pflanzen, die zur Familie der Nachtschattengewächse (zu der übrigens auch unsere Kartoffel zählt) gehören, sollten mit besonderer Vorsicht angewendet werden. So sind reife Kartoffeln vollkommen ungiftig, während die unreifen Kartoffeln und besonders das Kraut giftig sind. Beim Bittersüßen Nachtschatten ist die Frucht sehr giftig, die Blätter sind es jedoch weniger.

Die andere Seite ist die Dosierung dieser giftigen Heilkräuter. Von Paracelsus stammt der viel zitierte Satz: *Jedes Ding ist ein Gift, allein die Dosis macht es, ob ein Ding ein Gift ist oder auch nicht.*
Bei der Dosierung vom Bittersüßen Nachtschatten ist ganz besonders äußerste Zurückhaltung erforderlich, lassen Sie sich fachkundig beraten. Die Heilwirkungen des Bittersüßen Nachtschattens sind: harntreibend, blutreinigend, antirheumatisch, schleimlösend, beruhigend.

Besonders wirksam ist er bei Erkältungen, sei es bei Neuralgien (Trigeminusneuralgien), Ischialgien, rheumatischen Beschwerden, Asthma, Belastungen des Lymphsystems, Mandelentzündungen, grippalen Entzündungen, Mittelohrentzündungen und Blasenentzündungen.
Linderung verschafft diese Heilpflanze zudem bei juckenden Hauterkrankungen wie Schuppeflechte, Ekzemen, Flechten mit Drüsenschwellungen und Nesselsucht.

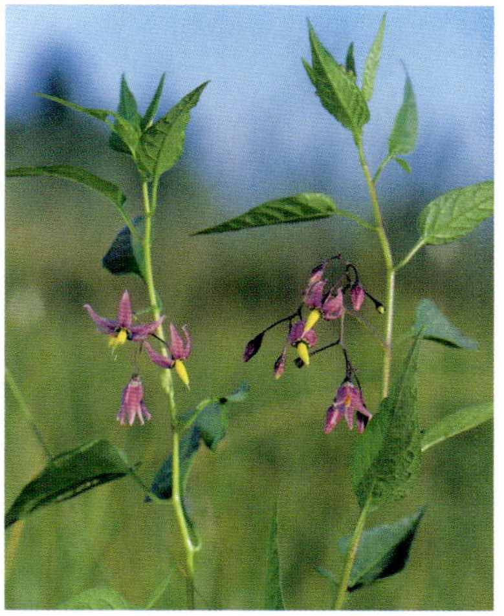

Hafer *(Avena sativa)*

Merkmale: Blätter lineal, lanzettlich, lang zugespitzt, flach; Blatthäutchen kurz, an der gestutzten Spitze ausgebissen gezähnelt; ausgebreitete, lockere Rispe mit meist 2-blütigen, zur Reifezeit hängenden Ährchen; die Deckspelzen sind kahl.
Vorkommen: Als Kulturpflanze in den gemäßigten Zonen.
Sammelgut: Die frische, grüne, blühende Pflanze.

Ein Haferbrei oder Haferflocken im Müsli dürften uns allen bekannt sein, der grüne Hafer als Heilkraut jedoch weniger.
Der Hafer ist nicht nur nahrhaft, schleimhautschützend bei Magenbeschwerden, sondern als Grüner Hafertee eines der besten Mittel bei Erschöpfungs- und Schwächezuständen. Zur Unterstützung und Hilfe bei der Raucherentwöhnung sollte man an den Hafer in Verbindung mit der Schüßler'schen »Heißen 7« denken. Auch in Teemischungen bei erhöhtem Cholesterinspiegel, bei Diabetes sowie auch bei Schlafstörungen hat sich der Grüne Hafertee bewährt.
Vogel schreibt in seinem »Der kleine Doktor«:
Der Hafertrank ist in unserer aufgeregten Zeit für jedermann ein Wundermittel, das, wenn längere Zeit getrunken, die Nerven regeneriert, beruhigt und neue Nervenkraft verleiht.
Bäder mit Haferstroh werden angewandt bei rheumatischen Erkrankungen, als Teilbäder bei verschiedenen Hautleiden, erfrorenen Gliedern und dauernd kalten Füßen.

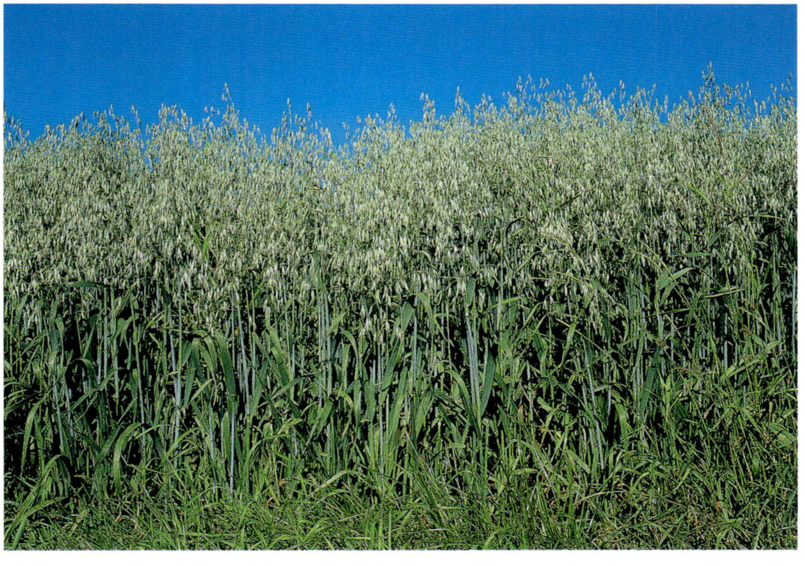

Seifenkraut *(Saponaria officinalis)*

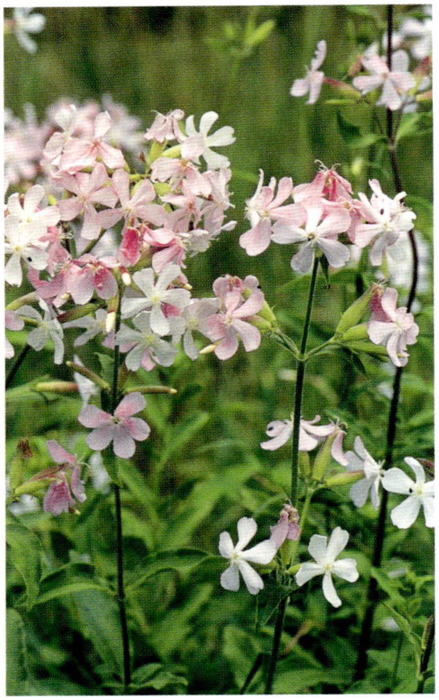

Familie: Nelkengewächse (Caryophyllaceae)
Merkmale: Aufrechte, meist unverzweigte Pflanze mit kriechenden unterirdischen Ausläufern, 30–80 cm hoch, mit länglich-lanzettlichen, gegenständigen, bis 2 cm großen Blättern und weißen bis zartrosa Blüten.
Vorkommen: In ganz Mittel- und Südeuropa, in Schotterfluren von Flusstälern, an Seeufern.
Sammelgut: Die Wurzeln (im Frühjahr oder Herbst sammeln).

Wie der Name schon andeutet, enthält diese Pflanze sogenannte Saponine, das sind seifenähnliche Stoffe, die sich durch eine gute sekretolytische (schleimverflüssigende) Wirkung auszeichnen (siehe auch unter Schlüsselblume). So findet diese Heilpflanze Anwendung bei festsitzenden, trockenen Husten, Stirnhöhlenentzündungen, Asthma, Schnupfen, aber auch bei Lymphabflussstörungen, Hauterkrankungen, Hautausschlägen, Ekzemen und Schuppenflechte sowie bei mangelnder funktioneller Gallenabsonderung und Rheuma. Der Gebrauch des Seifenkrauts als Heilpflanze geht auf alte Überlieferungen arabischer Ärzte zurück, welche es bei Lepra, Flechten und bösartigen Geschwüren verschrieben. Neuere Forschungen ordnen dem Seifenkraut eine antivirale, immunstimmulierende Wirkung zu.

Liebstöckel *(Barosma betulina)*

Familie: Doldenblüter (Apiaceae)
Merkmale: Kräftige, bis zu 2 m hohe, aromatisch duftende Pflanze, daher auch die Bezeichnung »Maggikraut«. Blätter groß, 2- bis 3-fach gegliedert, mit rhombischen, grob gezähnten Abschnitten. Die Blüten sind im Verhältnis zur Größe der Pflanze relativ klein, mit etwa 1 mm großen, rundlichen, gelben Blütenblättern.
Vorkommen: In Südeuropa, in Mitteleuropa überwiegend kultiviert, in Nordamerika großflächiger Anbau.

Aufgrund seiner harntreibenden Wirkung wird Lieberstöckel bei Wassersucht zur Durchspülungstherapie der ableitenden Harnwege, aber auch bei Magenschwäche und -verschleimungen eingesetzt.
Die volkstümlichen Namen von Liebstöckel: Liebesstengel, Liebrohr, Ladstöckl und Luststock deuten auf eine die Manneskraft erhaltene Wirkung hin. Die Wirkstoffe des Liebstöckels fördern die Durchblutung des Beckens und damit der Zeugungsorgane, daher die Berechtigung, zu den »Liebeskräutern« zu gehören. Die Bezeichnung Liebstöckel ist eine Verballhornung des mittelalterlichen, lateinischen Namens Ligusticum.
Nach meinen Erfahrungen hat Liebstöckel auch eine gute Wirkung auf das Lymphsystem.

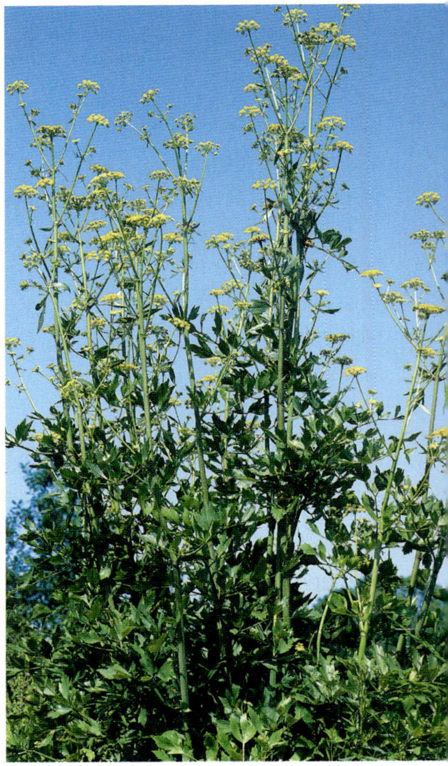

Herzgespann *(Leonurus cardiaca)*

Familie: Lippenblütler (Lamiaceae)
Merkmale: Bis zu 2 m hoch, Blätter gestielt, die unteren handförmig, 3- bis 7-teilig, grob gezähnt, nach oben kleiner werdend; zahlreiche weiße Blüten bilden einen beblätterten ährigen Blütenstand.
Vorkommen: In ganz Mittelasien, in Europa eingebürgert, in Nordamerika eingeschleppt.
Sammelgut: Das Kraut (zur Blütezeit sammeln).

Das Herzgespannkraut ist eine Heilpflanze, die uns hilfreich in unserer hektischen Zeit ihre Dienste anbietet. Stehen wir nicht oft unter Spannung? So ist dieses Kraut ein ausgezeichnetes Mittel, das Herz zu stärken, besonders auch bei ängstlichen Menschen, ohne das Herz zu belasten. Der Name dieser Heilpflanze nennt auch gleich die entsprechende Anwendung: »Herzgespann« nannte man früher Magenkrämpfe verbunden mit Herz-Beschwerden. Heute würde man diese Indikationsbereiche nervöse Magen-Herz-Beschwerden, Roemheld-Syndrom (siehe auch unter Kümmel, Seite 112) oder Burn-out-Syndrom nennen. Schon das erste in deutscher Sprache geschriebene Kräuterbuch, der »Hortus Sanitas« aus dem Jahr 1485, empfiehlt diese Pflanze gegen Magendrücken, Herzkrämpfe, bei Engbrüstigkeit und lahmen Gliedern.
Nach meinen Erfahrungen hilft diese Heilpflanze bei Kopfschmerzen, Wechseljahrbeschwerden, Regelbeschwerden (nach Abklärung durch Frauenarzt/ -ärztin), zusammen mit Wolfstrapp bei Schilddrüsenstörungen (Überfunktion der Schilddrüse), Ängsten, Spannungszuständen, nervösen Reizbarkeiten und in Teemischungen bei den sogenannten Zappelkindern. Hierbei sollte man einige Geduld aufbringen und diese Heilpflanze über einen längeren Zeitraum verabreichen. Veränderungen »über Nacht« können bei einer Therapie nicht erwirkt werden.

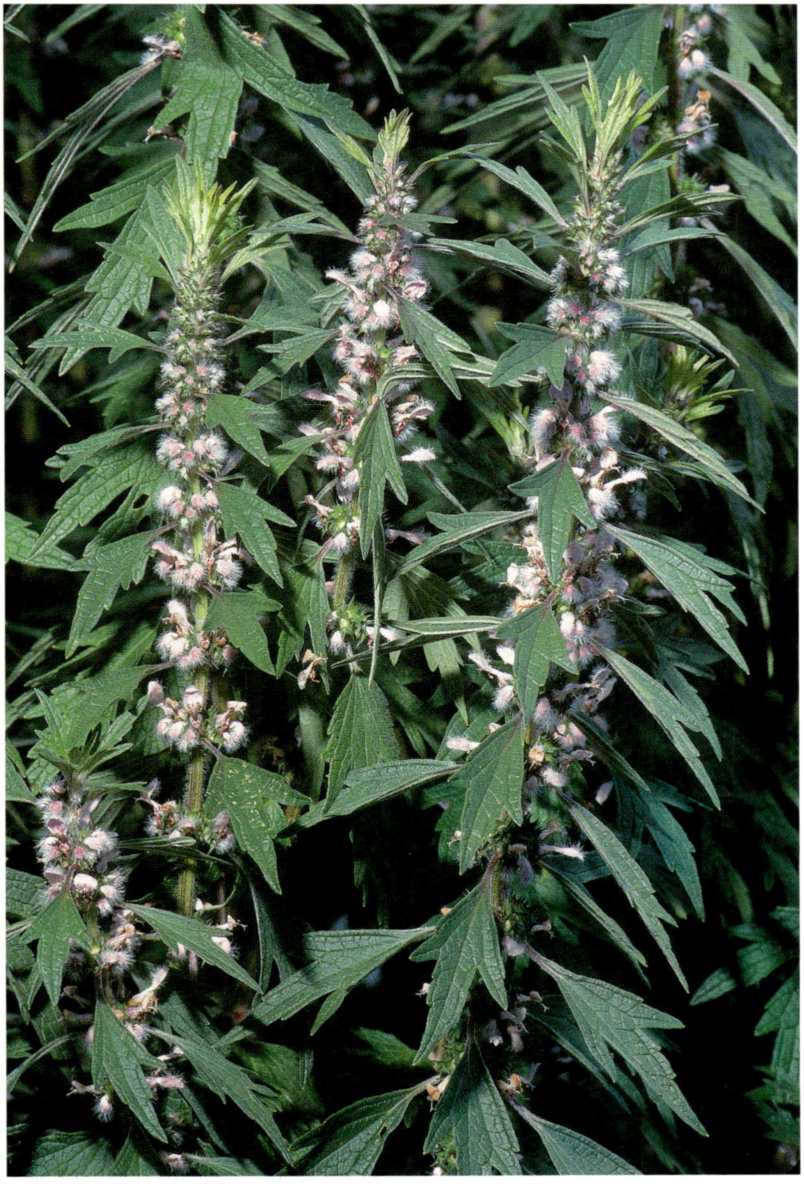

Koriander *(Coriandrum sativum)*

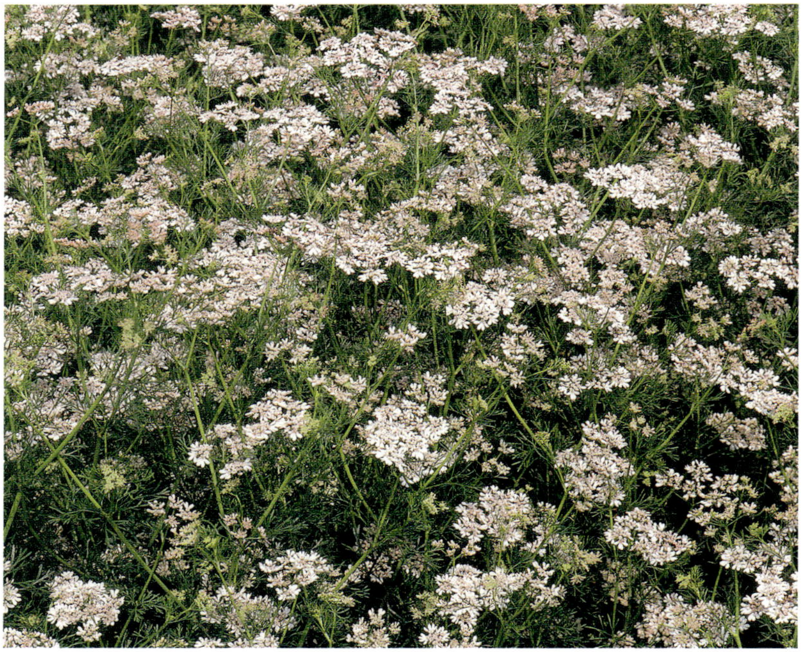

Familie: Doldenblütler (Apiaceae)
Merkmale: Stängel aufrecht, bis 60 cm groß, Blätter 1- bis 3-fach gefiedert, die unteren mit breiten, eiförmigen, die oberen mit schmallinealen Abschnitten. Dolden 3- bis 5-strahlig, Hülle fehlend, meist 3-zählige weiße bis zartrosa Blüten. Die Frucht ist kugelig, gelbbraun, 4–5 mm groß, auf der Außenseite abwechselnd mit geschlängelten und geraden Rippen, stark aromatisch duftend.

Vorkommen: Bereits seit dem Altertum kultiviert, heimisch im Mittelmeergebiet.
Sammelgut: Die Früchte/Samen (im Spätsommer Blütendolden sammeln und bis zum Ausreifen lagern; die Samen lassen sich dann leicht ausschütteln).

Der Koriander hat in der Anwendung große Ähnlichkeit mit Kümmel, Anis und Fenchel und wird besonders in Indien häufig als Gewürz verwendet. Hierzu wird der geschälte Koriander leicht angeröstet und Lebensmitteln/Getränken zugefügt. Es bedeutet für viele die beste Gesundheitsvorsorge. Er hat gute Wirkungen auf das ganze Verdauungssystem.
Nach meinen jahrelangen Erfahrungen verwende ich den Koriander gern als eine »mutmachende« Heilpflanze in Teemischungen bei Ängsten und Depressionen.
Auch bei hohen Blutdruck sollte man an den Koriander denken.

Große Klette *(Arctium lappa)*

Familie: Korbblütler (Asteraceae)
Merkmale: Bis zu 1,50 m hohe Pflanze mit großen herz-eiförmigen Blättern und rinnig gefurchtem, markgefülltem Stängel; Blüten alle röhrenförmig, violett, in 3–3,5 cm großen Köpfen mit zahlreichen, stechenden, hakenförmigen Hüllblättern, in doldenartigen Blütenständen.
Vorkommen: In fast ganz Europa (besonders an Wegen), Nordasien, Nordamerika, Afrika.
Sammelgut: Die Wurzeln und der Wurzelstock.

Sie alle kennen den Ausdruck: etwas »klebt wie eine Klette«, und wir Kinder hatten eine Freude, Große mit den Blütenköpfen der Klette zu bewerfen, ohne dass sie es bemerkten.

Die Klette ist eine wunderbare Heilpflanze zur »Blutreinigung« bei fast allen Hauterkrankungen, besonders mit trockener, juckender, schuppiger Haut, etwa bei der Schuppeflechte. Die Behandlung erfolgt dabei sowohl innerlich als auch äußerlich in Form von Kompressen oder Umschlägen. Sie hat auch eine gute harnsäurelösende Wirkung und ist deshalb bei Gicht und Rheuma angezeigt, besonders wenn diese mit Hauterkrankungen verbunden sind. Zur Förderung des Haarwuchses trinkt man nicht nur täglich 3 Tassen einer Abkochung von der Klettenwurzel, sondern reibt auch mit diesem Tee den Haarboden täglich ein. Auch bei Dysfunktionen der Galle hat sich die große Klette durch den Gehalt seiner Bitterstoffe bewährt. Die Große Klette bringt den Körper in eine ausgewogene Stoffwechsellage. Dies ist eine Grundbedingung, Hautprobleme von innen zu behandeln.

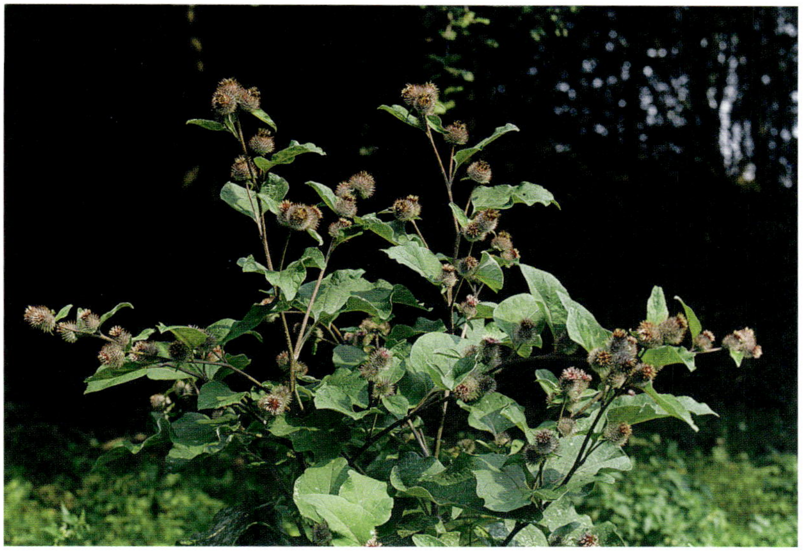

Bucco Agothosma *(Buchu betulina)*

Familie: Rautengewächse (Rutaceae)
Merkmale: Ein stark verästelter, bis zu 2 m hoher Strauch. Purpurrotorangerote Zweige tragen in kreuzweise gegenständiger Anordnung hellgrüne, lederartige, drüsig punktierte, verkehrt eiförmige, an der Spitze zurückgebogensitzende Blätter (9–20 mm lang und 7–13 mm breit); stark aromatisch duftend. Die Blüten sind sternförmig, weiß bis blassviolett gefärbt.
Vorkommen: In den Kapprovinzen des südlichen Afrika.
Sammelgut: Die Blätter.

Bucco ist bei den Hottentotten Südafrikas seit langer Zeit im Gebrauch und wurde 1821 nach Europa eingeführt. Hier machte sich der Stuttgarter Drogist Jobst verdient, der die guten antiseptischen Eigenschaften dieser Pflanze veröffentlichte.

Die stark aromatisch duftenden Buccoblätter sind für mich unverzichtbarer Bestandteil bei Teemischungen zur Behandlung der entzündlichen Harn-Nierenwegserkrankungen und allgemeiner Nierenschwäche bis zur Unterstützung der Nierendialyse. Auch bei der Reizblase, zur Entwässerung und Unterstützung der Prostata sowie bei Hauterkrankungen hat sich Bucco bewährt.

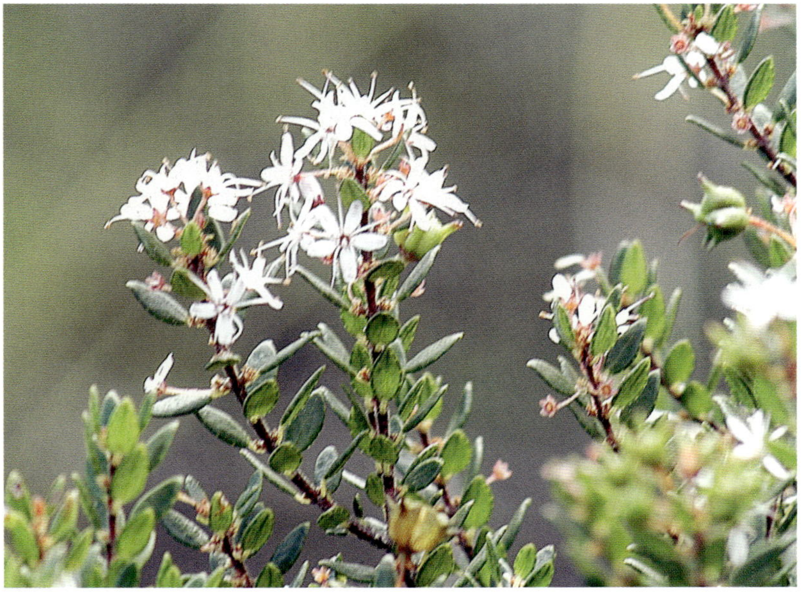

Bibernelle, Kleine und Große *(Pimpinella saxifraga, P. major)*

Familie: Doldenblütler (Apiaceae)
Merkmale: **Kleine Bibernelle:** eine formenreiche Pflanze mit rundem, feingerilltem Stängel, Grundblätter einfach gefiedert, Fiederchen sitzend, Stängelblätter bis 3-fach fiederschnittig, Hülle meist fehlend, Griffel zur Blütezeit kürzer als der Fruchtknoten.
Große Bibernelle: Pflanze mit kantigem Stängel, in allen Teilen größer als die Kleine Bibernelle, Blätter einfach gefiedert, Fiederchen und Grundblätter meist kurz gestielt, Griffel zur Blütezeit länger als der Fruchtknoten.

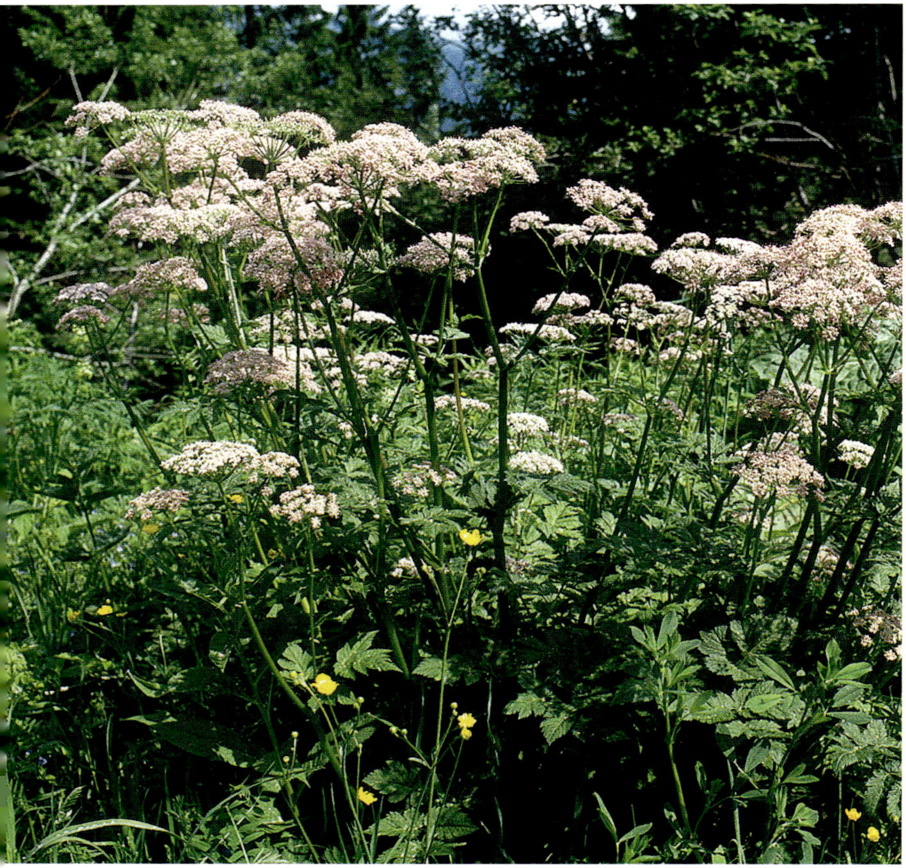

Vorkommen: In ganz Mitteleuropa; während die Kleine Bibernelle mehr auf trockenen, sonnigen Böden gedeiht, liebt die Große Bibernelle eher die feuchten Wiesen und die Waldränder.
Sammelgut: Die Wurzelstöcke (von beiden Arten im Herbst sammeln).

Die beiden Bibernellarten sollte man nicht mit dem Großen Wiesenknopf (Sanguisorba officinalis) verwechseln, der oft ebenfalls als »Bibernelle« bezeichnet wird. Es ist sehr wichtig, dass Sie sich Heilpflanzen in der Natur von einem Kräuterkundigen zeigen lassen, denn die Verwechslungsgefahr ist besonders bei den Doldenblütern sehr groß. Auch hier gilt: Lassen Sie die Hände von allem, was sie nicht mit Sicherheit kennen!
Die Bibernelle steht schon seit alten Zeiten in hohem Ansehen und wurde früher als »Deutsche Theriakwurz« (Allheilmittel) bezeichnet. Hippokrates erwähnt sie bereits vor unserer Zeitrechnung. Bock schreibt in seinem »Kreutterbuch« von 1565:
... dem gantzen leib ein nützliches gewächs in alle weg zu brauchen.
Besonders schätze ich Bibernell als Mittel, das die Ausscheidungen der Schleimhäute, vor allem der Atmungsorgane bei Entzündungen anregt. Deshalb ist Bibernell bei Husten (Kitzelhusten), Heiserkeit, Asthma, Kehlkopfentzündungen, Mandelentzündungen (dort auch zum Gurgeln) besonders angezeigt. Kneipp setzte die Bibernelle zur Reinigung der Lunge, Niere, Blase und besonders auch für Gichtkranke ein.
Als blutreinigendes Mittel bei Übergewichtigen, bei beginnender Arterienverkalkung, Blutandrang zum Kopf, Nasenbluten mit Herzbeschwerden (nervöses Herzklopfen) hat sich die Bibernelle sehr bewährt. Hierbei ist an einen alten noch aus der Pestzeit stammenden Volksspruch zu erinnern:
Eßt Granabier [Wacholderbeeren] und Bibernäl [Bibernelle], so sterbst nid so schnäl.

HERBST

Der Herbst beschert uns noch recht schöne Tage, die für Sammelaktivitäten genutzt werden können. Hierbei sind besonders die Früchte der Heckenrose (Hagebutte) des Vogelbeerbaumes sowie die Wurzeln von Baldrian, Löwenzahn, Kalmus, Blutwurz und Eibisch zu nennen. Manche Früchte wie die Schlehe erlangen sogar nach dem ersten Frost erst die Vollendung ihrer Reife.
Einige Pflanzen, die laut Heilkräutersammelkalender im Sommer bedeutsam sind, erhalten nach dem Abmähen im Herbst eine neue Chance.

Augentrost *(Euphrasia officinalis)*

Familie: Braunwurzgewächse (Scrophulariaceae)
Merkmale: Halbschmarotzer, 10–20 cm hoch, im oberen Teil stark verästelt, mit gegenständig angeordneten eiförmigen, scharf gezähnten Blättern. In den Achseln der oberen Blätter sitzen die weißen bis blassvioletten Blüten. Auffallend ist der gelbe Fleck auf der 3-lappigen Unterlippe.
Vorkommen: Mitteleuropa, auf trockenen Wiesen und Heiden.
Sammelgut: Das ganze Kraut.

Im Herbst, wenn die meisten Pflanzen am Verblühen sind, erblüht auf den Magerwiesen das Augentrostkraut. Man muss schon genau hinsehen, um diese Pflanze im Gras überhaupt zu sehen, so winzig und unscheinbar ist sie. Erst bei näherem Hinsehen erkennt man ihre wunderschöne Blüte, die einen wie ein Auge anschaut. Damit kann Augentrost Licht in das Dunkel bringen und hilft der Stärkung der inneren und äußeren Sehkraft.
Es sind nur wenige Pflanzen, die in der Augenheilkunde gebraucht werden können. Augentrost wird bei Augenentzündungen, besonders der Augenbindehaut und des Lidrandes gebraucht, innerlich in der Zubereitung als Aufguss oder äußerlich zu Spülungen und in Form von Kompressen als Auflage für das Auge. Hierbei sollte man beachten, dass sich in der Spülflüssigkeit (einfach ein lauwarmer Tee) keine Kräuterrückstände befinden, die eventuell das Auge wiederum reizen können. Für Augenspülungen eignet sich am besten eine so genannte Augenbadewanne, ein besonders geformtes Glas.
Das Augentrostkraut hat aber noch andere angenehme Eigenschaften, und man könnte es auch ganz gut **Magentrost** nennen. Denn es ist in seiner Wirkung ein echter Trost für den Magen, bei lästigen Blähungen ebenso wie bei Magen-Darm-Geschwüren.
Pfarrer Kneipp schreibt in seinem weit verbreiteten Buch »Meine Wasserkur zur Heilung der Krankheiten und Erhaltung der Gesundheit«, das bereits 1894 seine 50. Auflage erlebte: »Wegen seiner Bitterkeit gilt sein Thee als Magenbitter zur regeren Verdauung und zur Verbesserung der Magensäfte. Probiere es einmal, lieber Leser, das Kräutchen wird auch bei dir mit seinem Trost nicht kargen!«
Auch bei Erkrankungen der Atmungsorgane mit starker Verschleimung, z. B. Husten, Keuchhusten und Asthma oder bei Heuschnupfen, kann Augentrost hilfreich sein.
Pflanzenheilkundige Ärzte des Mittelalters empfahlen Augentrost obendrein auch gegen Gelbsucht (Paracelsus), aber das kann nicht bestätigt werden.

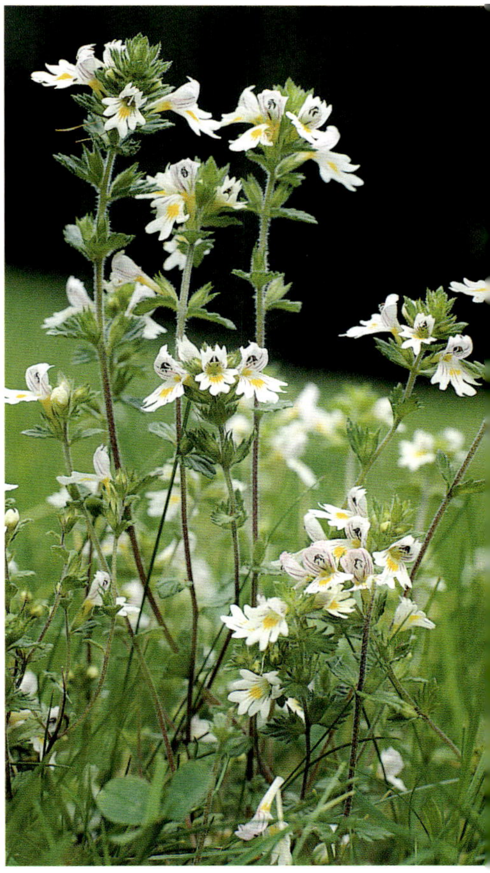

Wacholder *(Juniperus communis)* mit Vorsicht verwenden!

Familie: Zypressengewächse (Cupressaceae)
Merkmale: Schmaler Strauch von 1 m bis zu einer Baumhöhe von 6 m. Die Zweige sind mit 3-zähligen, nadelförmigen, spitzen, hellgrünen Blättern (6–12 mm) besetzt, die auf der Oberseite eine blaugrüne Rinne tragen. Die Beerenzapfen sind 6–9 mm groß und schwarzblau.
Vorkommen: Nordhalbkugel auf Heide- und Moorböden.
Sammelgut: Die Beeren.

Der Wacholder wird gern zur Schnapsherstellung genommen und ist in richtiger Dosierung sicher nicht zu verachten. Dieser Wacholderschnaps erwärmt, regt die Verdauung an und stärkt den Magen. Er heißt in Frankreich Genièvre, in England Gin, in Südbayern Goasstecken (Geißelstecken), sonst in Deutschland Steinhäger oder Machandel.
Für die Zubereitung eines **Tees** nimmt man 1 Teelöffel zerquetschte Beeren auf 1 Tasse kochendes Wasser und lässt sie ca. 10 Minuten ziehen. Davon trinkt man am besten morgens und abends 1 Tasse voll, wer will kann mit Honig süßen.
Wacholdersirup (Latwerge) ist ein interessanter Brotaufstrich, besonders auch zur Kräftigung der Kinder, die etwa 3 Teelöffel voll pro Tag bekommen. Wacholderspiritus, ein alkoholischer Auszug aus Wacholderbeeren, kann zum Einreiben bei Rheumatismus, Ischias und ähnlichen Leiden verwandt werden.
Dieser immergrüne Strauch, seltener als baumartiges Nadelholzgewächs gesehen, gedeiht auf Heiden, Mooren und Magerrasenflächen. Der Wacholder wird auch Machandel und Kranwitter genannt. Er spielte in Sagen und Märchen eine große Rolle. Nach dem Volksglauben soll der Himmel selbst die Menschen durch eine Vogelstimme auf die heilsame Wirkung des Wacholders aufmerksam gemacht haben:

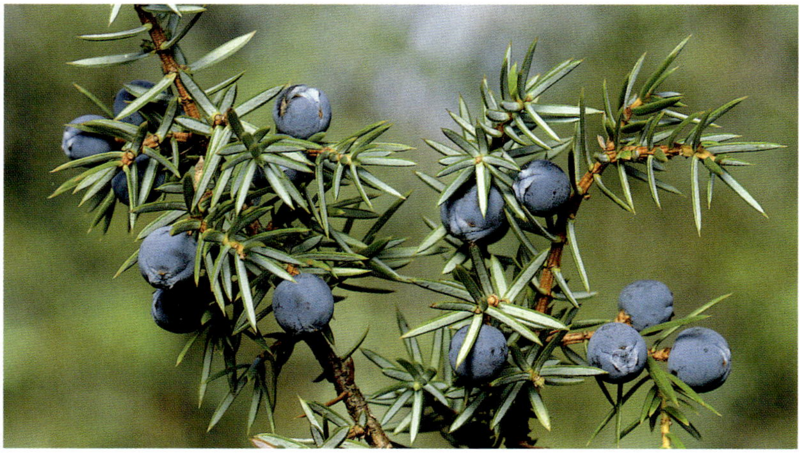

Pfarrer Kneipp empfiehlt **als Frühjahrskur und zur Blutreinigung** täglich einige Beeren zu kauen. Außerdem schätzte er Wacholderbeeren als Schutz vor Ansteckung gegen Infektionskrankheiten. Er lobt sie bei aufgeblähtem, geschwächten Magen, Nieren- und Gallensteinen, die jungen Wacholdersprossen bei Wassersucht.
Nach den alten Kräuterbüchern soll das Kauen der Wacholderbeeren auch die Sehleistung (Nachtblindheit) verbessern.

Eßt's Kranwitt und Bibernell,
dann sterbt ihr nit so schnell.

Wegen ihres hohen Anteils an ätherischen Ölen sind die Beerenzapfen des Wacholders ein stark harntreibendes Mittel, wirken jedoch in größeren Mengen eingenommen schädlich, weil dann unter Umständen Nierenreizungen auftreten können. Vorsicht ist bei der Einnahme von Wacholderbeeren während der Regel angezeigt, da sie die menstruelle Blutung verstärken.
Des Weiteren wirken die Wacholderbeeren blutreinigend (bei Hautkrankheiten, Gicht, Rheuma, Gelenkschwellungen),appetitanregend, verdauungsfördernd, schweißtreibend, entblähend und schleimlösend.
Beliebt ist die Anwendung von Wacholderbeeren als Gewürz für Fischgerichte, Braten (besonders bei Wild), Sauerkraut und zur Verfeinerung von Soßen. Als Räuchermittel verleihen sie dem Rauchfleisch oder Forellen einen sehr feinen Duft und Geschmack.

Vogelbeere *(Sorbus aucuparia)*

mit Vorsicht verwenden!

Familie: Rosengewächse (Rosaceae)
Merkmale: Als Strauch und Baum bis zu 8 m hoch. Gefiederte Blätter mit 11–19 Fiedern, scharf gezähnt, an der Unterseite fein behaart. Schirmartige, traubige, weiße Blütenstände, die sich später zu korallenroten Beeren verwandeln.
Vorkommen: Mittel- und Nordeuropa, bis in subalpine, polare Regionen.
Sammelgut: Die Blüten und später die Früchte.

Die Vogelbeere, oft auch **Eberesche** genannt, ist eine uralte bekannte Heilpflanze, die den Germanen als heilig galt. In der Mythologie der Germanen erstand die Welt aus einem Vogelbeerbaum. In alten keltischen Märchen wird der Vogelbeerbaum auch als ein Lebensbaum und wegen seiner blutroten Beeren als Zauberholz bezeichnet.
Allgemein wird angenommen, dass die Früchte der Vogelbeere »giftig« sind. Dies trifft jedoch nur in einem bedingten Maße zu. In der Tat enthält die Vogelbeere einen Stoff, der zu Unverträglichkeiten und Erbrechen führt. Durch das Kochen der Früchte wird dieser Stoff aber unschädlich gemacht. Da die Früchte selbst sehr sauer schmecken und stark zusammenziehend wirken, wird man kaum viele davon essen wollen.
Als Kinder haben wir oft die Früchte der Mährischen oder Böhmischen Vogelbeere gegessen, einer Form der Vogelbeere, die süßlich-mehlig schmecken. Auch der Speierling und die Mehlbeere gehören zu den Verwandten der Vogelbeere. In Skandinavien steht auf dem Frühstückstisch oft eine Vogelbeermarmelade.
Wegen des hohen Vitamin-C-Gehaltes werden die Früchte seit alters gegen Skorbut und Erkältungskrankheiten verwandt sowie zum Gurgeln mit dem Tee bei Heiserkeit. Früher benutzte man die Vogelbeere auch zur Gewinnung von Sorbit, einem Zuckeraustauschstoff für Diabetiker. Da die Vogelbeere leicht abführend und auch etwas harntreibend wirkt, wird sie auch bei Rheuma und Nierenerkrankungen (Nierensteine) eingesetzt.

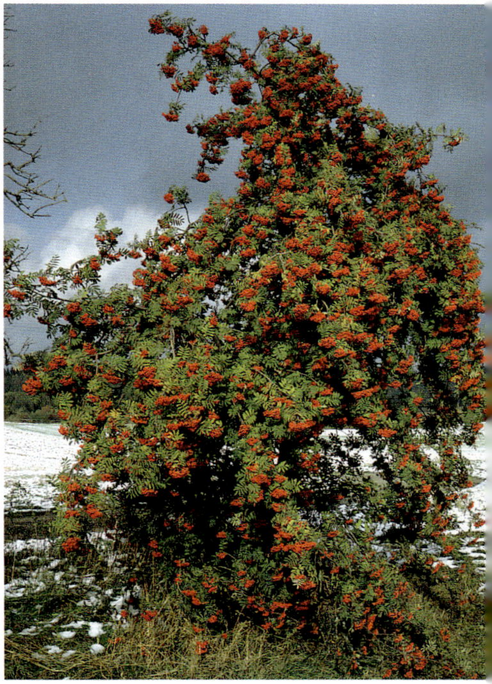

Früher spielte die Vogelbeere in der Krebstherapie eine große Rolle, geriet dann aber wieder in Vergessenheit. Sie erhält jedoch auf Grund der guten Wirkungen auf das Lymphsystem wieder die ihr zustehende Rückbesinnung. Ich hatte sie bereits in Zusammenhang mit Walnussblättern bei lymphatischen Erkrankungen angesprochen.

Heckenrose *(Rosa canina)*

Familie: Rosengewächse (Rosaceae)
Merkmale: Strauch mit überhängenden Zweigen, mit derben Stacheln besetzt, bis zu 3 m hoch. Blätter unpaarig gefiedert, 5–7 gesägte Fiedern, weiße bis rosa Blüten, aus denen sich rote Scheinfrüchte (Hagebutten) entwickeln.
Vorkommen: Fast in ganz Europa verbreitet, auf feuchten, lockeren Böden und lichten Stellen.
Sammelgut: Die Blüten und Früchte (Hagebutten).

Die Heckenrose, auch Wilde Rose oder **Hundsrose** genannt, ist die Stammmutter der mittlerweile über 8000 verschiedenen Rosensorten weltweit. Deshalb stehe ich voller Ehrfurcht vor jedem Strauch. Im Sommer 2005 besuchte ich mit

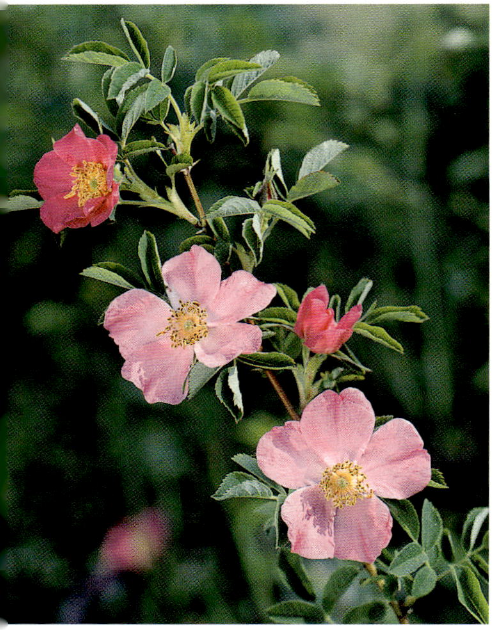

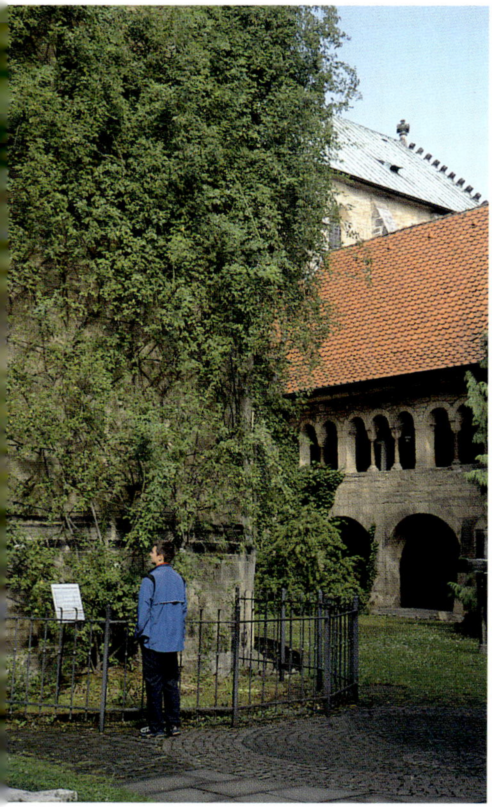

Oben: Blüten der Heckenrose.
Unten: Der tausendjährige (Hecken-) Rosenstock am Dom zu Hildesheim.

meinem Sohn Olav in **Hildesheim** den über **1000-jährigen Rosenstock** am Dom. Dieser Rosenstock erreicht mit seinen oberarmdicken Zweigen sogar die 10 m hoch liegende Apsis des Gotteshauses. Die Geschichte dieses legendären Rosenstocks geht bis in die Zeit von König Ludwig dem Frommen (778–840) zurück:
Die Legende berichtet, dass König Ludwig nach einer Jagd seinen an einem Baum aufgehängten Reliquiengurt vergaß. Die später nachsuchenden Jäger stellten fest, dass der Schatz durch einen Zweig gehalten wurde und festgewachsen war. Dies schien dem König ein Zeichen des Himmels zu sein, und so ließ er an diesem heiligen Ort eine Kapelle errichten.
Noch in den letzten Kriegstagen wurde die historische Innenstadt von Hildesheim völlig zerbombt. Mit den Häusern verbrannte auch die legendäre Rose. Dann räumte ein unbekannter Pflanzenfreund den Schutt von dem vollkommen zerstörten Rosenstock weg – und es ging ein freudiger Aufschrei durch die zerstörte Stadt, als der schwerverwundete Strauch mit neuen Trieben seinen Lebenswillen bekundete und den Menschen Zuversicht für den Wiederaufbau ihrer Stadt vermittelte. So blühte der Rosenstock schon längst wieder, bevor noch an den Wiederaufbau des Domes gedacht werden konnte. Als für diesen Wiederaufbau die Trümmer entfernt werden mussten, fand sich eine ideale Chance, in die Tiefe zu gehen. Unter der Leitung von Dr. Joseph Bohland, Archäologe, Geologe und Botaniker, enträtselte man eines der Geheimnisse der außergewöhnlichen Lebenskraft des Rosenstocks: Er wurzelt just über einer einst der Göttin Freya geweihten heiligen Quelle aus germanischer Zeit. Noch heute lässt sich davon in 4,50 m Tiefe eine feuchte Bodenschicht nachweisen.
Jedes Jahr, wenn der Rosenstock wieder neu erblüht, berichten die Zeitungen von diesem denkwürdigen Ereignis, und viele Pilger strömen zu dem alten Rosenstock. Seine sich immer wieder öffnenden Knospen und Blüten sind für die Menschen wie ein Gleichnis von Lebenswille, Beharrlichkeit und Schönheit.
Durch Umbau- und Drainagearbeiten des nahe gelegenen St. Annafriedhofs wurde im Jahr 1978 das Wurzelwerk des alten Rosenstockes schwer beschädigt, sodass der Rosenstock einzugehen drohte. Hilfe zur Rettung fand man in dem Landschaftsarchitekten Hans Friedrich Werkmeister, der die Pflanze offenbar nicht nur durch sein fachliches Können retten konnte; in einem Gespräch offenbarte mir Herr Werkmeister, dass er zu diesem alten Rosenstock ein recht vertrauliches Verhältnis habe und oft zu ihm sprechen würde.
Dies erinnerte mich an meinen Onkel Arthur aus Großdeuben, bei dem ich oft als Kind in seiner Orchideengärtnerei meine Ferien verbringen durfte. So weiß ich noch gut, dass dieser Onkel Arthur mir eines Morgens erzählte, dass ihn einmal mitten in der Nacht aus dem Gewächshaus heraus eine Orchidee gerufen hätte, die keine Ruhe

bekam, weil es irgendwo zog. So musste mein Onkel aus dem Bett heraus in seinen Holzpantinen ins Gewächshaus schlurfen. Dort erkannte er bald die Ursache des Übels und schloss ein Fenster. Noch während des Einschlafens bedankte sich die Orchidee bei meinen Onkel. Onkel Arthur meinte, dies könnte er nicht allen Leuten erzählen, die ihn dann leicht für spinnert halten mochten. Doch bei mir wisse er, dass ich ihn verstehen würde.

Nach diesem Ausflug nach Hildesheim und Großdeuben bei Leipzig wieder zurück zur Heckenrose.

Sie ist in ganz Europa, Asien und Nordafrika heimisch, wir finden sie in Hecken, an Waldrändern und Weideböschungen von der Ebene bis in Bergeshöhen von 1500 m. Die Blüten sind weiß bis rosafarbig. Die Früchte der Hagebutte (Fructus Cynosbati) sind von kräftiger, scharlachroter Farbe. Sie werden nach dem ersten Frost gepflückt, denn dann ist ihr Fleisch weich und schmeckt angenehm säuerlichsüß. Unreife Hagebutten sollte man nicht ernten, weil ihnen der angenehme Geschmack fehlt.

Die Hagebutte ist eine unserer Vitamin-C-reichsten Früchte. Weitere Inhaltsstoffe sind: Gerbstoffe, Fruchtsäuren, Pektine und Vitamin A. Zur Verarbeitung werden die Hagebutten der Länge nach aufgeschnitten. Die kleinen Härchen müssen sorgfältig entfernt werden, da es sonst zu Magen-Darm-Reizungen kommen kann. Als Kinder haben wir diese feinen Härchen gesammelt und als Juckpulver verwendet. Die Kerne selbst ergeben einen wohlschmeckenden Tee. Das Löffinger Heilkräuterstüble hatte erst wenige Wochen geöffnet, als bei mir ein Herr erschien und nach Kernlestee (Tee von Hagebuttenkernen) fragte. Auf meine Frage hin, wie viel er davon haben möchte, reagierte er ganz erstaunt. Nach seiner Aussage suchte er schon seit vielen Jahren den Kernlestee, den er noch aus Kindheitstagen von seiner Großmutter her in guter Erinnerung hatte. Doch kaum jemand wusste, was überhaupt ein Kernlestee war.

Die getrockneten Hagebuttenschalen, aber auch die Hagebuttenkerne wirken leicht abführend, anregend, harn- und wassertreibend und werden angewendet bei entzündlichen Erkrankungen der Niere. Vor allem durch ihren enormen Gehalt an Vitamin C bewirken die Hagebutten eine Steigerung der Abwehrkräfte und sind bei Erkältungskrankheiten, Rekonvaleszenz, während der Schwangerschaft und auch für ältere Menschen sehr zu empfehlen. Hierzu sollte man jedoch die Hagebutten nicht kochen, da sonst das Vitamin C zerstört wird.

In alten Kräuterbüchern wird die Hagebutte unter anderem bei Husten, Brust- und Seitenstechen, bei »hitzigen presten«, »cholerischen Dämpff«, Magenkrämpfen (in Norwegen hierzu auch die Blätter), zur Herzstärkung und äußerlich gegen tränende Augen gebraucht.

In Skandinavien liebt man die **Hagebuttensuppe**, die man als Fertigsuppe kaufen, aber auch selbst zubereiten kann: Dafür nimmt man 175 g gewaschene

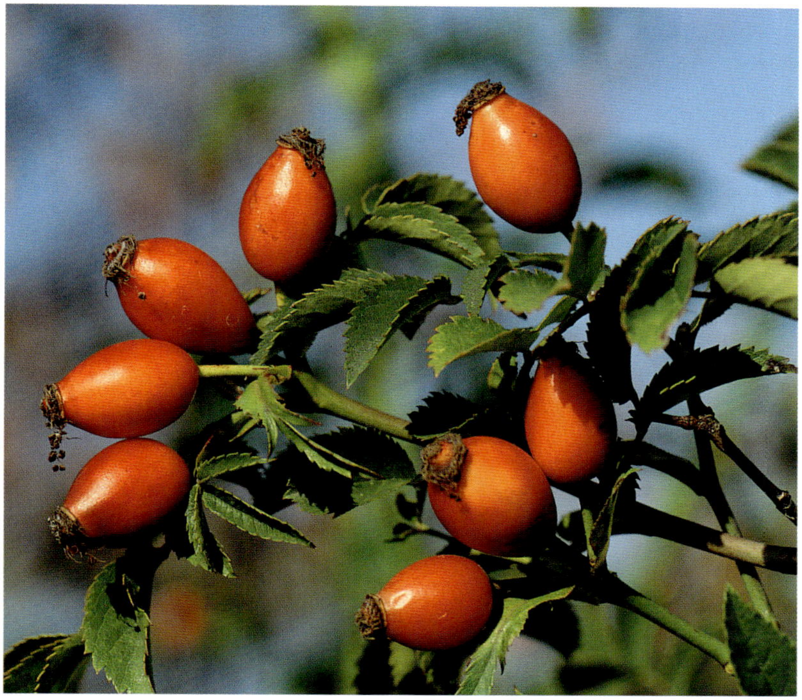

Die Früchte der Heckenrose heißen Hagebutten und gehören zu unseren an Vitamin C reichsten Früchten.

Hagebuttenschalen, 1,5 Liter Wasser, Zucker und 1 Teelöffel Kartoffelmehl.
Um Marmelade, so genanntes **Hägemark** oder **Hiefenmark**, herzustellen, gibt man die Hagebuttenschalen in einen Topf, den man mehrere Tage lang in den Keller stellt. Täglich einmal rührt man die Schalen tüchtig durch. Sind sie mürbe geworden, treibt man sie durch ein Sieb. Für 500 g Marmelade kocht man 450 g Zucker klar, der nachher untergerührt wird. Auf der Platte wird das Mus unter fortwährendem Rühren zu einer steifen Marmelade eingekocht. Eine reichliche Hand voll kleiner Äpfel mitgekocht, verfeinert den Geschmack.
In Mannheim gab es eine Marktfrau, die nur Hagebuttenmarmelade verkaufte, aber in einer so guten Qualität wie ich sie nie wieder bekommen konnte. Auf meine Nachfrage hin erzählte sie, sie pflücke die Hagebutten selbst, bereite davon die Marmelade und verkaufe sie, bis ihr Vorrat zu Ende sei. So Gott will, komme sie nach der nächsten Hagebuttenernte wieder auf den Wochenmarkt.
In Dittishausen, einem Ortsteil meiner Heimatstadt Löffingen, lebte früher ein Großteil der Einwohner vom Sammeln der Hagebutten. Der Ort hieß deshalb auch das Hagebuttendorf. Doch davon weiß heute kaum einer noch was.
Aus Hagebutten kann man auch einen guten Likör oder Hagebuttenwein herstellen.
Ein sehr gutes, hautpflegendes Öl wird aus den Hagebuttenkernen gewonnen. Dieses an Gamma-Linolensäure reiche Öl wird eingesetzt bei Neurodermitis, trockener Haut und brüchigen Nägeln, zur Regenerierung der Altershaut, zur Narbenpflege und auch für die Haarpflege.

Kalmus *(Acorus calamus)*

mit Vorsicht verwenden!

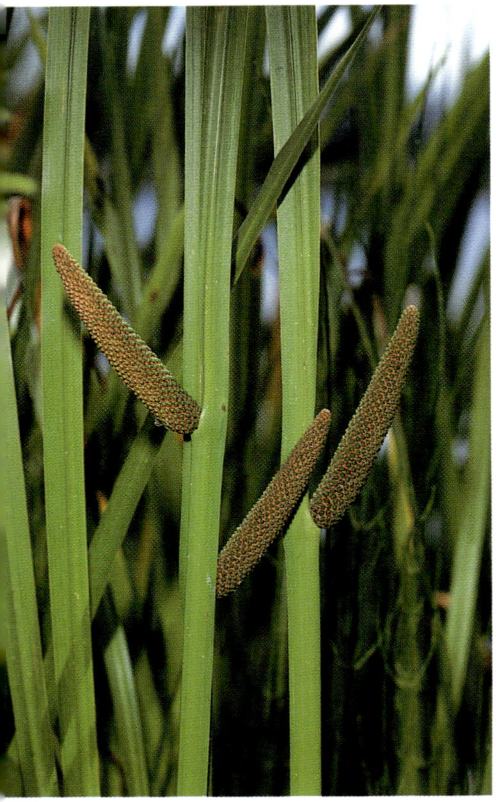

Familie: Aronstabgewächse (Araceae)
Merkmale: Schilfartiges, 1 m hohes Gewächs. Die Blätter sind flach schwertförmig, am Rand oft gewellt; Stängel 3-kantig, 2-zeilig beblättert. Der Kolbenstiel ist 50 cm hoch, trägt seitlich einen walzenförmigen, zugespitzten Blütenschaft, der mit kleinen gelblichen Zwitterblüten besetzt ist. Der unterirdische, weit kriechende Wurzelstock riecht stark aromatisch, schmeckt würzig und bitter.
Vorkommen: Ursprungsland Südasien, über den nördlichen Teil der Erde verbreitet an Teichen, Sümpfen und Bachufern.
Sammelgut: Der Wurzelstock.

Kalmus wächst gern in langsam fließenden oder stehenden Gewässern und ist im 16. Jahrhundert von Asien her kommend zu uns eingewandert. Diese Immigration war für unseren Kräuterschatz eine wesentliche Bereicherung!
Kalmus wird schon im Alten Testament der Bibel erwähnt. Er ist in erster Linie ein Magen- und Darmmittel, wirkt verdauungsfördernd, magenerwärmend, entblähend, appetitanregend, blutbildend, leicht harntreibend und die Ausscheidungen der Drüsen fördernd. Daraus schlussfolgernd liegt seine Hauptanwendung bei allgemeiner Verdauungsschwäche und damit in Verbindung stehenden Leiden wie Darmentzündungen. Kalmus ist ein gutes Aufbau- und Stärkungsmittel.
In alten Kräuterbüchern wird empfohlen:
... gegen die Bleichheit der Jungfrauen täglich 2 Gramm dem Essen zuzusetzen.

Als Bestandteil in Magenbittern oder für sich allein ist der Kalmus ein gutes **Magenmittel** bei Magenschleimhautentzündungen, Magengeschwüren und bei Sodbrennen. In der russischen Volksmedizin wird Kalmus bei Husten, Fieber und vorbeugend gegen ansteckende Erkrankungen empfohlen. Das Kauen von gezuckerter Kalmuswurzel gegen ansteckende Krankheiten wird von den Türken mit großer Vorliebe durchgeführt. Bei den Indern ist Kalmus aus der täglichen Küche, als ein magenstärkendes Gewürz sowie ein die Liebe stärkendes Mittel nicht wegzudenken.
In dem Kräuterbuch des Lonicerus aus dem 16. Jahrhundert wird Kalmus als verdauungsförderndes, wassertreibendes, hustenlinderndes Mittel empfohlen.

Auch Pfarrer Kneipp setzt sich sehr eifrig für die Kalmuswurzel ein. So schreibt er:
Wo sich Wassersucht ansetzt oder auch schon ziemlich große Fortschritte gemacht hat, ist die Kalmuswurzel wohl eines der besten Mittel.
Weiterhin nennt er ihn ein sehr gutes Mittel bei Verschleimung der Nieren und zur Beruhigung von Herzklopfen.

Blutwurz *(Potentilla erecta)*

Familie: Rosengewächse (Rosaceae)
Merkmale: Unscheinbare, schwach behaarte Staudenpflanze, die ihre Stängel am Boden 10–50 cm hinzieht. Daran sitzen 3- bis 5-zählige, gefiederte Blätter mit nur 4 gelben Blütenblättern. Das Wurzelrhizom liegt schief im Boden, ist unregelmäßig knollig, bis zu 2 cm dick und 10 cm lang.
Vorkommen: In ganz Europa, besonders in Sibirien, wächst sowohl auf trockenen als auch feuchten Wiesen.
Sammelgut: Der Wurzelstock.

In der Gattung *Potentilla* gibt es ca. 50 Arten, die sich über die ganze nördliche Hemisphäre verteilen. Die Blutwurz kommt hauptsächlich in Nordeuropa, Westasien und Sibirien vor. Sie wächst sowohl auf feuchten als auch trockenen Wiesen und Triften. Man muss aber schon sehr Acht geben, um dieses kleine Pflänzchen von maximal 10 cm Größe im dichten Wiesengras zu entdecken. Doch trotz ihrer Bescheidenheit hat sie eine großartige Heilwirkung.
Verwendet wird der im Frühjahr oder Herbst gesammelte von Nebenwurzeln befreite Wurzelstock.

Es ist schon faszinierend, wie treffend Lonicerus vor fast 500 Jahren die Blutwurz (Tormentilla) bei entzündlichen Darmerkrankungen beschreibt.

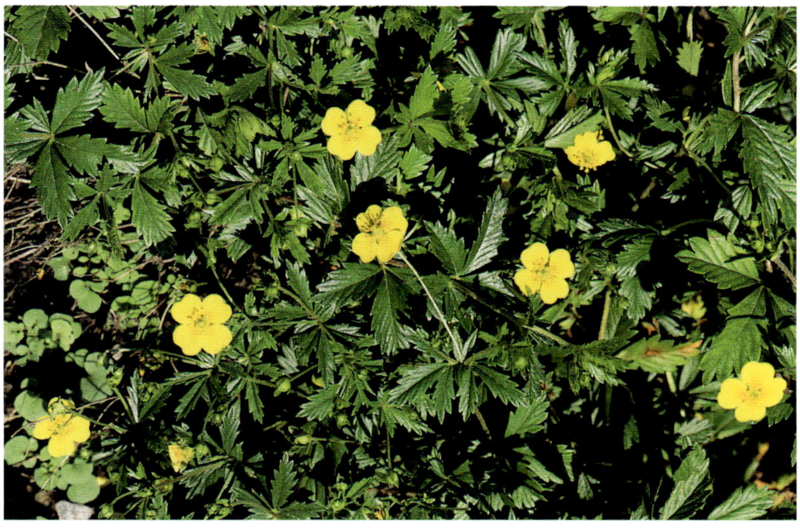

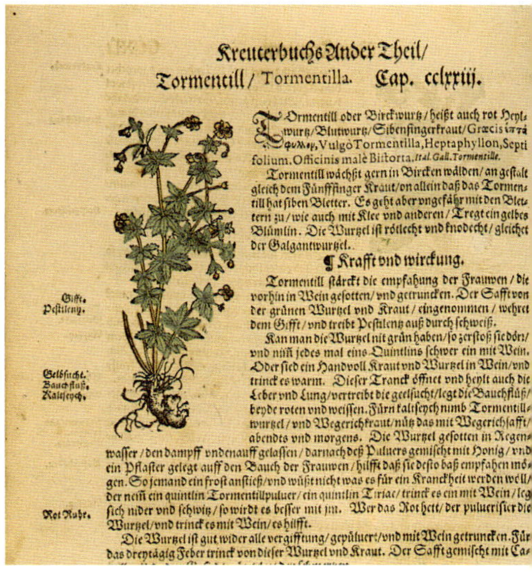

Kreuterbuchs Ander Theil/
Tormentill/ Tormentilla. Cap. cclxxiij.

Tormentill oder Birckwurtz/ heißt auch rot Heylwurtz/Blutwurtz/Sibenfingerkraut/ Græcis ἑπτάφυλλον, Vulgò Tormentilla, Heptaphyllon, Septifolium. Officinis malè Bistorta. *Ital. Gall. Tormentille.*
Tormentill wächßt gern in Bircken wälden/ an gestalt gleich dem Fünfffinger Kraut/on allein daß das Tormentill hat siben Bletter. Es geht aber ungefähr mit den Blettern zu/ wie auch mit Klee vnd anderen/ Tregt ein gelbes Blümlin. Die Wurtzel ist rötlecht vnd knodecht/ gleichet der Galgantwurtzel.

¶ Krafft vnd wirckung.

Gifft. Pestilenz. Tormentill stärckt die empfahung der Frauwen / die vorhin in Wein gesotten/ vnd getruncken. Der Safft von der grünen Wurtzel vnd Kraut / eingenommen / wehret dem Gifft / vnd treibt Pestilentz auß durch schweiß.
Kan man die Wurtzel nit grün haben/ so zerstoß sie dörr/ vnd nim̃ jedes mal eins Quintlins schwer ein mit Wein. Oder sied ein Handvoll Kraut vnd Wurtzel in Wein/ vnd trinck es warm. Dieser Tranck öffnet vnd heylt auch die

Gelbsucht. Bauchfluß. Kaltseych. Leber vnd Lung/ vertreibt die geelsucht/ legt die Bauchflüß/ beyde roten vnd weissen. Fürn kaltseych nimb Tormentillwurtzel/ vnd Wegerichkraut/ nütz das mit Wegerichsafft/ abendts vnd morgens. Die Wurtzel gesotten in Regenwasser / den dampff vndenauff gelassen / darnach deß Pulvers gemischt mit Honig / vnd ein Pflaster gelegt auff den Bauch der Frauwen / hilfft daß sie desto baß empfahen mögen. So jemand ein frost anstieß/ vnd wüßt nicht was es für ein Kranckheit werden wöll/ der nem ein quintlin Tormentillpulver/ ein quintlin Triac/ trinck es ein mit Wein / leg

Rot Ruhr. sich nider vnd schwitz / so wirdt es besser mit jm. Wer das Rot hett/ der pulverisier die Wurtzel/ vnd trinck es mit Wein/ es hilfft.
Die Wurtzel ist gut wider alle vergifftung/ gepülvert/ vnd mit Wein getruncken. Für das dreytägig Feber trinck von dieser Wurtzel vnd Kraut. Der Safft gemischt mit Ca-

Nach dem Durchschneiden der Wurzel verfärbt sich die zunächst helle Schnittfläche ins Rötliche, daher der Name Blutwurz.
In dem Kräuterbuch von Adamus Lonicerus wird Blutwurz bereits sehr ausführlich dargestellt. So schreibt er unter anderem von der »krafft und wirckung« und »wer das Rot hett [Ruhr-Durchfallerkrankungen] der puluerisiert die Wurtzel und trinck's mit Wein/es hilft.«
Weil während des 16. Jahrhunderts Seuchen wie die Pest besonders oft und grausam wüteten, entstanden verschiedene Merk- und Warnverse, darunter:
Braucht Bibernell und Tormentill, so wird der Tod bald stehen still.
Auch Paracelsus findet lobende Worte für die Blutwurz.
Kneipp empfiehlt sie für die kleine Hausapotheke und außer den bereits genannten Indikationen auch zur Ausleitung kranker Stoffe (Gifte). Sein Schweizer Kollege, der Kräuterpfarrer Künzle, nennt Blutwurz mit Wein getrunken als das beste Mittel gegen Durchfall. Des Weiteren schreibt er:
Zu starke Perioden werden geheilt mit Tee von Blutwurz, Hirtentäscheli, Wacholder, Bibernelle und Minze.
Bis zum Ersten Weltkrieg hatte man für teures Geld die Gerbstoffdroge Ratanhia importiert. Wegen der Engpässe forschte man nach einem Ersatz und besann sich dabei wieder der fast vergessenen Blutwurz. Nähere Überprüfungen der Wirkstoffe erbrachten, dass sie sogar einen wesentlich höheren Anteil an Gerbstoff enthält, nämlich 15–20% – Ratanhia dagegen nur 10%. Die Blutwurz ist somit unsere wichtigste und ergiebigste deutsche Gerbstoffdroge (Weiß).
Deutsche Kriegsgefangene berichteten, dass viele ihrer Kameraden, besonders in den sibirischen Kriegsgefangenenlagern, an heftigen Durchfallerkrankungen (Ruhr) verstarben. Da die Blutwurz in Sibirien relativ häufig vorkommt, wuchs vielleicht diese heilende und helfende Pflanze im Lager oder am Lagerzaun, und niemand (er) kannte jedoch ihre Heilkräfte, die vielen Menschen hätte helfen können.
Aufgrund des hohen Gehalts an Gerbstoffen wird die Blutwurz innerlich bei Durchfallerkrankungen verschiedenster Art, Darmentzündungen, auch bei Magenschwäche und Magenschleimhautentzündung angewandt. Die Pflanze hemmt auch die Blutungen anderer Organe z. B. bei zu starker Menstruation (nach Abklärung mit dem Frauenarzt) und Hämorrhoiden. Ferner ist sie wirksam bei Leberleiden, Gicht und Stirnhöhlenentzündungen.
Äußerlich angewendet zum Gurgeln und Pinseln, hilft die Blutwurz bei Entzündungen von Zahnfleisch und Rachenhöhle, bei mit Blutungen verbundenen Entzündungen der Mundschleimhaut sowie bei äußerlichen Wunden und nässenden Ausschlägen.

Baldrian *(Valeriana officinalis)*

Familie: Baldriangewächse (Valerianaceae)
Merkmale: Ca. 1 m hohe Pflanze, trägt an den gefurchten Stängeln gegenständige, unpaarig gefiederte Blätter. Die Stängel verzweigen sich und enden in blassrosa bis lilafarbenen trugdoldigen Blütenständen. Der braune Wurzelstock wird bis zu 5 cm lang, 3 cm dick und ist geringelt mit vielen dünnen Wurzeln. Der typische Baldriangeruch entfaltet sich erst beim Trocknen.
Vorkommen: Ganz Europa, in den gemäßigten Zonen Asiens und Japan, auf feuchten Wiesen, aber auch auf trockenen, sonnigen Stellen.
Sammelgut: Wurzelstöcke mit Nebenwurzeln und Ausläufern.

In ganz Europa, den gemäßigten Zonen Asiens und in Japan wächst der Baldrian auf feuchten Wiesen, aber auch an trockenen, sonnigen Stellen. Gesammelt werden die Wurzeln, die im Herbst ausgegraben, gewaschen und die kleinen Wurzelfasern ausgekämmt werden. Erst beim Trocknen entsteht der typische aromatische Baldriangeruch, der auf Katzen erregend und anziehend wirkt.
Der größte Anteil von Baldrian kommt aus dem Anbau, besonders aus Mitteldeutschland. Von dem wild wachsenden Baldrian ist besonders der Harzer sehr geschätzt. Schon in alten Kräuterbüchern wird der Baldrian – gemeint ist immer

die Wurzel – sehr gelobt. Besonders schön fand ich die Aussage einer Handschrift, die im Schloss Wolfsthurn bei Sterzing gefunden wurde:

Wilter [willst du] gute freuntschaft machen under manne und under weibe, so nym valerianum [Baldrian] und stosz die czu pulver und gib ins czu trinken in Wein. (Madaus)

Vielleicht würde es in der heutigen Zeit ja weniger Scheidungen geben, wenn die Paare etwas mehr Baldrian zu sich nehmen würden?

Von seinem Wesen her entspricht der Baldrian einem Menschentyp, der Gefahr läuft, den Boden unter den Füßen zu verlieren und zu schweben. Hier hilft der Baldrian, durch die Erdung wieder ein Gleichgewicht zwischen der Psyche und den Stoffwechselvorgängen des Körpers herzustellen.

So wird der Baldrian als ein **Hauptmittel** verwandt **bei Schlaflosigkeit, Kopfschmerzen und Migräne**, insbesondere wenn diese durch nervöse Erschöpfung und geistige Überarbeitung bedingt sind. Aber auch bei nervösen Magen-Darm-Beschwerden wie Magenkrämpfen, Koliken, Durchfall, Bettnässen, Blähungen und hysterischen Zuständen, sexueller Übererregung und nervösem Husten wird der Baldrian empfohlen.

Nach meiner Erfahrung ist Baldrian ein wunderbares Mittel bei Menstruationsbeschwerden, Wechseljahrbeschwerden und Herzneurosen (nervöse Herzleiden, z.B. Liebeskummer). Auch bei rheumatischen und krampfartigen Beschwerden der Nackenmuskulatur hat sich der Baldrian, auch in Form von Bädern, sehr bewährt. Baldrian kann gut in Teemischungen zusammen mit Hopfen und der Melisse gegeben werden.

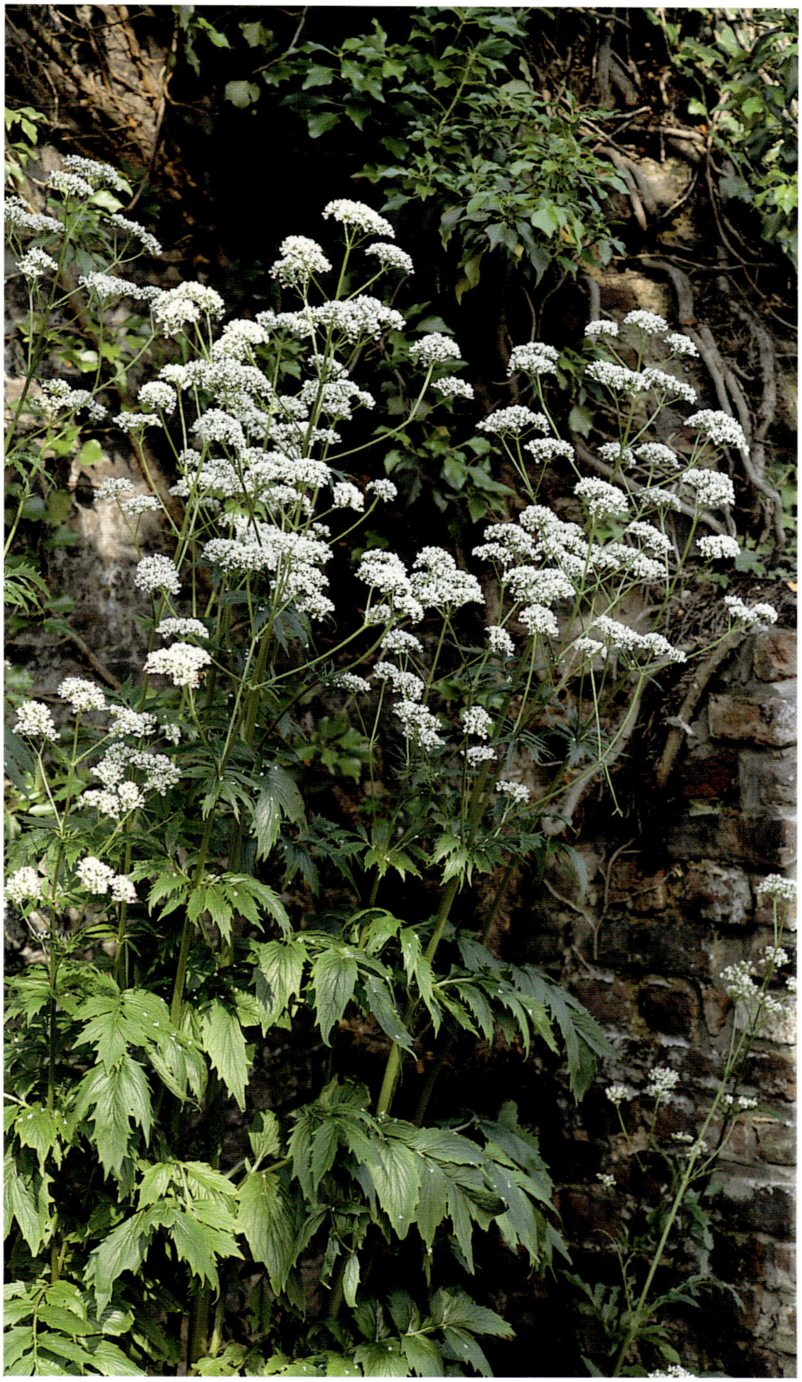

Praktisch ist auch die Verwendung von Baldriantinktur, die man zur Verstärkung einem Tee nachträglich zufügen kann.

Enzian, Gelber *(Gentiana lutea)* geschützt

Familie: Enziangewächse (Gentianaceae)
Merkmale: Der Enzian hat einen bis zu 1,5 m hohen runden Stängel, an dem gegenständige, elliptisch zugespitzte, löffelartig nach innen gewölbte Blätter sitzen. Aus den Blattachseln entspringen gelbblütige, trugdoldige Blüten (Scheinquirle).
Vorkommen: Auf kalkhaltigen Bergwiesen.
Sammelgut: Alle unterirdischen Teile von älteren Pflanzen. Auf schnelles Trocknen achten, da sonst Gärprozesse eintreten können.

»Blau, blau blüht der Enzian«, so heißt es in einen alten Schlager. Bei unserem arzneilich verwendeten Enzian dürfen wir freilich nicht an den so herrlich blau blühenden Enzian der Frühlingswiesen in den Alpen denken, sondern an die gelb blühende, robuste Form, die ebenfalls in den Alpen, aber auch in anderen Höhenlagen heimisch ist.

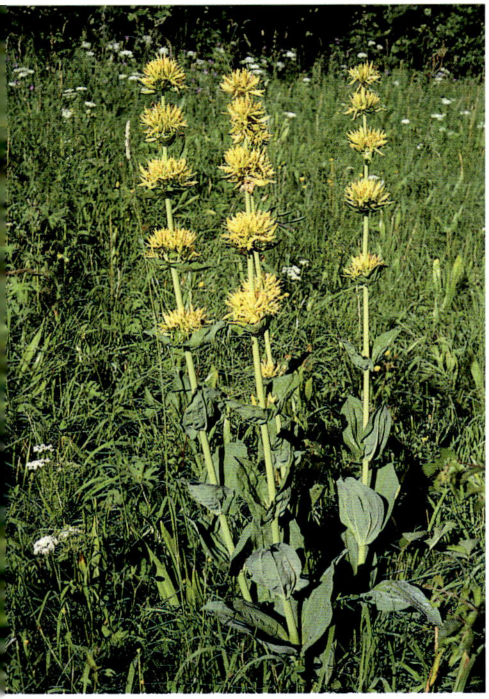

In den Alpen ist der Enzian vielerorts schon ausgerottet. Deshalb ist er zu Recht unter Naturschutz gestellt worden. Heute kommt er vielfach aus Kulturen, die auch in der Ebene angelegt werden können. Arzneilich verwendet wird die Enzianwurzel.
Aus der alten Heilkräuterkunde möchte ich Leonhart Fuchs zitieren:
In Summa Entzian und er safft darvon, zerteilen, reynigen, seubern vn nehmen hinweg allerlei Verstopffung. Sein eine treffeliche Arzney für allerley gifft vund bekommen seer wol dem schwachen Magen.
Paracelsus, der ja selbst von sich sagt, seine Heilkräuterkenntnisse von den »wilden Weibern der Berge« erfahren zu haben, nennt den Enzian »der Teutschen Tyriack« ein Allheilmittel. Nach Kneipp sind die Hauptwirkungen des Enzians Stärkung und Unterstützung der Magensäfte und Stärkung der Nerven. Nervenschwache Leute sollten alle Tage 5 Tropfen Enziantinktur einnehmen. Weiterhin empfiehlt Kneipp:
Wer ein kleines Gärtlein hat,
soll darin haben einen Salbeistock,
einen Wermutstock und einen
Enzianstock.
In England erfreut sich der Enzian großer Beliebtheit als Magentonikum und bei Verdauungsstörungen verbunden mit gichtischer Veranlagung.
Mit Tausendgüldenkraut und Wermut gehört Enzian zu den **Bittermitteln**. Darüber hinaus wirkt er aufbauend und tonisierend auf die Widerstandkräfte und verbessert das Blutbild. Nicht nur die Älpler schätzen ihren Enzianschnaps als Stärkungsmittel. Hierfür lässt man den zuckerhaltigen Wurzelauszug gären und erst später destillieren.
Bei zu viel Magensäurebildung und einem Reizmagen sollte man nach Weiß den Enzian vorsichtig dosieren. Nach meiner Erfahrung ist es wichtig, die Bittermittel, auch die Galle-Leber-Mittel, wie einen Aperitif vor dem Essen zu nehmen, weil nur dann die entsprechenden Verdauungssäfte wie auch die Milz angeregt werden.
Der Enzian ist auch eine gute Heilpflanze bei Kopfschmerzen während der Periode.
In der chinesischen Heilkräuterkunde werden dem Enzian (»Qin jiao«) folgende Wirkungen zugeschrieben: leitet Feuchtigkeit aus den Meridianen ab, bei Schmerzen, Steifheit und Krämpfen von Muskeln und Sehnen.

Wie wir sehen, hilft Enzian sehr gut bei Verdauungsstörungen, und dies können wir auch auf »seelische Verdauungsstörungen« ausdehnen. Meist denken wir nur an die körperlichen Ausscheidungsvorgänge und vergessen dabei, dass wir auch seelische Belastungen verdauen müssen, um uns auch von diesem Ballast befreien.

Eibisch *(Althea officinalis)*

Familie: Malvengewächse (Malvaceae)
Merkmale: Samtige, behaarte Pflanze, bis 2 m hoch, mit 1,5 – 2 cm rosa bis weißlichen Blüten mit 6 – 9 Außenkelchblättern. Die gestielten, fleischigen Blätter sind spiralig am Stängel angeordnet, 3- bis 5-lappig und am Rand unregelmäßig eingekerbt.
Vorkommen: Heimisch im Mittelmeerraum, am Schwarzen Meer, auf salzigen Böden; bei uns kultiviert.
Sammelgut: Blätter, Blüten, Kraut und Wurzeln (geschält von 2-jährigen, kultivierten Pflanzen).

Schon im Altertum wurden die verschiedenen Malvenarten, zu denen der Eibisch zählt, vielfältig genutzt. Ursprünglich war diese Pflanze in Asien heimisch, wird aber heute in vielen Ländern wie Belgien, Italien, Ungarn, Frankreich, in Russland (besonders am Kaspischen Meer) und in Deutschland (Unterfranken) kultiviert.
Das Besondere am Eibisch ist, dass er gut auf salzhaltigem, feuchtem Boden gedeiht. Im Gegensatz zur wilden Malve, die einen 3-blättrigen Außenkelch an der Blüte besitzt, hat der Eibisch einen 6- bis 9-blättrigen Außenkelch.
Arzneilich wird besonders die Wurzel verwendet. Der Eibisch ist eine typische **Schleimpflanze**. So sind die Inhaltsstoffe bis zu 35 % Pflanzenschleim, bis zu 40 % Stärke, des Weiteren hauptsächlich Pektin und Rohrzucker. Um diese Schleimstoffe optimal zu nutzen, ist es wichtig, die Eibischwurzel kalt anzusetzen und dann vor dem Gebrauch etwas zu erwärmen. Beim Kochen der Eibischwurzel erhalten wir sonst einen unbrauchbaren Tapetenkleister.
Eibisch wirkt reizmildernd, schmerzlindernd und entzündungshemmend. Er wird gebraucht bei allen Entzündungen der Schleimhäute, im Bronchialraum bei Husten, Heiserkeit, Bronchialasthma, aber auch bei anderen entzündlichen Schleimhauterkrankungen der Blase und Niere, so bei unwillkürlichem Harnabgang (Inkontinenz) und

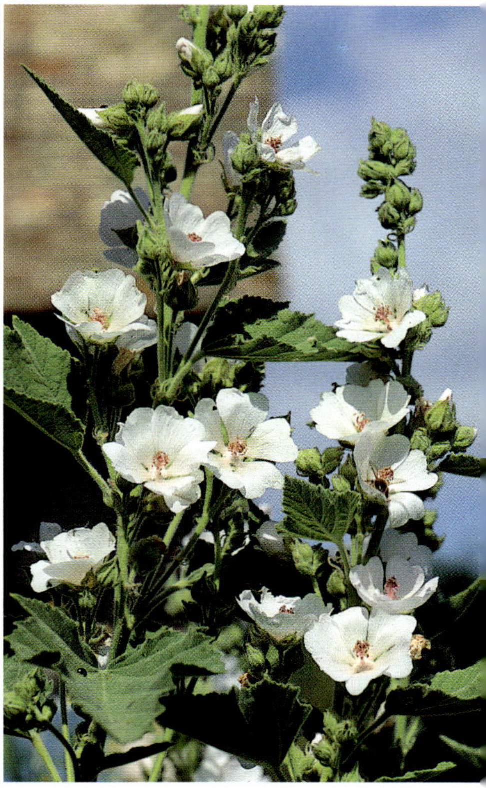

schmerzhaftem Wasserlassen, ferner bei Darmentzündungen (Magen- und Zwölffingerdarmgeschwüre).
Äußerlich empfehle ich den Eibisch bei Halsentzündungen, Entzündung des Zahnfleisches, des Mundes und des Kehlkopfes zum Gurgeln.

Berberitze *(Berberis vulgaris)*

Familie: Sauerdorngewächse (Berberidaceae)
Merkmale: Dorniger Strauch, bis 5 m hoch. Die Zweige sind erst braunrot, später grau gefärbt. Die Blätter stehen büschelig, in den Achseln entwickelt sich der herabhängende traubige Blütenstand mit gelben Blüten, die nach der Befruchtung rote, längliche Beeren bilden.
Vorkommen: Über Afrika und Spanien kam die Berberitze zu uns; wir finden sie in Hecken, lichten Wäldern, an sonnigen Hügeln.
Sammelgut: Die Früchte.

Die Heimat der Berberitze ist Afrika, das Land der Berber. Diese brachten die Pflanze nach Spanien. Mittlerweile ist sie im südlichen Europa weit verbreitet auf trockenen, sandigen Böden sowie in den übrigen Gebieten Europas als Zierpflanze in Gärten und Parkan-

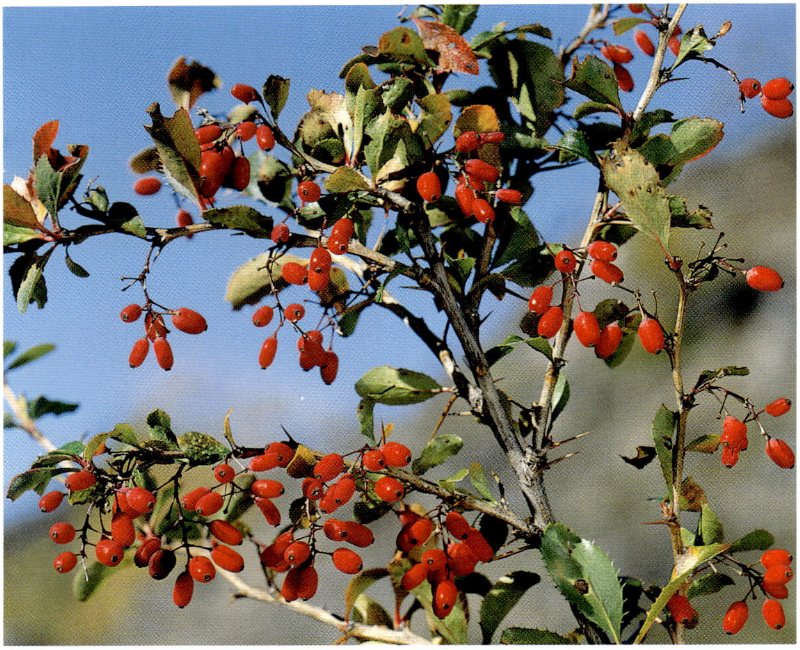

lagen. In der Nähe von Getreidefeldern fürchtete man diese Pflanze, da sie den Getreiderost begünstigt. Daher wurde sie nahezu ausgerottet.
Die Früchte der Berberitze, auch **Sauerdorn** genannt, helfen vor allem bei Störungen der Leberfunktion, Gallenstauungen, Nieren und Gallenblasenentzündung, aber auch bei rheumatischem und gichtischem Geschehen. Des Weiteren wirkt diese Pflanze etwas blutdrucksenkend. Der Saft der Beritze, der übrigens sehr Vitamin-C-reich ist, wurde als Ersatz für Zitronensaft gebraucht. Mit gutem Erfolg setze ich die Berberitze bei Hautunreinheiten ein.

Petersilie *(Petrosilinum sativum)*

mit Vorsicht verwenden!

Familie: Doldengewächse (Apiaceae)
Merkmale: Wird bis zu 60 cm hoch, bildet 3-fach fiederteilige Blätter mit gezähnten Zipfeln. Zur Blütezeit entwickelt sich eine grünliche Doppeldolde. Die Wurzel ist rübenförmig, 10–15 cm lang, bis zu 2 cm dick.
Vorkommen: Beheimatet im östlichen Mittelmeergebiet, bei uns kultiviert.
Sammelgut: Kraut, Früchte und Wurzeln.

Im Altertum wurde die Petersilie besonders als Heilkraut geschätzt, während sie heute mehr als Gewürzpflanze bekannt ist. Zu arzneilichen Zwecken wird der Samen verwandt.

Im Aberglauben der germanischen und romanischen Länder spielte die Pflanze von jeher eine große Rolle. Daher sind recht merkwürdige Gebräuche und Anschauungen mit der Petersilie verknüpft. So heißt es z. B in manchen Gegenden, beim Aussäen der Petersilie müsse die Hausfrau lachen. Ein alter Volksspruch lautet: *Die Petersilie hilft dem Mann aufs Pferd, den Frauen unter die Erd.*

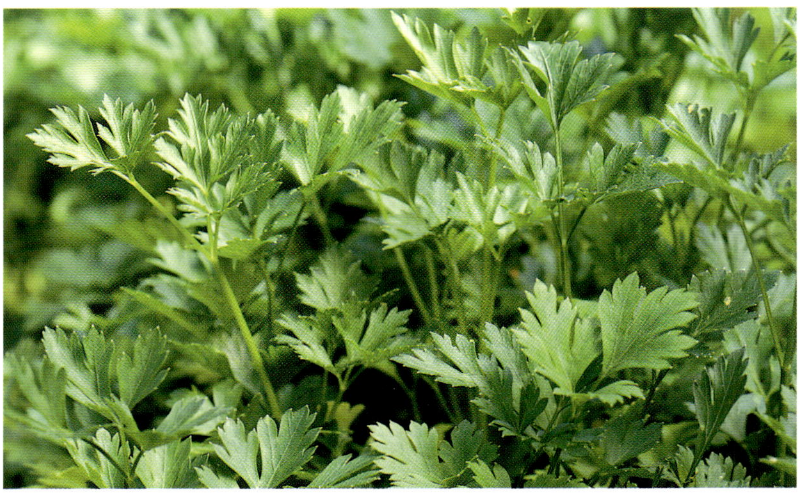

Hierbei ist die Anspielung auf die aphrodisierende Wirkung, wie sie auch bei Sellerie zu finden ist, nicht zu übersehen.
Die Petersilie taucht schon im Arzneischatz des Hippokrates auf. Paracelsus erwähnt sie als steintreibend, und Lonicerus schildert sie als kräftig wassertreibend, steintreibend, hirn- und gedächtnisstärkend, blutreinigend, verdauungsfördernd, blähungstreibend, hautglättend, wirksam gegen Nieren- und Blasenleiden, Bauchschmerzen, Rückenweh und bei Verstopfung der Leber. In dem »Neuzeitlichen Kräuterbuch« von Kroeber finden wir weitere interessante Indikationen, wie bei Verschleimungen der Brust, bei Harndrang, Anschwellen der Schilddrüse. Kneipp nennt die Petersilie ein »mehr denn hundertfach erprobtes und bewährtes Mittel bei Wassersucht«.
Petersiliensamen wirkt auch ganz ausgezeichnet bei Harnverhaltung, besonders bei älteren Männern, weiterhin bei Magenschwäche, kräftigend auf den ganzen Verdauungsapparat und die Milz.
Ein ganz praktischer Hinweis ist die äußerliche Anwendung, das Einreiben eines Mückenstiches mit dem frischen Kraut. Der Juckreiz wird dadurch deutlich gemildert.
In der Schwangerschaft sollte man die Petersilie sehr vorsichtig anwenden.

Süßholz *(Glycyrrhiza glabra)*

Familie: Schmetterlingsblütengewächse (Fabaceae)
Merkmale: Ca. 1 m hohe, holzige, mehrjährige Staude mit ausgedehntem Wurzelsystem und einer Pfahlwurzel. Die Blätter sind unpaarig gefiedert, 9–17 Fiederblätter, oval bis herzförmig. Die Blütentrauben, mit 20–30 lila Schmetterlingsblüten, entspringen den Blattachseln.
Vorkommen: Östliches Mittemeergebiet, Südwest-Asien, vorwiegend kultiviert in Italien, Spanien, Ungarn und Russland, weniger bei uns (Bayern).
Sammelgut: Geschälte und ungeschälte Wurzeln, Ausläufer von 3- bis 4-jährigen Pflanzen.

Der Süßholzstrauch ist im südlichen und südwestlichen Europa beheimatet und wird in großen Mengen in Russland, an der unteren Wolga, in China, Ungarn und Italien, aber auch bei uns in Deutschland angebaut. Süßholz ist mit eine der am längsten bekannten Heilpflanzen. Wird sie doch schon im Papyrus Ebers – Jahrtausende vor Christus entstanden – bei Katarrhen der Atmungsorgane empfohlen. Bei den Indern spielt das Süßholz beim Liebeszauber eine Rolle (Madaus).
Die Süßholzwurzel ist ein wunderbarer Bestandteil in einem Hustentee, weil sie auswurffördernd wirkt, weiterhin bei Heiserkeit und Bronchialerkrankungen.
Dem Süßholz wird eine hormonähnliche Wirkung der Nebennierenrinde nachgesagt, was positiven Einfluss auf Entzündungen hat, unter anderem bei Magengeschwüren.
Nach der chinesischen Heilkräuterkunde belebt Süßholz das Herz, hilft gegen Herzklopfen, stärkt die Milz, wirkt bei Schwächezuständen und stärkt die Lunge.

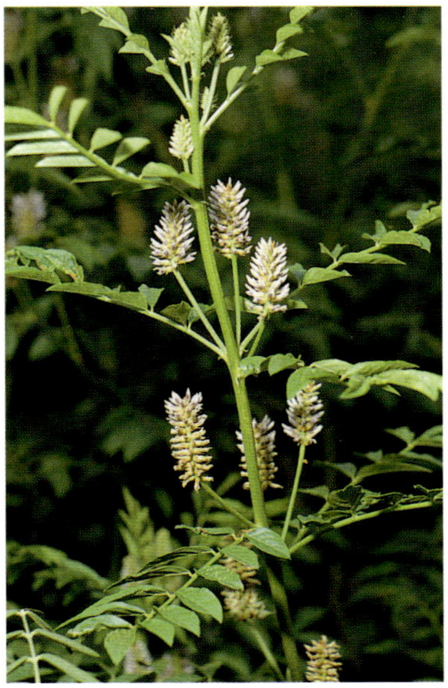

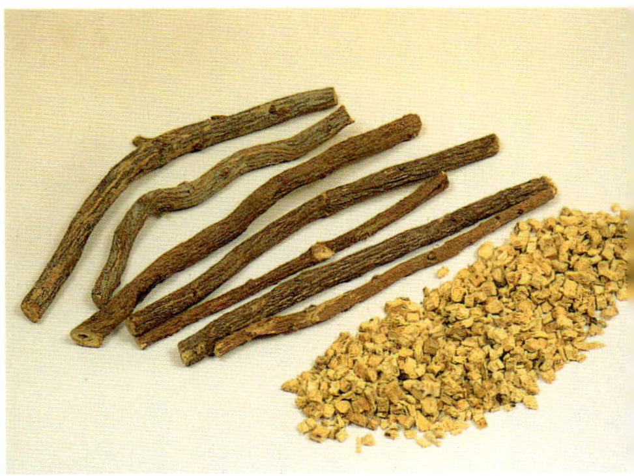

Süßholz erhält man beim Kauf als Handelsware in ganzen Stangen, meistens jedoch in der geschnittenen Form.

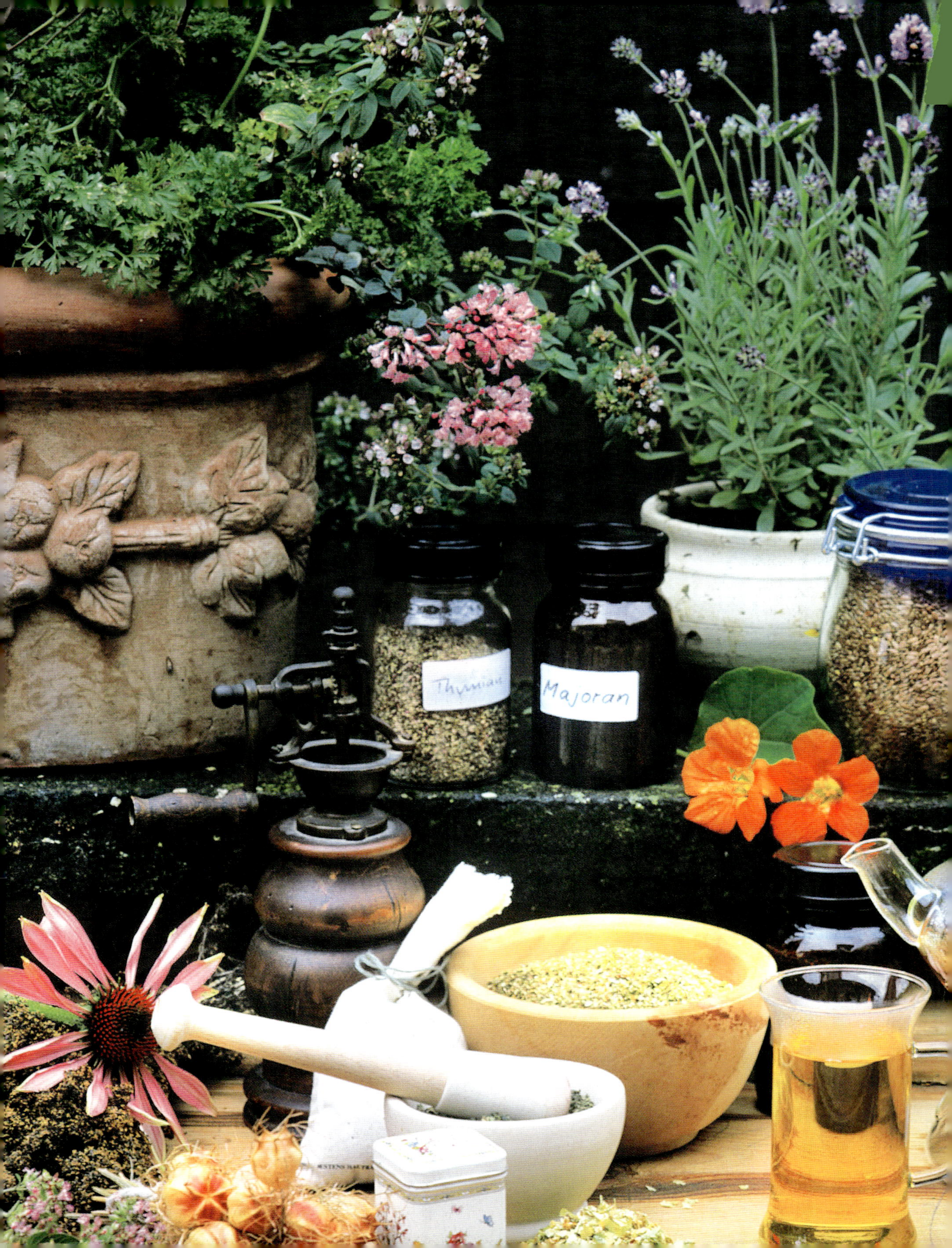
Thymian
Majoran

Praktische Anwendungen

Ging es im vorigen Kapitel darum, Heilpflanzen zu erkennen, erhalten Sie in diesem Abschnitt Anleitungen, sie richtig anzuwenden. Sie können viele Hausmittel einfach selbst herstellen.

Meine 50-jährige Erfahrung hilft auch Ihnen bei der Zusammenstellung Ihrer Heilkräutertee-Apotheke. Für eine Vielzahl von Beschwerden erhalten Sie Hinweise, welche Heilkräuter helfen und wie Sie Schüßler-Salze richtig einsetzen.

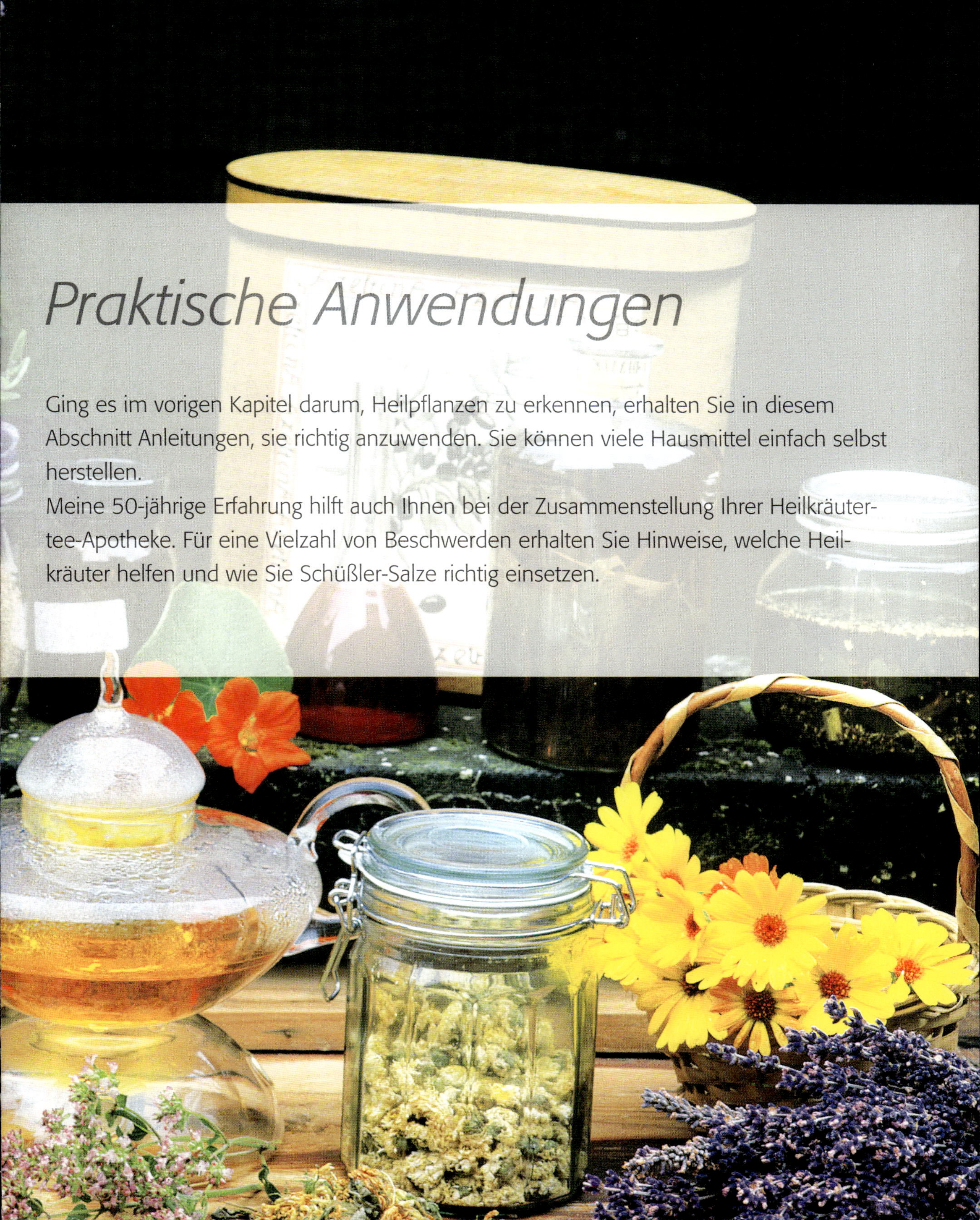

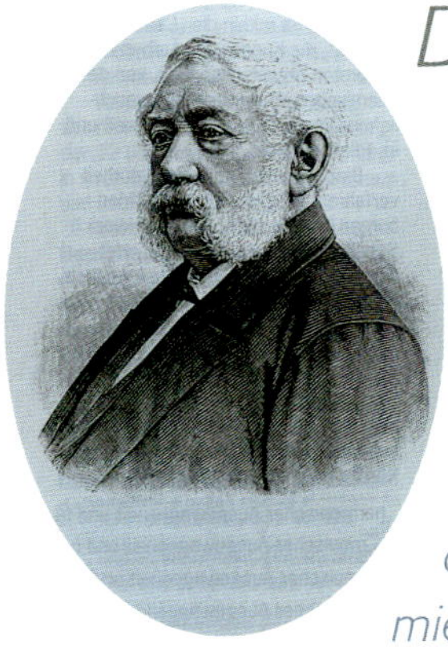

Die Schüßler-Salze – Freunde der Heilpflanzen

Seit über 30 Jahren arbeite ich in meiner Naturheilpraxis mit den Schüßlerschen Mineralnährsalzen; jede Rezeptur wird durch das entsprechende Schüßlersche Mittel ergänzt. Besonders die Kombination aus Heilkräutern und den Schüßler-Salzen hat sich als sehr wirkungsvoll erwiesen. Die beiden bewährten Naturheilmethoden der Pflanzenheilkunde und der Biochemie nach Dr. Schüßler, so der offizielle Name, mögen sich und ergänzen einander ganz wunderbar!

Wer war Schüßler und was hat es mit seiner Therapie auf sich?
1874 veröffentlichte der homöopathische Arzt Dr. med. Heinrich Schüßler aus Oldenburg in der dortigen Hofbuchhandlung eine Broschüre mit dem Titel: »Eine abgekürzte Therapie, gegründet auf Histologie und Celluarpathologie«.
Sein Heilverfahren basiert auf der Erkenntnis, dass in allen Zellen des lebenden Organismus bestimmte Mineralstoffe enthalten sind. Als besonders wichtig erkannte Schüßler 12 Mineralsalzverbindungen, die er bestimmten Organfunktionen bzw. Stoffwechselprozessen zuordnete. Diese komplexen chemischen Prozesse spielen für unsere Gesundheit eine wichtige Rolle. Krankheiten, körperliche »Betriebsstörungen«, sind oft bedingt durch einen Mangel an Mineralstoffen. Die Biochemie nach Dr. Schüßler kann als feinstoffliche Ergänzung des Mineralhaushalts der Zellen bezeichnet werden. Darüber hinaus setzen diese Stoffe in einer Art Katalysatorwirkung weitere Heilprozesse in Gang.
Schüßler beschäftigte sich intensiv mit der Homöopathie Hahnemanns, der Zellularpathologie nach Virchov (»Die Krankheit des Körpers ist gleich der Krankheit der Zelle«), den Arbeiten von Moleschott (»Die Krankheit der Zelle entsteht durch den Verlust an anorganischen Salzen bzw. Mineralstoffen«) und Liebig (»Über den Mineralhaushalt der Tiere und Pflanzen«).
Ich habe es unternommen, die Chemie der Gewebe des animalischen Organismus auf das Therapeutische [des Menschen] zu übertragen.
So seine Aussage und Denkansatz für die Begründung der nach ihm benannten Biochemie.
Das griechische Wort »Bios« heißt Leben, und die Chemie ist ein Zweig der Naturwissenschaft, der Eigenschaften, Zusammensetzung und Umwandlung der Stoffe und ihrer Verbindungen behandelt. Biochemie ist mithin die Chemie des Lebens, die Kunde vom Aufbau der gesamten organischen Welt, von den Vorgängen im menschlichen Körper, aber auch in der Tier- und Pflanzenwelt.
Die Biochemischen Mittel nach Dr. Schüßler werden in einem **homöopathischen Verfahren** hergestellt, meistens in der 6. Dezimalverreibung, und bieten in ihrer Anwendung viele Vorteile – ganz ohne Nebenwirkungen. So können die Schüßlerschen Mittel vom Säugling bis zu den Urgroßeltern problemlos angewandt und wunderbar mit anderen Heilweisen, auch der Schulmedizin, besonders aber mit der Heilpflanzenkunde kombiniert werden. Kontraindikationen sind mir nicht bekannt. Dadurch, dass sich Schüßler auf 12 Mittel beschränkt hat, ist dieses Naturheilverfahren gut überschaubar und auch für einen Laien rasch erlernbar.
Die Anwendung geschieht in erster Linie zur Gesundheitsvorsorge. Zur Krankheitsbehandlung sollten Sie einen erfahrenen naturheilkundlich behandelnden Arzt oder Heilpraktiker hinzuziehen.

Oft werde ich gefragt, warum ich z. B. das Schüßlersche Mittel Nr. 3 (Ferrum phosphoricum) empfehle, obwohl der Patient bereits ein

eisenhaltiges Präparat verordnet bekommen hat. Zweimal Eisen, ist das nicht doppelt gemoppelt?
So ist es nicht, denn wir kennen zwei Arten von Mineralstoffmangel, nämlich innerhalb und außerhalb der Zellen. Blutuntersuchungen ergeben oft ein falsches Bild, da hier nur der Mineralhaushalt außerhalb der Zellen im Blut gemessen wird und die Verhältnisse innerhalb der Zellen unberücksichtigt bleiben. Der Körper holt sich seine Mineralstoffe aber aus den Zellen, dort liegen seine Depots. Meist zeigt sich ein solcher Mangel erst durch Krankheitssymptome. Aber so weit wollen wir es ja schließlich gar nicht erst kommen lassen!
Die Biochemie nach Schüßler ist für den Mineralhaushalt **innerhalb** der Zellen zuständig; hierfür genügen feinstoffliche Gaben der Mineralsalze. Außerhalb der Zellen verwenden wir oft (allopathische) Mineralstoffpräparate. Sie sehen also, dass sich beide Anwendungsformen nicht »beißen« müssen.
Zur **Anwendung der Schüßler-Salze** ist zu sagen, dass die Tabletten nicht einfach geschluckt, sondern intensiv gelutscht werden sollen. Nur so können sie durch die Mundschleimhaut aufgenommen werden und ihre optimale Wirkung entfalten. Säuglingen darf man keine Tabletten geben. Hierfür können diese zerdrückt und dann als Pulver auf die Zunge gegeben werden.
Erwachsene können bei akuten Zuständen alle 5 Minuten 1–2 Tabletten nehmen. Bei chronischen oder langwierigen Erkrankungen empfehle ich in der Regel 12 Tabletten über den Tag verteilt; werden verschiedene Mittel kombiniert, dann entsprechend weniger oder im Wechsel mit dem nächsten Tag. In bestimmten Fällen können die Mittel auch deutlich höher dosiert werden. Ein Sonderfall in der Anwendung ist die Nr. 7 (Magnesium phosphoricum) der Schüßlerschen Reihe. Bei angezeigten Indikationen werden davon 10 Tabletten in einem Glas mit heißem Wasser aufgelöst und dann schluckweise getrunken.
Beachten Sie, dass der Genuss von Zigaretten und Kaffee die Aufnahme von Mineralstoffen beeinträchtigt.

Nr. 1: Calcium fluoratum *(Kalziumfluorid, Flussspat)*

In der biochemischen Reihe das wichtigste Mittel für das Stützgewebe. Hat eine straffende Wirkung auf alle elastischen Gewebe wie Sehnen, Bänder und Muskeln, aber auch für die Gefäße. Zur Förderung der Erweichung und Resorption von Gewebsverhärtungen.
Bewährt bei Faltenbildung, Bindegewebsschwäche, Organsenkungen, Krampfadern (Besenreißer), Karies, weichem Zahnschmelz, Überbein, Haltungsschwächen, Altersherz und Arterienverkalkung mit Bluthochdruck.
Dieses Salz kann helfen, die Leistungsfähigkeit und Unternehmungslust zu steigern. Es bringt einen Zuwachs an Kraft und auch an Konzentration.

Nr. 2: Calcium phosphoricum *(Kalziumphosphat)*

Ein wichtiges Aufbaumittel nach Krankheiten, aber auch während der Schwangerschaft und in der Stillperiode. Als Zellregenerationsmittel wirkt es auf die Zellmembranen, beteiligt sich an der Eiweißbildung und bildet die harte Knochenmasse.
Bewährt hat sich Calcium phosphoricum bei schlechter Knochenbildung von Kindern und Jugendlichen, Knochenbrüchen, Schmerzen beim Zahnen der Säuglinge und zur Vorbeugung bei Osteoporose. Dieses Salz eignet sich ganz besonders für blasse, blutarme Menschen. Es gibt den Knochen und den Zähnen mehr Festigkeit, löst Muskelverkrampfungen und stärkt das Blutsystem.
Im seelischen, psychischen Bereich löst es zwanghafte Strukturen, Zwänge und Ängste.

Nr. 3: Ferrum phosphoricum *(Eisenphosphat)*

Dieses Mittel führe ich immer in meiner Reise- und Wanderapotheke mit mir. Es ist das Hauptmittel für das 1. Entzündungsstadium, besonders für alle plötzlich auftretenden Erkrankungen mit fieberhaften und entzündlichen Prozessen im Anfangsstadium. Besonders zu empfehlen zur Stärkung des Immunsystems und bei Allergien. In Verbindung mit *Echinacea*-Tropfen (Sonnenhut) als bewährte Grippeprophylaxe.

Die Nr. 3 ist ein ausgezeichnetes Sportlermittel, bei Quetschungen, Prellungen (blaue Flecken), Verstauchungen und Muskelkater, auch in Verbindung mit der Nr. 7.
Außerdem wird es eingesetzt bei Kinderkrankheiten mit Blutarmut und in der Frauenheilkunde bei Eisenverwertungsstörungen.
Das Salz eignet sich im seelisch-psychischen Bereich für Menschen, die trauern, bei Antriebslosigkeit (als so genannte **Energieschaukel** zusammen mit Nr. 5 und Nr. 7), für Menschen, die unter Ängsten und Depressionen leiden, häufig anecken, unruhig und schlaflos sind. Es fördert die Kraft zur Selbstbehauptung.

Nr. 4: Kalium chloratum *(Kaliumchlorid)*

Für das 2. Entzündungsstadium (fibrinöse Entzündungen) ist dies das Hauptmittel. Es löst im Körper Giftstoffe und entstaut das Bindegewebe mit besonderer Wirkung auf die Schleimhäute. Kalium chloratum ist das Lymphmittel der Biochemie.
Bewährt bei fiebrigen Ohren-, Augen- und Halserkrankungen, bei Schnupfen mit Nebenhöhlenbeteiligung, Bronchitis, Lungen- und Rippenfellentzündungen, Gelenk-, Schleimbeutel- und Sehnenscheidenentzündungen sowie bei Magen- und bei Darmentzündungen.
Dieses Salz eignet sich nicht nur für körperliche, sondern auch für seelische Entgiftungskuren. Es hilft zwanghafte Strukturen zu lösen, harmonisiert gefühlsmäßige Überschwänge und lindert Ärger, der mit Gallenreizungen verbunden ist.

Nr. 5: Kalium phosphoricum *(Kaliumphosphat)*

Das große Nerven- und Erschöpfungsmittel in der Biochemie, denn es wirkt stabilisierend auf die Nerven- und Muskelzellen. Es verhütet Gewebeschwund und Zellverfall.
Als »Betriebsstoff« für das Herz wirkt es als Sauerstoffüberträger und unterstützt dadurch das Herz bei seiner Arbeit, besonders auch in Verbindung mit dem Weißdorn.
Bewährt bei Nervenschwäche, Wechseljahrbeschwerden, Schlaflosigkeit (zusammen mit der Nr. 7), Depression, Erschöpfungszuständen, Gedächtnis- und Muskelschwäche, Lähmungsgefühl, Hyperaktivität bei Kindern, Magengeschwüren und nervösem Asthma. In Verbindung mit entwässernden Kräutertees wirkt es unterstützend und ausgleichend auf die Pumpe Herz. Das Salz ist ein Energiegeber (siehe auch Nr. 3), es regt die Muskeln an.
Auf Seele und Psyche kann dieses Salz bei Ängsten mit Weinerlichkeit ermutigend und wohltuend wirken wie Licht und Wärme.

Nr. 6: Kalium sulfuricum *(Kaliumsulfat)*

Das Hauptmittel für das 3. Entzündungsstadium (eitrig-schleimige Sekretion) aller lang festsitzenden Erkrankungen. Es dient der Zellentgiftung (Leber, Zellen und Schleimhaut) und bringt dadurch Ausscheidungs- und Entgiftungsvorgänge, besonders bei wässrigen Schwellungen mit Lymphstauungen, in Gang und gilt als das Lebermittel der Biochemie.
Bewährt bei Schleimhautkatarrhen an Ohren, Nase und Hals, fortgeschrittenen Entzündungen, Leberbeschwerden, Nierenentzündungen, Rheumaschmerzen, Kater- und Zerschlagenheitsgefühl, Gesichts-, Kopf- und Zahnneuralgien, Taubheit durch Innenohrschwellung, als Schlafmittel bei Herzklopfen und Abschlussmittel nach Infektionskrankheiten.
Im seelischen, psychischen Bereich hilft es Menschen, die zu Wutausbrüchen neigen, eifersüchtig und launisch sind, die sich seelisch und körperlich verkrampfen, sich ärgern, wenn insbesondere eigene Bedürfnisse übersehen werden.

Nr. 7: Magnesium phosphoricum *(Magnesiumphosphat)*

Dieses Mittel wirkt entkrampfend, den Cholesterinspiegel senkend, antithrombotisch und antiallergisch.
Bewährt bei Krämpfen von Herz, Magen, Blase und Waden, bei Nieren- und Gallenkoliken, Nervenreizungen, Krampfhusten, Kopfschmerzen, Migräne, Menstruationsstörungen, Asthma, Blähungen, Schlafstörungen, varikösen Symptomenkomplex (Krampfadern), nervlichem Hautjucken und Ischialgien.

Ideal zur Unterstützung bei Fastenkuren und zur Raucherentwöhnung (statt eine Zigarette zu rauchen, wird jeweils 1 Tablette gelutscht).
Das Salz hilft bei Stresszuständen und Prüfungsängsten und unterstützt Menschen, die nach geistiger Klarheit und Ruhe suchen oder mit neuen ungewohnten Lebensumständen zurechtkommen müssen. Es hellt die Seele auf, klärt und erleichtert Problemlösungen. Bei den oben genannten Indikationen hat sich die Nr. 7 in der Anwendung als **»Heiße 7«** besonders bewährt. Hierfür werden 10 Tabletten in heißem Wasser gelöst und schluckweise getrunken. Dies kann bei Bedarf mehrfach täglich wiederholt werden.

Nr. 8: Natrium chloratum *(Natriumchlorid)*

Das Anabolikum (Aufbaumittel) der Biochemie fördert die Neubildung von Zellen, speziell auch der roten Blutkörperchen, reguliert das Säure-Basen-Gleichgewicht und den Wasserhaushalt, indem es das Bindegewebe entwässert.
Bewährt bei Fließschnupfen, Tränenfluss der Augen bei Wind, Kälteempfindlichkeit, Schuppen auf dem Kopf, Stirnhöhlenentzündungen, bei geschwollenen Knöcheln, Ödemen, trockener Haut, Neurodermitis, Heißhunger auf salzige und stark gewürzte Speisen, Sodbrennen, Magendruck, Blähungen, Abmagerung, Verdauungsstörungen bei zu wenig Magensäure, Herzstichen, Klopfen in den Blutgefäßen, Potenzschwäche (siehe auch Energieschaukel mit den Nummern 3, 5 und 7) und Krachen der Gelenke.
Im seelisch-psychischen Bereich unterstützt es Menschen, die sich gern zurückziehen und ihre Wunden lecken, wie auch bei »seelischem Schnupfen«, indem es zu verzeihen hilft.

Nr. 9: Natrium phosphoricum *(Natriumphosphat)*

Zur Herabsetzung der allgemeinen Entzündungsbereitschaft, Anregung der Stoffwechselausscheidungen bei Ablagerungen in Nieren, Blase und Galle, Verbesserung des Lymphabflusses (Angina, Mandelvereiterungen); es neutralisiert die überschüssigen Säuren im Körper (giftauflösend), bei gestörtem Fettstoffwechsel (Fettunverträglichkeiten).
Bewährt bei rheumatischer Veranlagung, Hautunreinheiten (Akne), fettigem Haar und Teint, Ischias, Hexenschuss, varikösem Symptomenkomplex (Krampfadern, Venenentzündungen), Nierenentzündungen und -grieß, Gelbsucht, saurem Körpergeruch, sauren Magen- und Darmstörungen. Ideal ist Natrium phosphoricum bei Entschlackungs- und Fastenkuren.
Im seelisch-psychischen Bereich hilft es allen Menschen, die mit ihren negativen Stimmungen »sauer« sind und anderen ihre eigene Denkweise aufzwingen wollen, nach dem Motto: »Und bist du nicht willig, so brauch' ich Gewalt.«

Nr. 10: Natrium sulfuricum *(Natriumsulfat, Glaubersalz)*

Regt die Ausscheidungsvorgänge und den Abbaustoffwechsel an, verbessert die Elastizität ödematöser Gewebe, entzieht den Abbauprodukten das Wasser und beschleunigt damit ihren Zerfall, sorgt für zügige Ausscheidung als »Müllabfuhr und Schwemmentmistung«. Es regt die Bildung des Gallesaftes an, ist am Zucker- und Leberstoffwechsel beteiligt, wirkt auf die Bewegungen des Dickdarms und sorgt für den Abbau der weißen Blutkörperchen; zudem baut es Ödeme ab und verbessert die Blutbildung in der Milz.
Bewährt bei Fettleibigkeit, funktionellen Störungen des Leber-Galle-Systems, Verstopfung, Asthma, Rheuma, Nierenerkrankungen, Blasenschwäche (Inkontinenz), Zellulitis, Ödeme, Gicht, Drüsenschwellungen, Abszessen, Furunkeln und zur Unterstützung bei Entschlackungskuren. Auch bei Druck, Stechen und Spannungsschmerz in der Lebergegend sowie bei Blähungskoliken und galligem Erbrechen.
Im seelischen und psychischen Bereich löst dieses Salz extremes Ablehnungsverhalten (»Prinzipienreiterei«) verbunden mit Wut Zorn, und Hass. Es hilft der Seele, sich schneller »umzubauen« und besser für sich selbst zu sorgen, wie auch bei Misslaunigkeit und Melancholie.

Nr. 11: Silicea *(Kieselsäure)*

Silicea ist Bestandteil des Bindegewebes und wirkt deshalb besonders auf alle Bindegewebsfunktionen, regt die Kollagenbildung an, steigert die Widerstandsfähigkeit und mechanische Festigkeit der Gewebe und ist dadurch ein biochemisches Kosmetikum. Es aktiviert die Infektabwehr des wKörpers, bei allen Entzündungen mit Eiter ist es neben der Nr. 12 das Mittel der Wahl. Es leitet als ein gutes Resorptionsmittel die Entzündungsprodukte aus.

Bewährt bei Neigung zu chronischen Eiterungen, Furunkeln, Fisteln, Wachstumsstörungen an Haaren und Nägeln, bei schlechter Heilungstendenz der Haut, übermäßigem Schwitzen, übelriechendem Fußschweiß, Arterienverkalkung, chronischem Gelenkrheuma, in der Augenheilkunde bei Gerstenkorn und als gutes allgemeines Regenerationsmittel. Das Salz wirkt wie ein Verjüngungs- und Schönheitsmittel. Es glättet die Gesichtshaut, rundet die Augen, beugt Haarausfall und grauen Haaren vor. Es stärkt die Nerven und gibt insgesamt eine interessante, kraftvolle persönliche Ausstrahlung.

Nr. 12: Calcium sulfuricum *(Kalziumsulfat)*

Dieses war schon für Dr. Schüßler ein besonderes Mittel. Nachdem er es ursprünglich aus der bio-chemischen Reihe herausgenommen hatte, musste er es nach reiflicher Überlegung und Erfahrungaustausch mit anderen biochemisch arbeitenden Therapeuten später wieder hinzufügen.

Calcium sulfuricum räumt gewaltig im Bindegewebe auf, kann selbst tief sitzenden Eiter austreiben und wird aus diesem Grunde als Blockadebrecher der Biochemie bezeichnet. Es klärt die Lymphe, reinigt, regt den Stoffwechsel an und entfernt die Abbauprodukte aus dem Körper. Es steigert die Blutgerinnung und fördert die Hormon- und Enzymbildung.

Bewährt bei Abszessen, Furunkeln, Karbunkeln, eitriger Mandelentzündung, chronischem Schnupfen, vereiterten Kiefer- und Stirnhöhlen, Bindehautentzündungen, bei Rheuma mit entzündlichen Herden im Kopf-, Nasen- und Ohrenbereich. Bei der Behandlung von Furunkeln und anderen Eiterherden muss eine Abflussmöglichkeit für den Eiter vorhanden sein.

Das Salz ist nicht nur für die innere Reinigung geeignet, sondern hilft auch seelisch-psychisch gesehen, sich von »Müll« zu befreien. Es gibt neue Kraft nach schwierigen Prozessen, löst ein gestörtes Verhältnis zwischen der Innen- und Außenwelt und gibt wieder mehr Selbstvertrauen.

Im Gegensatz zu den bisher genannten Schüßlerschen Mitteln sollte die Nr. 12 zurückhaltend dosiert werden (maximal 3 Tabletten pro Tag). Empfohlen wird eine Kombination mit Schüßler-Salz Nr. 11.

Dies waren die Porträts der verschiedenen Schüßlerschen Mittel. Bei den Empfehlungen der Heilkräuter werde ich die Nummern der dazu passenden Salze in der Reihenfolge ihrer Wichtigkeit mit aufführen. Im Literaturverzeichnis finden Sie auch weitere Spezialliteratur zur Biochemie nach Dr. Schüßler.

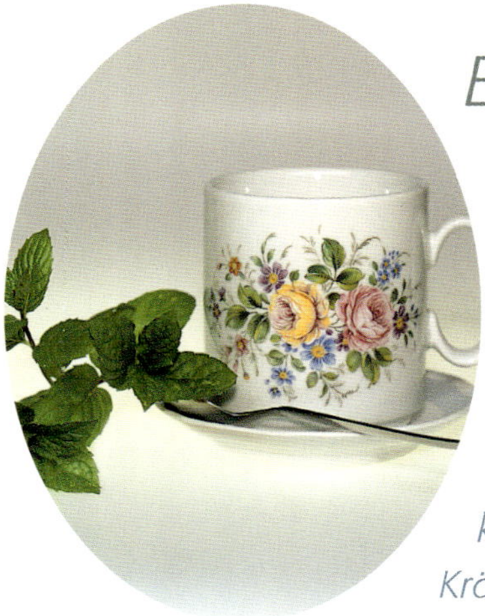

Einfache Mittel selbst herstellen

Um die Heilkräfte der Kräuter optimal zu nutzen, bieten sich verschiedene Formen der Zubereitung an. Viele Heilmittel kann man ganz einfach zu Hause selbst herstellen. In diesem Kapitel finden Sie Rezepte für die gängigsten Anwendungen.
Beachten Sie, dass bei der Dosierung der entsprechenden Heilkräuter ein Weniger an Menge oft ein Mehr an Wirkung bedeuten kann. Außerdem möchte ich noch einmal betonen, dass ausschließlich Kräuter benutzt werden sollten, deren Identität man mit Sicherheit kennt.

Aufguss (Infusa)

Am bekanntesten und einfachsten ist die Zubereitung der meisten Heilkräuter als Aufguss (Tee), der heiß oder kalt getrunken werden kann.

Standardrezeptur Aufguss

1 Teelöffel oder 2–3 g getrocknetes Kraut auf 1 Tasse kochendes Wasser (bzw. 2 Esslöffel oder 20 g getrocknetes Kraut oder Kräutermischung auf 1 Kanne oder 1 Liter Wasser). Beim Gebrauch von Frischpflanzen muss man die Menge meist verdoppeln.
5 Minuten ziehen lassen, dann über einem Sieb abseihen.
In einem verschlossenen Gefäß (Thermoskanne) ist der Tee bis zu 24 Stunden haltbar. Es ist empfehlenswert, die Teekanne vorher mit kochendem Wasser auszuspülen.

Für einen Aufguss gibt es im Fachhandel verschiedene praktische Hilfsmittel. Diese reichen vom so genannten Tee-Ei über spezielle, oft sehr hübsche Kräutertee-Tassen mit gelochtem Einsatz bis hin zu Baumwollsäckchen. Bewährt haben sich in der Praxis auch Einwegfilterbeutel aus Papier, die man nach der Verwendung direkt im Biomüll entsorgen kann.

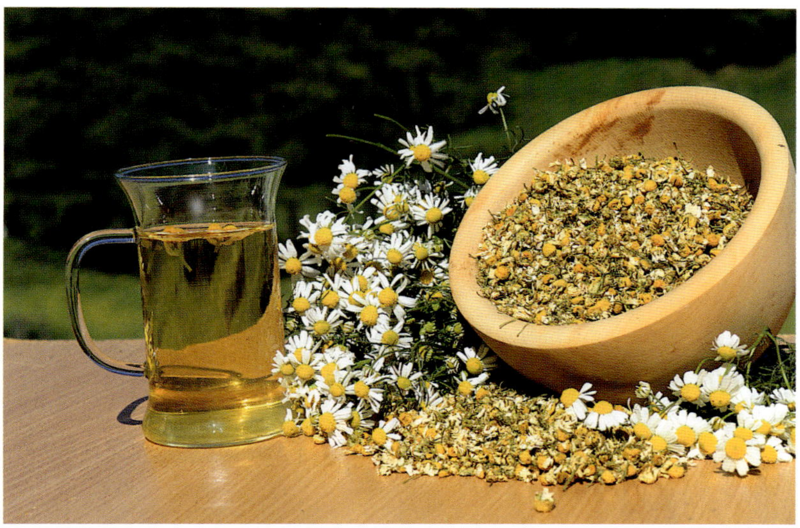

Die klassische und einfachste Methode zur Anwendung von Heilkräutern ist die Herstellung eines Aufgusses, z. B. als Kamillentee.

Abkochung (Dekokt) und Sirup

Um die Wirkstoffe aus härteren Pflanzenteilen wie Wurzeln und Beeren bzw. Kräutern mit einem hohen Anteil an Mineralstoffen wie Ackerschachtelhalm oder Brennnessel zu lösen, empfiehlt sich die Abkochung. Das Pflanzenmaterial muss vorher in kleine Stücke geschnitten werden. Die Abkochung kann wie Tee entweder heiß oder kalt getrunken werden.

Standardrezeptur Abkochung

20g getrocknetes Kraut (bzw. Kräutermischung) in 750ml kaltes Wasser geben; das Ganze auf 500ml einköcheln lassen (das kann längere Zeit dauern!). Bei kühler Lagerung sind Dekokte bis zu 48 Stunden haltbar.

Eine Abkochung besonderer Art erhält man, indem man anstelle von Wasser einen leichten Wein verwendet. Diese Anwendung wird oft in den Rezepten der Hildegard von Bingen empfohlen. Durch das Kochen verdunstet der Alkohol. Das fertige Erzeugnis ist dann weitestgehend alkoholfrei.

Als eine spezielle Form der Abkochung kann man die Herstellung von **Sirup** bezeichnen. Durch seinen süßen Beigeschmack ist Sirup nicht nur bei Kindern beliebt. Insbesondere bei Husten und Halsschmerzen wird er häufig auch als lindernd erlebt.

Standardrezeptur Sirup

500ml Aufguss oder Abkochung unter maximaler Zieh- bzw. Kochzeit zubereiten. 500g Honig oder Rohrzucker zugeben und bis zur gewünschten Konsistenz einkochen.
Bei kühler und dunkler Aufbewahrung ist ein Kräutersirup bis zu 6 Monate haltbar.

Als Beispiele sind Spitzwegerich- und Löwenzahnsirup zu nennen, aber natürlich auch der bekannte Fichtennadelsprossensirup (siehe S.48).

Kaltauszug (Mazeration)

Einen Kaltauszug gebraucht man bei Kräutern wie Beinwell, Eibischwurzel und Alantwurzel, die Schleimstoffe enthalten. Beim Erhitzen würde man einen klebrigen Kleister erhalten, der schlecht zu trinken wäre. Auch bei bestimmten Pflanzen wie Bärentraubenblättern empfiehlt sich aus Erfahrung ein Kaltauszug, da beim Kochen unverträgliche Stoffe aus der Pflanze gelöst werden könnten.

Standardrezeptur Kaltauszug

25g Kraut in 250ml Wasser (Zimmertemperatur) geben und gut durchziehen lassen.
Ein Kaltauszug benötigt mindestens 8 Stunden; am besten lässt man ihn über die Nacht stehen.
Danach abseihen und wie eine Abkochung verwenden.

Vor dem Gebrauch kann der Kaltauszug trinkfertig erwärmt werden; er sollte jedoch nicht zum Kochen kommen.

Um eine optimale Wirkung zu erzielen, ist es bei bestimmten Heilpflanzen nötig, verschiedene Verfahren der Zubereitung zu kombinieren. So wird man beim Ackerschachtelhalm einen Kaltauszug über Nacht mit anschließendem Kochen bis zu einer halben Stunde kombinieren, um die in der Pflanze enthaltene Kieselsäure in Lösung zu bringen.

Tinkturen, Medizinalweine und Kräuterliköre

Die Herstellung oder der Kauf von Tinkturen empfiehlt sich wegen der leichteren und bequemeren Einnahme, wie es etwa bei Reisen erforderlich ist. Die Anwendung erfolgt verdünnt, im Regelfall 1 Teelöffel auf 25ml Wasser.

Standardrezeptur Tinktur

200g getrocknetes oder 300g frisches klein gehacktes Kraut oder Kräutermischung auf 1 Liter Alkohol (35–40%iger Wodka oder Kornschnaps) in eine gut verschlossene Flasche geben.
8–10 Tage bei Zimmertemperatur an einen vor unmittelbarem Sonnenlicht geschützten Platz stehen lassen, dabei immer wieder schütteln.
Anschließend abseihen und in lichtgeschützte Flaschen abfüllen.
Bei sachgerechter Lagerung ist eine Tinktur mehrere Jahre lang haltbar.

An Stelle von hochprozentigem Alkohol kann man auch einen Südwein wie Sherry verwenden und erhält dann einen so genannten **Medizinalwein**.
Nicht vergessen werden soll an dieser Stelle die Herstellung von **Kräuter- und Fruchtlikören**. Aus einem alten Handbuch der Drogisten-Praxis (Buchheister) möchte ich Ihnen dafür ein Rezept für einen Schlehenlikör angeben.

Rezept für Schlehenlikör

Man nehme 100g reife Schlehen. Besonders gut wird der Schlehenlikör,

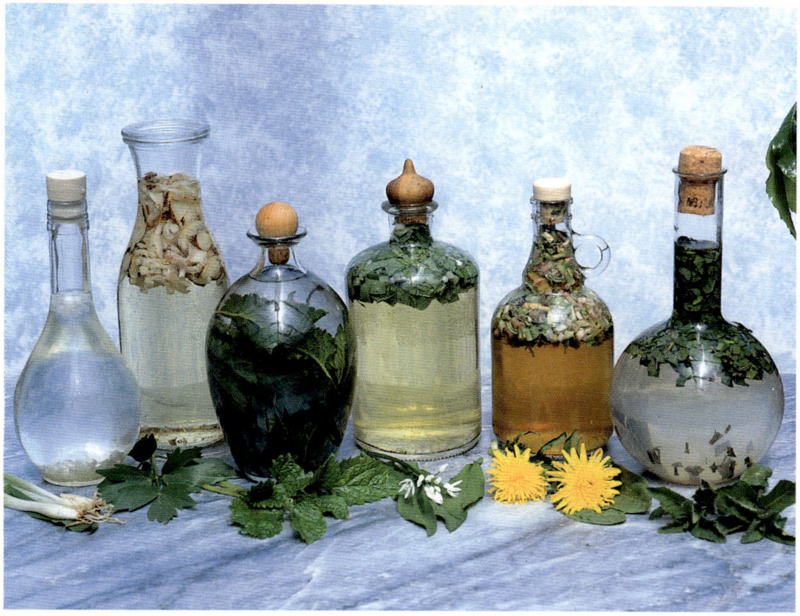

Auszüge, Tinkturen und Medizinalweine können eine wahre Schatzkiste für Ihre Hausapotheke sein. Vergessen Sie jedoch nicht, auf der Flasche die entsprechende Rezeptur und das Herstellungsdatum anzugeben. Die Aufbewahrung sollte lichtgeschützt geschehen.

wenn die Schlehen den ersten Frost überdauert haben, oder man behilft sich kurz mit einer Tiefkühltruhe. Der Auszug erfolgt mit 400 ml Weingeist (90 %), 250 g braunem Kandiszucker und 400 ml Wasser. Das Ganze lässt man mindestens 8 Tage, besser sind 3 Wochen, stehen. Dann wird die Flüssigkeit abfiltriert.

Sollten Sie Schlehenlikör geschenkt bekommen, nehmen ihn mit großer Wertschätzung an. Denn Sie wissen ja, wie viel Arbeit in seine Herstellung investiert wird.

Ein **sektähnliches Getränk** lässt sich beispielsweise aus Holunderblüten herstellen (siehe S. 88). Der Vollständigkeit halber sei auch auf die Herstellung von Kräuter- und Fruchtweinen durch Vergärung hingewiesen; hierzu gibt es gute Spezialliteratur.

Öle und Salben

Heilkräuter eignen sich hervorragend für die Zubereitung von Ölen und Salben. Bei beiden kommen die fettlöslichen Wirkstoffe einer Heilpflanze zum Einsatz.

Standardrezeptur Kräuteröl

250 g getrocknetes oder 500 g frisches Kraut und 750 ml hochwertiges, kalt geschlagenes Oliven- oder Sonnenblumenöl in ein Einmachglas geben.
3–6 Wochen in der vollen Sonne stehen lassen, regelmäßig gut schütteln.
Danach abseihen, in dunkle Flaschen füllen und kühl aufbewahren. Das Öl ist ungefähr 2 Jahre haltbar.

Salben lassen sich gut aus Kräuterölen herstellen, indem man das Öl mit Lanolin (Wollfett) oder Kakaobutter und Bienenwachs vermengt. Dazu wird das Öl sanft erhitzt und Lanolin oder Kakaobutter zusammen mit Bienenwachs hineingerührt. Sobald alles geschmolzen ist, von der Herdplatte nehmen und mit dem Schneebesen schlagen, bis die Masse abgekühlt und eingedickt ist. Das Bienenwachs verleiht der Salbe Festigkeit, das Wollfett macht sie geschmeidiger. Man kann das Mengenverhältnis variieren, um die erwünschte Konsistenz zu erzielen.
Es besteht auch die Möglichkeit, zusätzlich oder an Stelle des Kräuteröls Tinkturen zu verwenden. Vom Gebrauch von Mineralstoffsalben wie Vaseline ist dringendst abzuraten, weil diese die Hautporen verschließen. Ausführliche Rezepte zur Salbenherstellung würden diesen Rahmen sprengen. So verweise ich auch hier auf die erhältliche Spezialliteratur.

Umschläge und Kompressen

Umschläge sind Mischungen aus frischen oder getrockneten Kräutern, die auf einen erkrankten Bereich aufgelegt werden. Es sollte so viel Kraut verwendet werden, dass die betroffene Stelle gut abgedeckt wird. Lassen Sie das Kraut etwa 2 Minuten lang in etwas Wasser köcheln. Reiben Sie den betroffenen

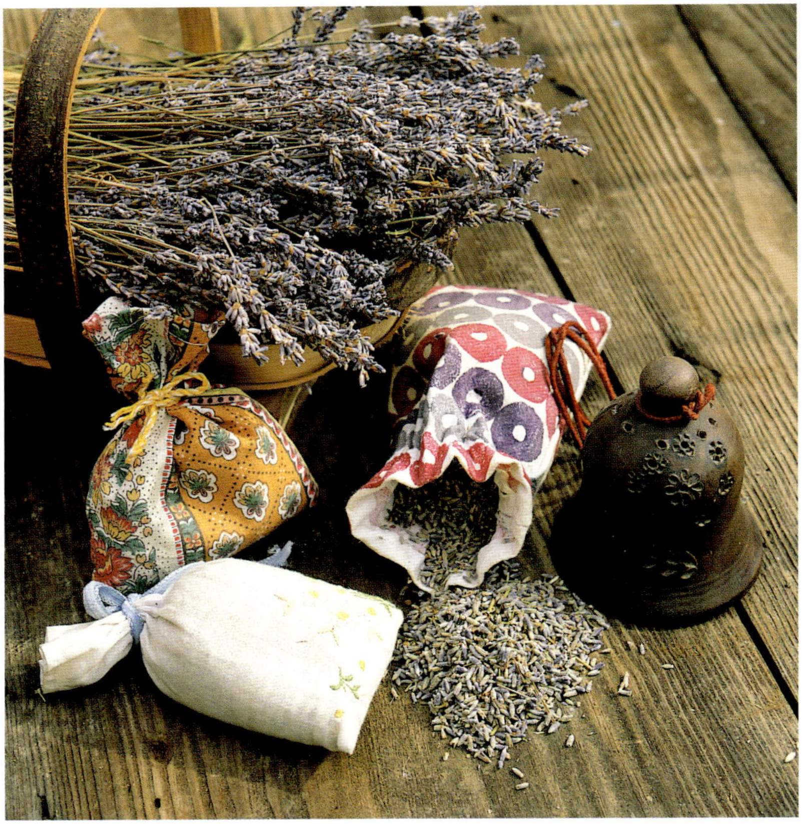

Lavendelkissen oder -säckchen zwischen die Wäsche gelegt, erzeugen einen angenehmen frischen Duft und schützen gleichzeitig vor Mottenbefall. Sie sind ein beliebtes Mitbringsel.

Bereich mit etwas Öl ein, damit der Umschlag nicht festklebt. Legen Sie dann die warmen (ausgedrückten) Kräuter auf und decken Sie das Ganze mit einer Mullbinde ab. Ein Umschlag darf bis zu 3 Stunden einwirken.

Als **Lotionen** bezeichnet man Kräuterzubereitungen auf Wasserbasis (Aufguss, Abkochung oder verdünnte Tinktur) zum Baden oder Waschen bestimmter Haut- oder Körperstellen.

Bei lokalen Schwellungen, Quetschungen, Entzündungen, aber auch bei Kopfschmerzen empfiehlt sich eine **Kompresse**. Dazu tränkt man ein Tuch mit Lotion und legt dieses auf die betroffene Stelle auf. Eine Kompresse sollte 1 – 2 Stunden einwirken (eventuell mit Plastikfolie abdecken und fixieren), danach bei Bedarf erneuern.

Kräuterbäder

Die Verwendung von Heilkräutern zu Badezwecken ist uralt. Sie war vollkommen in Vergessenheit geraten, wird aber jetzt in unserer stressigen und nervigen Zeit zu Recht wiederentdeckt.

Es ist ganz einfach, unsere Heilkräuter für eine eigene Badekur zu nutzen. Für die Zubereitung der Bäder gibt es zwei Möglichkeiten: Entweder man füllt den Kopfkissenteil eines Bettbezuges mit den entsprechenden Kräutern und hängt das Ganze dann wie einen großen Filterbeutel in das warme Badewasser (ca. 38°C), oder man stellt in einem großen Topf einen entsprechenden Tee her, gießt ihn ab und gibt die Flüssigkeit dann in die Badewanne. Für ein Vollbad benötigt man 500 – 1000 g getrocknete Kräuter. Bei frischen Kräutern muss man die Menge mindestens verdoppeln. Für Teilbäder nimmt man eine entsprechend niedriger Dosierung. Nach jedem Heilkräuterbad sollte man eine halbe Stunde ruhen. Interessant ist die Aussage des Pfarrers und Wasserdoktors Kneipp: *Bei allen Warmwasseranwendungen benutze ich nie oder höchst selten Wasser allein, ich mische stets Zusätze von verschiedenen Heilkräutern bei.*

Folgende Heilkräuter haben sich als **Badezusätze** bewährt:

- Fichtennadelsprossen bei rheumatischen und neuralgischen Zuständen.
- Baldrian, Lavendel, Hopfen und Melisse wirken beruhigend und tonisierend auf das Nervensystem.
- Kalmus und Rosmarin wirken anregend bei Erschöpfungszuständen (diese Bäder sollten eher am Morgen durchgeführt werden).
- Thymian wirkt krampfstillend und bei Erkältungen.
- Kamille, Eichenrinde, Ackerschachtelhalm und Schafgarbe wirken

heilungsfördernd bei schlecht heilenden Wunden und bei Frauenleiden.
- Heublumen (Samenausfälle von Wiesengräsern) wirken unterstützend bei Rheuma.
- Wiesenstorchschnabel hat sich bei Hauterkrankungen und Schuppenflechte bewährt.

Weitere Heilkräuter, die zu Badezwecken verwendet werden können, sind Pfennigkraut, Löwenzahn, Pfefferminze, Salbei, Ringelblume, Römische Kamille, Majoran, Fenchel, Bockshornkleesamen, Leinsamen und Senfsamen.

Die Wirkung der Kräuter kann durch Zugabe der entsprechenden ätherischen Öle verstärkt werden. Hierfür vermischt man ca. 5–15 Tropfen mit einer Trägersubstanz (Joghurt, Sahne, Honig, Eigelb) und gibt das Ganze dann ins Wasser.

Verwendung in Kosmetik und Küche

Einzelne Auszüge können nicht nur als Tee, für Bäder und Waschungen, als Gurgelmittel oder Kompresse bei Beschwerden genutzt werden, sondern auch als pflegendes und die Schönheit örderndes **Gesichts- und Körperwasser**. Einige Angaben dazu finden Sie bei den jeweiligen Heilkräuterbeschreibungen. Genauer auf die Verwendung von Heilpflanzen in der Naturkosmetik einzugehen, würde den Rahmen dieses Buches sprengen. Informieren Sie sich in der Fachliteratur.

Viele Heilkräuter lassen sich auch für die **Wildkräuterküche** benutzen. Was in meiner Jugend nach dem Krieg oft eine Ersatz- oder Zusatznahrung war, stellt heute für einen gesundheitsbewussten Menschen eine besonders wertvolle, vitalstoffreiche Kost dar, die darüber hinaus sehr schmackhaft sein kann. Hierauf wird bei den Kräuterbeschreibungen, z. B. bei Brennnessel oder Bärlauch, gesondert verwiesen. Empfehlenswert ist die eigene Herstellung von **Kräuteressig**, wobei Sie ganz nach Belieben experimentieren können. Hier ein Vorschlag:

Rezept für einen Kräuteressig

500 ml guten Weißwein- oder Apfelessig in einem säurefesten Topf aufkochen und 1–2 Minuten sprudelnd kochen lassen.
Danach vom Herd nehmen und auf ca. 40 °C abkühlen lassen.
Währenddessen je 2–3 Zweige Rosmarin, Lavendel und Thymian (möglichst mit Blüten) in eine Flasche geben, mit dem warmen Essig übergießen und verschließen.
Etwa 3 Wochen ziehen lassen, zwischendurch immer wieder schütteln.
Bei sachgerechter Lagerung ist der Kräuteressig 2–3 Jahre haltbar.

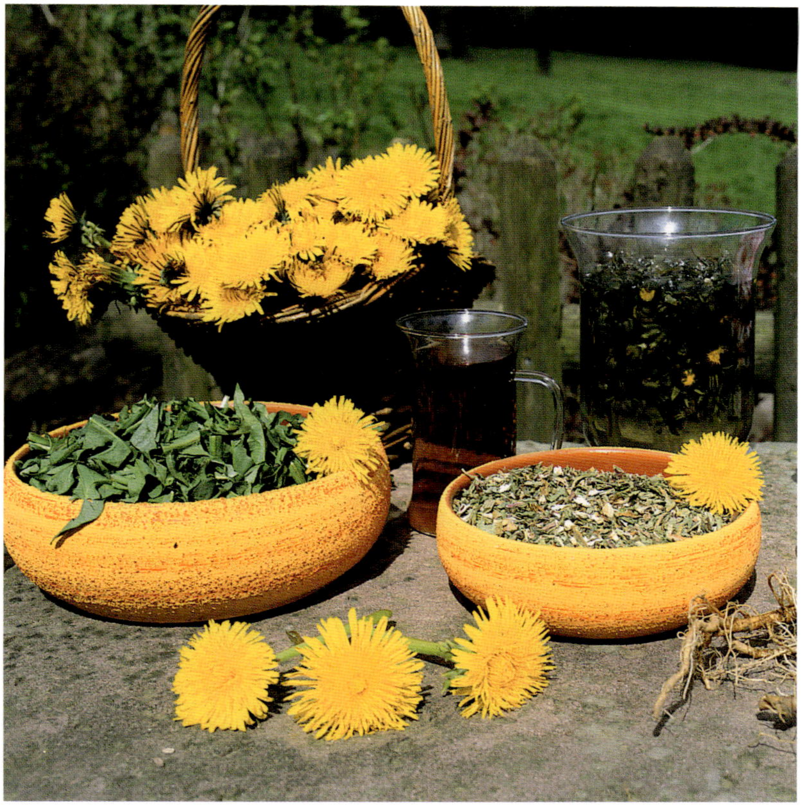

Das Sammeln von Heilkräutern ist nicht nur mit Arbeit verbunden, sondern erfüllt einen auch mit großer Freude und Genugtuung.

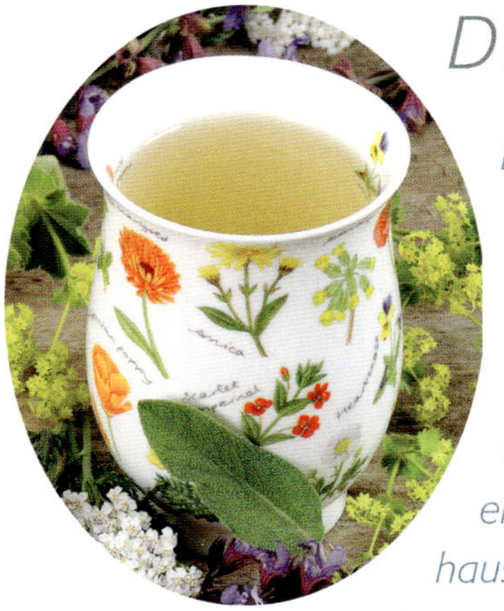

Die Heilkräutertee-Hausapotheke

Eine gute Heilkräutermischung ist die »hohe Schule« der Heilkräuterkunde. So lassen sich durch sinnvolle Mischungen erwünschte Wirkungen verstärken. Die nachstehenden Angaben sollen Ihnen als Ratschläge dienen. Alle in den Rezepten genannten Kräuter sind im Porträtteil einzeln vorgestellt.
Die empfohlenen diätischen Heilkräutermischungen können sie entweder selbst herstellen oder über eine Apotheke bzw. ein Heilkräuterhaus zusammenstellen lassen. Die 12 zuerst genannten Rezepte sind ein gutes Grundsortiment für die Heilkräutertee-Hausapotheke.

Die angegebenen Mengeneinheiten beziehen sich auf Gewichtseinheiten in Gramm. Wenn keine Waage zur Verfügung steht, können sie die Menge auch als Prise umsetzen. Es entsprechen 10 Gramm etwa einer Prise (das ist die Menge die sie mit 3 Fingern – Daumen, Zeige- und Ringfinger – umfassen können). In vielen Fällen ergibt die Summe der Mengeneinheiten 100 Gramm. Das ist allerdings immer dann nicht der Fall, wenn »krumme« Mengenverhältnisse zum einfachen Arbeiten vermieden werden sollten.
Die Zubereitung der Mischungen, sei es als Aufguss oder Abkochung, können Sie ab Seite 145 nachlesen. So nimmt man jeweils 2–3 Esslöffel der Mischung auf

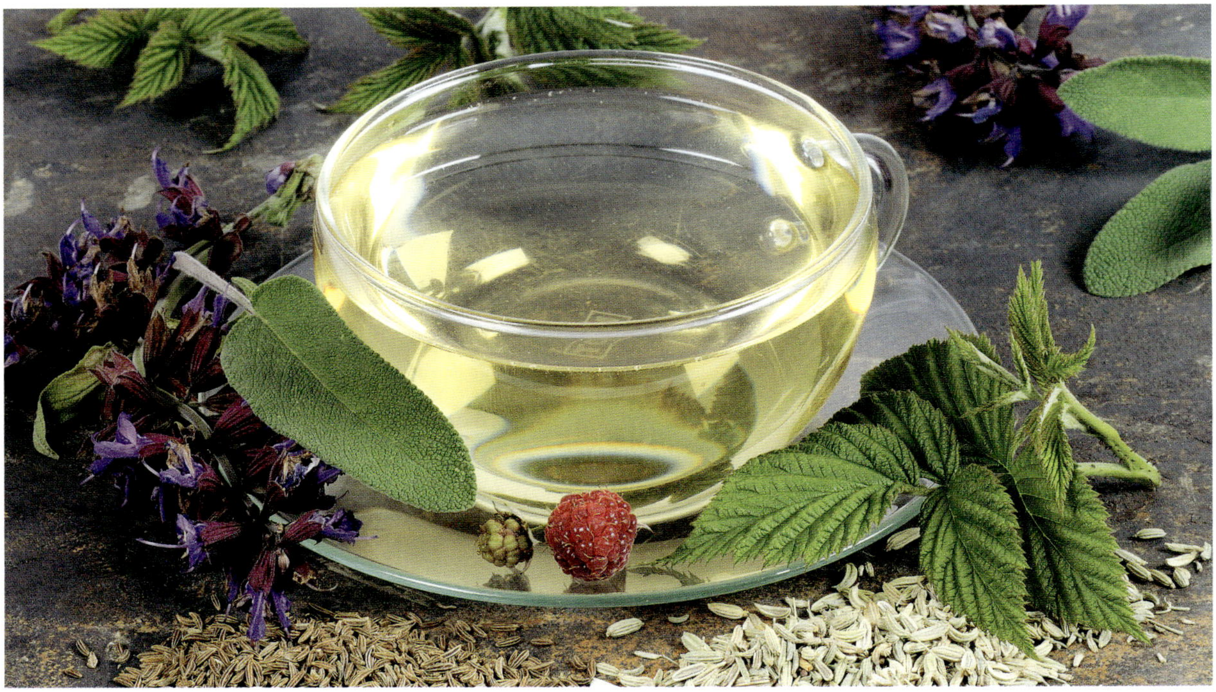

Ein guter Kräutertee löst in unserer hektischen Zeit so manchen Kummer.

einen Liter Wasser. Der fertigen Kräutertee kann in eine Thermoskanne abgefüllt werden und über den Tag verteilt getrunken werden. Sollte der Tee zu streng schmecken, so kann die Dosis entsprechend verringert werden. Es ist immer noch besser einen »dünnen« Kräutertee zu trinken, als dass die Teemischung ungenutzt im Regal liegen bleibt!
Kräutertees sind wertvolle Ergänzungen zur täglichen Kost und sollten nicht nur an Tagen, an denen man sich krank fühlt, getrunken werden. Vorbeugen ist immer noch besser als Heilen!

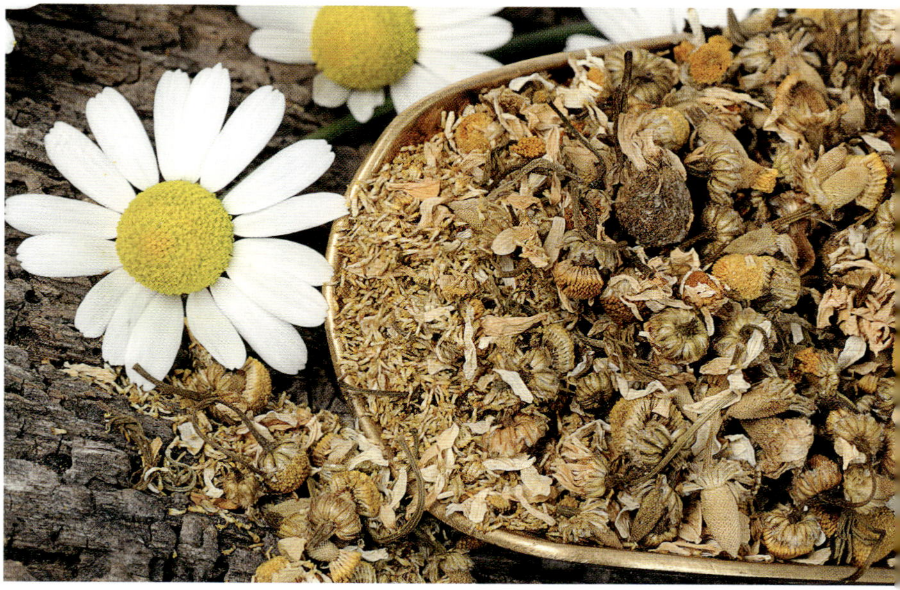

Die Kamille: Seit Generationen geschätzt, kann sie auch in der heutigen Zeit Bauchschmerzen lindern.

1. Löffinger Haustee

Erdbeerblätter	20
Hagebutten	10
Himbeerblätter	30
Melisse	10
Ringelblumen	10
Salbeiblätter	10
Malvenblüten, -blätter	10

als Aufguss

2. Verdauungs-, Entblähungstee

Kümmel	10
Beifuß	10
Enzianwurzel	10
Fenchel	10
Wacholderbeeren	20
Eberraute	30
Pfefferminze	10

als Aufguss
Schüßler: Nr. 7 (4-mal tägl. 3 Tabl. lutschen)

3. »Gute-Nacht-Tee«, Schlaftee

Johanniskraut	20
Weißdorn	20
Melisse	10
Quendel	10
Engelwurz	10
Schöllkraut	10
Hopfen	10

als Aufguss
Schüßler: Nr. 7 (½ Std. vor dem Schlafengehen als »Heiße 7«)

4. Tee bei Magen-Darm-Entzündung

Blutwurz	30
Kalmus	10
Kamille	10
Kümmel	10
Fenchel	20
Eberraute	10
Melisse	10

als Abkochung; ohne Zucker trinken!
Schüßler: Nr. 3, 7 (je 2-mal tägl. 3 Tabl. lutschen)

5. Kindertee

Gänsefingerkraut	20
Fenchel	10
Melisse	10
Erdbeerblätter	30
Spitzwegerich	10
Lavendel	10
Quendel	10

als Aufguss

6. Seniorentee

Tausendgüldenkraut	10
Melisse	20
Anis	10
Fenchel	10
Kümmel	10
Mariendistelsamen	10
Birkenblätter	30

als Abkochung

7. Erkältungstee

Majoran	20
Mädesüß	30
Süßholz	10
Holunderblüten	10
Fenchel	10
Thymian	10
Bohnenkraut	10

als Aufguss
Schüßler: Nr. 3 (4-mal tägl. 3 Tabl. lutschen)
Nr. 11 (abends 3 Tabl. lutschen)

8. Hustentee

Sonnentau	10
Quendel	20
Fenchel	20
Schlüsselblumen	20
Huflattichblüten	10
Königskerzenblüten	10
Lavendel	10

als Aufguss
Schüßler: Nr. 4 (4-mal tägl. 3 Tabl. lutschen)
Nr. 11 (abends 3 Tabl. lutschen)
Nr.: 7 (½ Std. vor dem Schlafengehen als »Heiße 7«)

9. Tee gegen Stirnhöhlenentzündung

Zinnkraut	30
Beinwell	10
Holunderblüten	10
Süßholz	10
Bohnenkraut	20
Ehrenpreis	10
Fenchel	10

als Abkochung
Schüßler: Nr. 4 (vormittags 3-mal 3 Tabl. lutschen)
Nr. 6 (nachmittags 2-mal 3 Tabl. lutschen)
Nr. 11 (abends 3 Tabl. lutschen)

10. Lymphtee

Vogelbeere	10
Walnussblätter	30
Mönchspfeffer	20
Salbei	10
Labkraut	10
Ehrenpreis	10
Ringelblume	10

als Aufguss
Schüßler: Nr. 2 (vormittags 2-mal 3 Tabl. lutschen)
Nr. 4 (nachmittags 2-mal 3 Tabl. lutschen)
Nr. 9 (abends 2-mal 3 Tabl. lutschen)

11. Blutreinigungstee

Wacholder	10
Brennnesselblätter	30
Berberitze	10
Wegwarte	20
Feldstiefmütterchen	10
Petersiliensamen	10
Goldrute	10

als Aufguss
Schüßler: Nr. 10 (vormittags 3-mal 3 Tabl. lutschen)
Nr. 6 (nachmittags 2-mal 3 Tabl. lutschen)
Nr. 11 (abends 1-mal 3 Tabl. lutschen)

12. Anti-Stress-Tee

Weißdorn	30
Baldrian	10
Johanniskraut	10
Eisenkraut	10
Melisse	20
Schafgarbe	10

als Aufguss
Schüßler: Nr. 3 (vormittags 2-mal 3 Tabl. lutschen)
Nr. 5 (nachmittags 2-mal 3 Tabl. lutschen)
Nr. 7 (½ Std. vor dem Schlafengehen als »Heiße 7«)

13. Galle-Leber-Tee

(zur Ausleitung und Entgiftung wie bei Fastenkuren. Immer in Verbindung mit einem täglich angewandten Leberwickel: Ein Geschirrhandtuch in heißem Wasser ausdrücken, zusammenfalten, zwischen unterem rechten Rippenbogen und Bauchnabel auflegen (nicht den Bauch verbrennen!), zur Verstärkung eine Wärmflasche darüberlegen, mit Handtuch, Decke abdecken, ca. ½ Std. entspannt liegen bleiben.)

Gänsefingerkraut	30
Löwenzahnkraut	20
Mariendistelsamen	10
Berberitzenfrüchte	10
Pfefferminzblätter	10
Odermennigkraut	10
Wegwartekraut	10

als Abkochung
Schüßler: Nr. 6 (3-mal tägl. 3 Tabl. lutschen)
Nr. 7 (abends als »Heiße 7«)

14. Cholesterin-senkender Tee

Ehrenpreis	30
Schöllkraut	10
Weißdorn	10
Bärlauch	10
Berberitze	10
Seifenkrautwurzel	10
Haferkraut	20

als Aufguss
Schüßler: wie bei Galle-Leber-Tee

15. Blasenentzündungs-Tee

Bärentraubenblätter	30
Goldrute	20
Hirtentäschel	10
Malvenblüten, -blätter	10
Bucco	10
Johanniskraut	10
Bittersüß	10

als kalter Aufguss, ca. 8–10 Std. vor Gebrauch erwärmen, nicht kochen!
Schüßler: Nr. 3 (6-mal tägl. 3 Tabl. lutschen)

16. Tee zur Stärkung der Prostata

Brennnesselsamen	30
Kleinblütiges Weidenröschen	20
Pappelknospen	20
Goldrute	20
Süßholz	10
Bucco	10
Malvenblüten, -blätter	10

als Abkochung
Schüßler: Nr. 2 (vormittags 2-mal 3 Tabl. lutschen)
Nr. 5 (nachmittags 2-mal 3 Tabl. lutschen)
Nr. 11 (abends 1-mal 3 Tabl. lutschen)

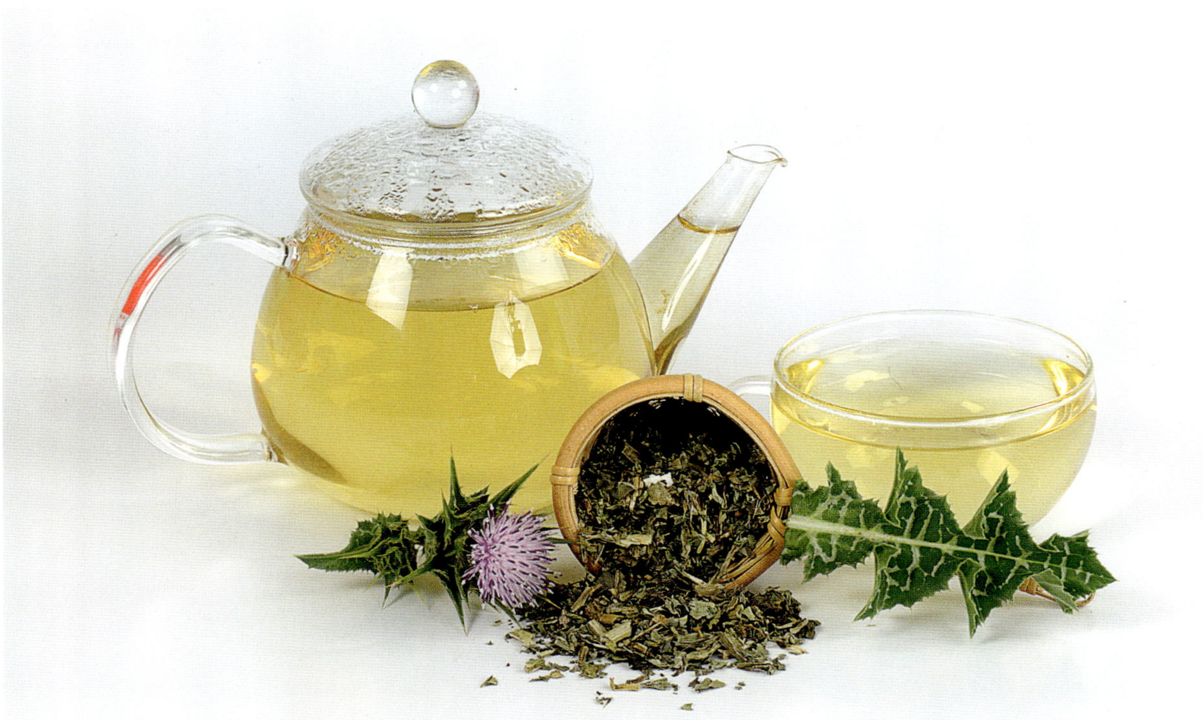

Vielen schlägt Ärger auf die Leber. Eine Kräuterteekur mit Mariendistelsamen kann da Abhilfe schaffen.

17. Blasen-Nieren-Tee

(zur Stärkung und Ausleitung, etwa bei Fastenkuren)

Schachtelhalm	30
Goldrute	20
Pappelknospen	10
Birke	10
Johanniskraut	10
Beinwellwurzel	10
Liebstöckel	10

als Abkochung
Schüßler: Nr. 5 (vormittags 2-mal 3 Tabl. lutschen)
Nr. 9 (nachmittags 2-mal 3 Tabl. lutschen)
Nr. 11(abends 1-mal 3 Tabl. lutschen)

18. Entwässerungstee

Kalmus	20
Petersiliensamen	30
Liebstöckel	20
Wacholderbeeren	10
Herzgespannkraut	10
Holunderblüten	10
Goldrute	20

als Abkochung
Schüßler: Nr. 5 und 8 (im Wechsel je 3-mal tägl. 3 Tabl. lutschen)

19. Tee zur Unterstützung bei Zuckerkrankheit (Diabetes)

(unter regelmäßiger Kontrolle des Arztes!)

Heidelbeerblätter	30
Odermennig	10
Brennnessel	10
Blutwurz	10
Löwenzahn	10
Steinklee	10
Eberraute	10

als Aufguss
Schüßler: Nr. 10 (vormittags 2-mal 3 Tabl. lutschen)
Nr. 9 (nachmittags 2-mal 3 Tabl. lutschen)
Nr. 2 (abends 2-mal 3 Tabl. lutschen)

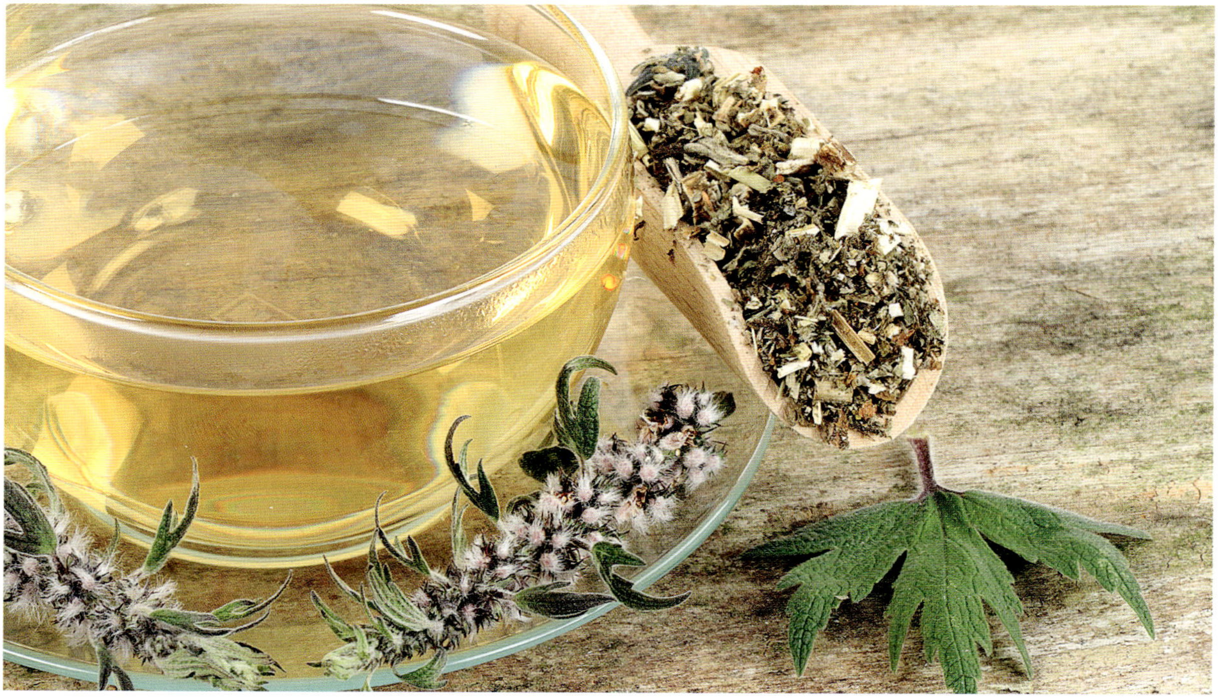

Jeder sollte bestrebt sein, das Herz beim »Entwässern« des Körpers zu unterstützen. Das Herzgespannkraut kann dabei sehr nützlich sein.

20. Tee bei nervösem Magen

Anis	10
Fenchel	10
Kümmel	10
Melisse	30
Baldrian	10
Kamille	10
Tausendgüldenkraut	20

als Abkochung
Schüßler: Nr. 5 und 7 (je 2-mal tägl. 3 Tabl. im Wechsel)

21. Haut- und Schönheitstee

Calmus	10
Gänseblümchen	20
Ackerstiefmütterchen	30
Holunderblüten	10
Beinwell	10
Birkenblätter	20
Ackerschachtelhalm	20

als Abkochung
Schüßler: Nr. 11 (4-mal 3 Tabl. lutschen)

22. Tee bei Haarausfall

Brennnesselsaamen	30
Beinwell	10
Klettkrautwurzel	20
Schachtelhalm	20
Lindenblüten	10
Rosmarin	20
Königskerze	10

als Abkochung
Schüßler: Nr. 2 (vormittags 2-mal 3 Tabl. lutschen)
Nr. 5 (nachmittags 2-mal 3 Tabl. lutschen)
Nr. 11 (abends 2-mal 3 Tabl. lutschen)

23. Liebesanregender Tee

Bohnenkraut	30
Basilikum	20
Rosmarin	20
Koriander	10
Pfefferminze	10
Brennnesselsamen	20
Majoran	10

als Abkochung
Schüßler: Nr. 3 (vormittags 2-mal 3 Tabl. lutschen)
Nr. 5 (nachmittags 2-mal 3 Tabl. lutschen)
Nr. 7 (abends als »Heiße 7«)

24. Tee zur Unterstützung bei Ängsten und Depressionen

Koriandersamen	10
Tausendgüldenkraut	10
Eisenkraut	20
Weinraute	10
Herzgespannkraut	30
Johanniskraut	20
Schöllkraut	10
Rosenblüten	10

als Aufguss
Schüßler: Nr. 5 (3-mal tägl. 3 Tabl. lutschen)
Nr. 7 (abends als »Heiße 7«)

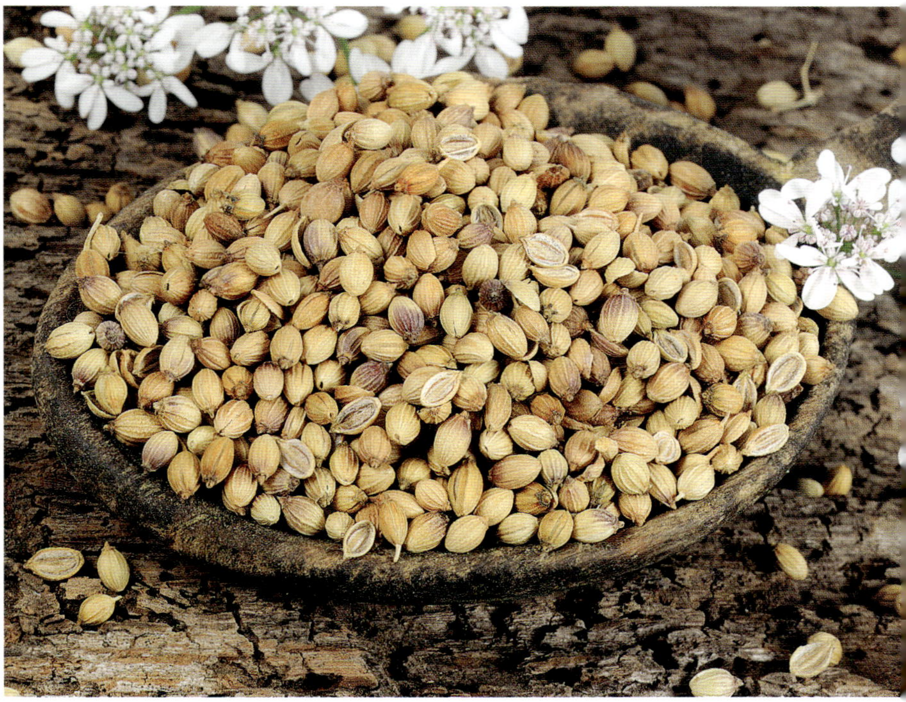

Geht es der Seele nicht gut, helfen und entkrampfen Koriandersamen im Kräutertee.

25. Tee zur Unterstützung bei Regelbeschwerden/Dysmenorrhoe

(nur nach Abklärung durch Frauenarzt/-ärztin!)

Hirtentäschel	30
Weinraute	10
Gänsefingerkraut	20
Fenchel	10
Keuschlammsamen	20
Fuchs'sches Kreuzkraut	10
Frauenmantel	20

als Abkochung
Schüßler: Nr. 1 (vormittags 2-mal 3 Tabl. lutschen)
Nr. 2 (nachmittags 2-mal 3 Tabl. lutschen)
Nr. 7 (abends als »Heiße 7«)

26. Schwangerschaftstee

Frauenmantel	30
Gänseblümchen	20
Himbeerblätter	20
Goldrute	10
Sonnentau	10
Fenchel	10
Melisse	20

als Aufguss
Schüßler: Nr. 2 (4-mal tägl. 3 Tabl. lutschen)

27. Milchbildungstee

Anis	10
Fenchel	10
Kümmel	10
Brennnesselblätter	20
Gänsefingerkraut	30
Basilikum	10
Majoran	10

als Aufguss
Schüßler Nr. 2 (4-mal tägl. 3 Tabl. lutschen)

28. Tee zur Unterstützung der Wechseljahre (Klimakterium)

(nur nach Abklärung durch Frauenarzt/-ärztin!)

Melisse	10
Kamille	10
Hirtentäschelkraut	20
Salbei	30
Baldrian	10
Schlangenwurz	20
Keuschlammsamen	20

als Abkochung (vor Gebrauch abkühlen lassen)
Schüßler: Nr. 5 (vormittags 2-mal 3 Tabl. lutschen)
Nr. 9 (nachmittags 2-mal 3 Tabl. lutschen)
Nr. 11 (abends 2-mal 3 Tabl. lutschen)

29. Tee zur Stärkung des Immunsystems/der Widerstandskräfte

Holunderbeeren	20
Thymian	30
Anis	10
Wacholderbeeren	10
Tausendgüldenkraut	20
Birkenblätter	20
Hagebutte	10

als Abkochung
Schüßler: Nr. 3 (vormittags 3-mal 3 Tabl. lutschen)
Nr. 2 (nachmittags 2-mal 3 Tabl. lutschen)
Nr. 11 (abends 1-mal 3 Tabl. lutschen)

30. Tee bei venösen Erkrankungen (Krampfadern, Hämorrhoiden)

Steinklee	30
Weinraute	10
Ringelblume	10
Weißdorn	20
Schafgarbe	20
Mariendistelsamen	20
Beinwell	10

als Abkochung
Schüßler: Nr: 1 (vormittags 3-mal 3 Tabl. lutschen)
Nr. 4 (nachmittags 2-mal 3 Tabl. lutschen)
Nr. 11 (abends 2-mal 3 Tabl.)

31. Tee zur Unterstützung bei Ischias/Neuralgien

Johanniskraut	30
Beinwell	20
Weinraute	20
Steinklee	20
Bittersüß	10
Majoran	10
Holunderblüten	10

als Abkochung
Schüßler: Nr. 1 (vormittags 2-mal 3 Tabl. lutschen)
Nr. 5 (nachmittags 2-mal 3 Tabl. lutschen)
Nr. 7 (abends als »Heiße 7«)

32. Tee zur Unterstützung bei Gicht/Rheuma

Mädesüß	30
Pappelknospen	20
Wacholderbeeren	10
Weinraute	10
Bittersüß	10
Pestwurzwurzel	20
Tausendgüldenkraut	20

als Abkochung

Schüßler: Nr. 9 (vormittags 2-mal 3 Tabl. lutschen)

Nr. 10 (nachmittags 2-mal 3 Tabl. lutschen)

33. Tee zur Unterstützung bei Kopfschmerz/Migräne

Quendel	20
Schöllkraut	10
Mariendistelsamen	20
Johanniskraut	30
Tausendgüldenkraut	10
Berberitzenfrüchte	10
Mistel	20

als Abkochung

Schüßler: Nr. 3 (vormittags 2-mal 3 Tabl. lutschen)

Nr. 5 (nachmittags 2-mal 3 Tabl. lutschen)

Nr. 7 (als »Heiße 7«, kann mehrmals tägl. angewandt werden)

34. Tee zur Stärkung der Augen/bei Überbelastung am Computer

(nach Abklärung durch Augenarzt/-ärztin)

Augentrost	30
Walnussblätter	10
Kalmus	10
Weinraute	10
Fenchel	20
Baldrian	10

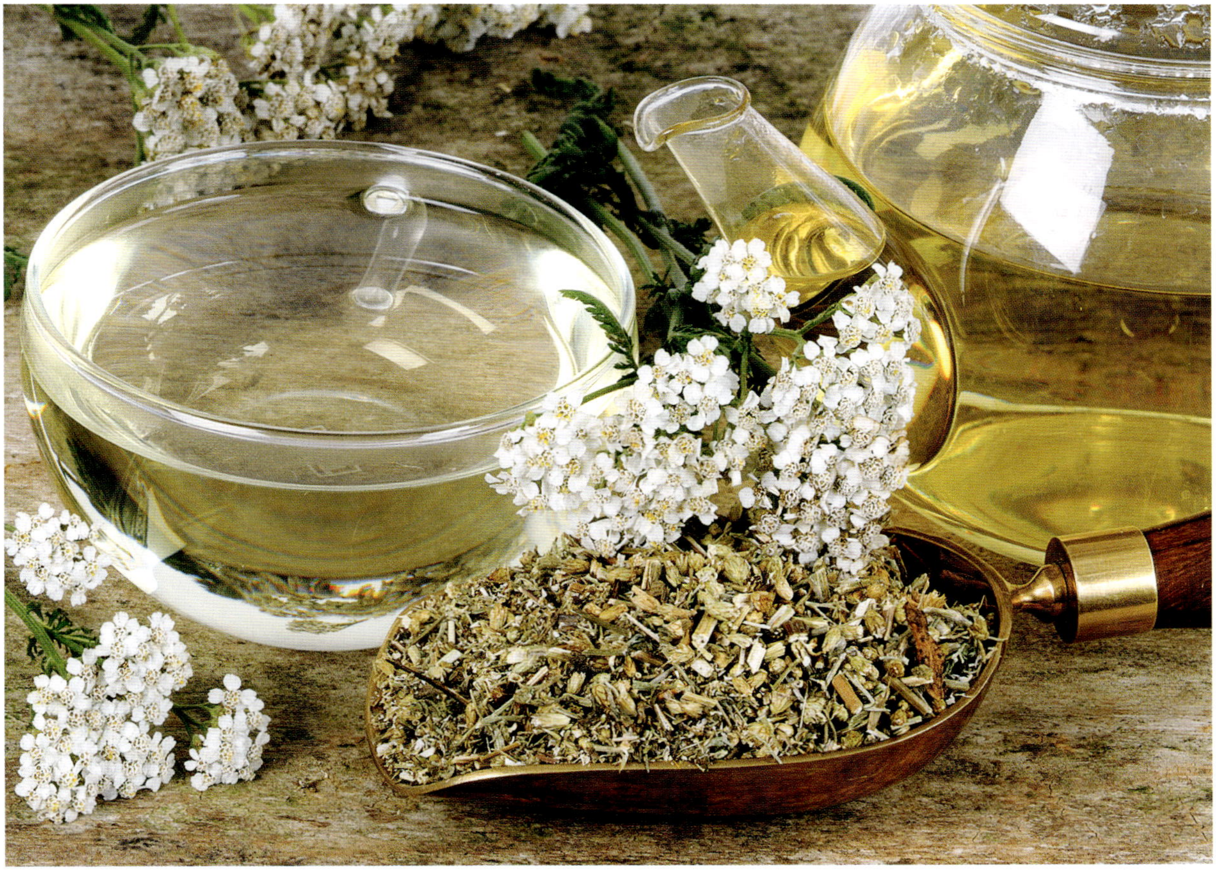

Die Schafgarbe ist viel mehr als nur ein krampflösendes Frauenkraut. Auch bei Magen-, Darm- und Gallenbeschwerden findet sie Verwendung.

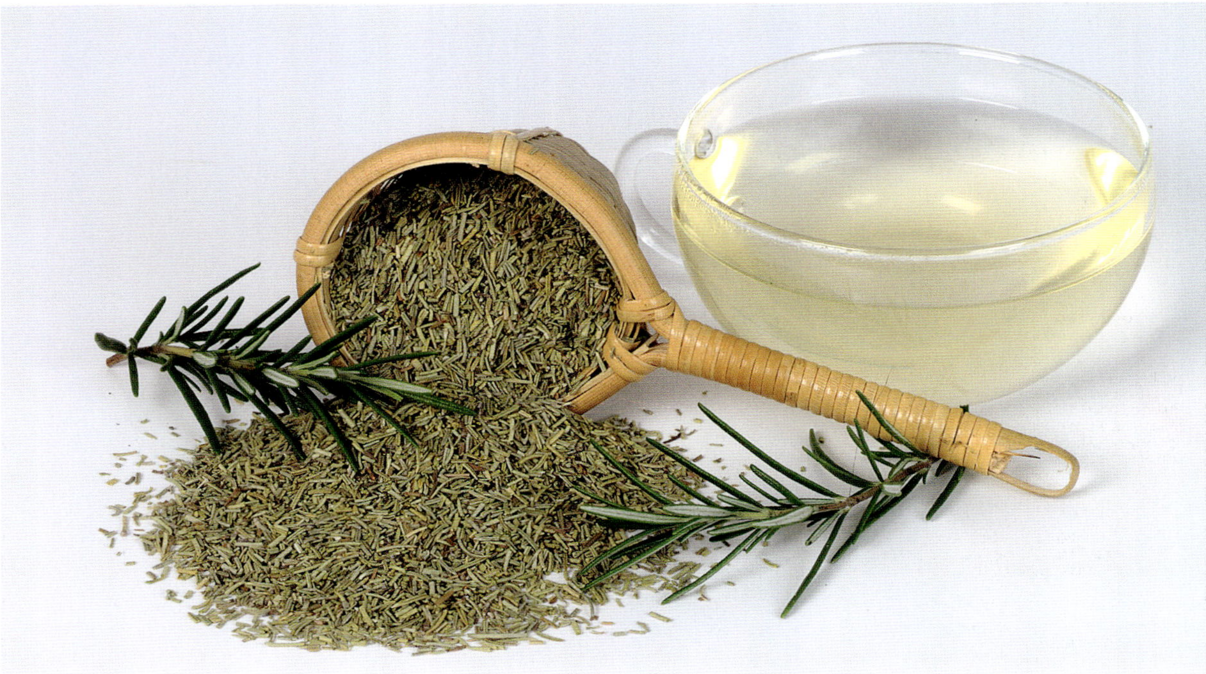

Für dich ein Tee mit Rosmarin und deine Kinder können lange auf ihr Erbe warten.

Löwenzahn 20
als Abkochung
Schüßler: Nr. 1 (vormittags 2-mal 3 Tabl. lutschen)
Nr. 8 (nachmittags 2-mal 3 Tabl. lutschen)
Nr. 7 (½ Std. vor dem Schlafengehen als »Heiße 7«)

35. Tee zur Unterstützung des Herzens

Weißdorn	30
Melisse	10
Weinraute	10
Schlüsselblume	20
Engelwurz	20
Kümmel	10
Steinklee	20

als Abkochung
Schüßler: Nr. 5 (vormittags 3-mal 3 Tabl. lutschen)
Nr. 7 (nachmittags 2-mal 3 Tabl. lutschen)
zusätzlich Nr. 7 (½ Std. vor dem Schlafengehen als »Heiße 7«)

36. Tee zur Unterstützung bei Durchblutungsstörungen (Alzheimer, Gedächtnisschwäche, Ohrgeräusche)

Rosmarin	30
Steinklee	20
Arnika	5
Weißdorn	15
Schöllkraut	10
Weinraute	10
Johanniskraut	10

als Aufguss
Schüßler: Nr. 1 (vormittags 3-mal 3 Tabl. lutschen)
Nr. 3 (nachmittags 2-mal 3 Tabl. lutschen)
Nr. 7 (abends als »Heiße 7«)

Rechts: Heilkräuter von Kopf bis Fuß: Dieses anatomische Bild eines Menschen mit seinen Organen und der Zuordnung der entsprechenden Heilkräuter hat mich schon als kleiner Junge fasziniert und in seinen Bann gezogen. Wohl dem, der all diese Kräuter zu nutzen weiß. Es stammt aus dem Kräuterhaus Höpfner aus Gera (siehe auch Seite 6).

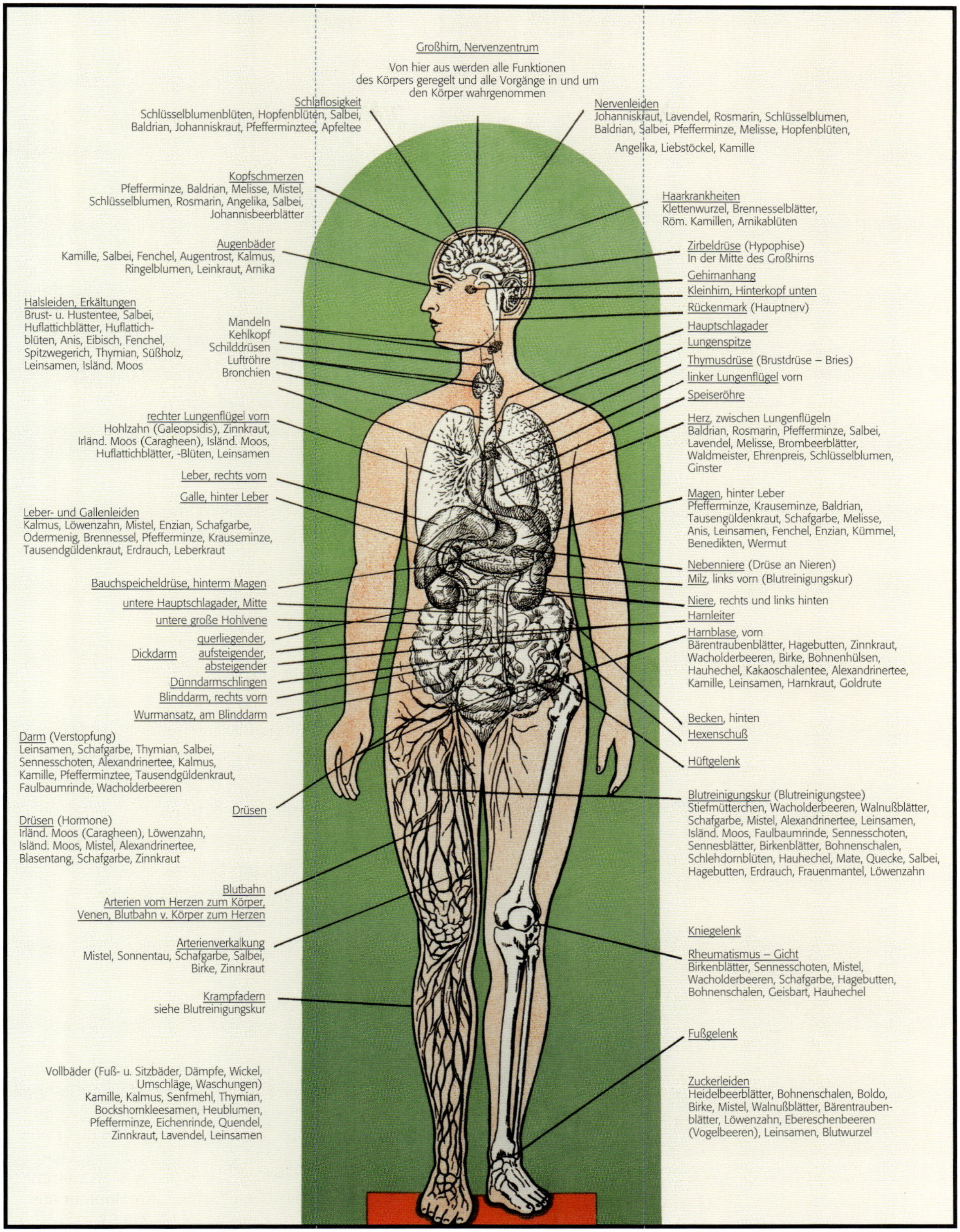
Großhirn, Nervenzentrum
Von hier aus werden alle Funktionen des Körpers geregelt und alle Vorgänge in und um den Körper wahrgenommen
Schlaflosigkeit
Schlüsselblumenblüten, Hopfenblüten, Salbei, Baldrian, Johanniskraut, Pfefferminztee, Apfeltee
Nervenleiden
Johanniskraut, Lavendel, Rosmarin, Schlüsselblumen, Baldrian, Salbei, Pfefferminze, Melisse, Hopfenblüten, Angelika, Liebstöckel, Kamille
Kopfschmerzen
Pfefferminze, Baldrian, Melisse, Mistel, Schlüsselblumen, Rosmarin, Angelika, Salbei, Johannisbeerblätter
Haarkrankheiten
Klettenwurzel, Brennesselblätter, Röm. Kamillen, Arnikablüten
Augenbäder
Kamille, Salbei, Fenchel, Augentrost, Kalmus, Ringelblumen, Leinkraut, Arnika
Zirbeldrüse (Hypophise)
In der Mitte des Großhirns
Gehirnanhang
Kleinhirn, Hinterkopf unten
Rückenmark (Hauptnerv)
Hauptschlagader
Lungenspitze
Thymusdrüse (Brustdrüse – Bries)
linker Lungenflügel vorn
Speiseröhre
Halsleiden, Erkältungen
Brust- u. Hustentee, Salbei, Huflattichblätter, Huflattichblüten, Anis, Eibisch, Fenchel, Spitzwegerich, Thymian, Süßholz, Leinsamen, Isländ. Moos
Mandeln
Kehlkopf
Schilddrüsen
Luftröhre
Bronchien
rechter Lungenflügel vorn
Hohlzahn (Galeopsidis), Zinnkraut, Irländ. Moos (Caragheen), Isländ. Moos, Huflattichblätter, -Blüten, Leinsamen
Herz, zwischen Lungenflügeln
Baldrian, Rosmarin, Pfefferminze, Salbei, Lavendel, Melisse, Brombeerblätter, Waldmeister, Ehrenpreis, Schlüsselblumen, Ginster
Leber, rechts vorn
Galle, hinter Leber
Leber- und Gallenleiden
Kalmus, Löwenzahn, Mistel, Enzian, Schafgarbe, Odermenig, Brennessel, Pfefferminze, Krauseminze, Tausendgüldenkraut, Erdrauch, Leberkraut
Magen, hinter Leber
Pfefferminze, Krauseminze, Baldrian, Tausengüldenkraut, Schafgarbe, Melisse, Anis, Leinsamen, Fenchel, Enzian, Kümmel, Benedikten, Wermut
Nebenniere (Drüse an Nieren)
Milz, links vorn (Blutreinigungskur)
Bauchspeicheldrüse, hinterm Magen
untere Hauptschlagader, Mitte
untere große Hohlvene
Niere, rechts und links hinten
Harnleiter
Harnblase, vorn
Bärentraubenblätter, Hagebutten, Zinnkraut, Wacholderbeeren, Birke, Bohnenhülsen, Hauhechel, Kakaoschalentee, Alexandrinertee, Kamille, Leinsamen, Harnkraut, Goldrute
Dickdarm
querliegender,
aufsteigender,
absteigender
Dünndarmschlingen
Blinddarm, rechts vorn
Wurmansatz, am Blinddarm
Becken, hinten
Hexenschuß
Hüftgelenk
Darm (Verstopfung)
Leinsamen, Schafgarbe, Thymian, Salbei, Sennesschoten, Alexandrinertee, Kalmus, Kamille, Pfefferminztee, Tausendgüldenkraut, Faulbaumrinde, Wacholderbeeren
Drüsen
Blutreinigungskur (Blutreinigungstee)
Stiefmütterchen, Wacholderbeeren, Walnußblätter, Schafgarbe, Mistel, Alexandrinertee, Leinsamen, Isländ. Moos, Faulbaumrinde, Sennesschoten, Sennesblätter, Birkenblätter, Bohnenschalen, Schlehdornblüten, Hauhechel, Mate, Quecke, Salbei, Hagebutten, Erdrauch, Frauenmantel, Löwenzahn
Drüsen (Hormone)
Irländ. Moos (Caragheen), Löwenzahn, Isländ. Moos, Mistel, Alexandrinertee, Blasentang, Schafgarbe, Zinnkraut
Blutbahn
Arterien vom Herzen zum Körper,
Venen, Blutbahn v. Körper zum Herzen
Kniegelenk
Arterienverkalkung
Mistel, Sonnentau, Schafgarbe, Salbei, Birke, Zinnkraut
Rheumatismus – Gicht
Birkenblätter, Sennesschoten, Mistel, Wacholderbeeren, Schafgarbe, Hagebutten, Bohnenschalen, Geisbart, Hauhechel
Krampfadern
siehe Blutreinigungskur
Fußgelenk
Vollbäder (Fuß- u. Sitzbäder, Dämpfe, Wickel, Umschläge, Waschungen)
Kamille, Kalmus, Senfmehl, Thymian, Bockshornkleesamen, Heublumen, Pfefferminze, Eichenrinde, Quendel, Zinnkraut, Lavendel, Leinsamen
Zuckerleiden
Heidelbeerblätter, Bohnenschalen, Boldo, Birke, Mistel, Walnußblätter, Bärentraubenblätter, Löwenzahn, Ebereschenbeeren (Vogelbeeren), Leinsamen, Blutwurzel

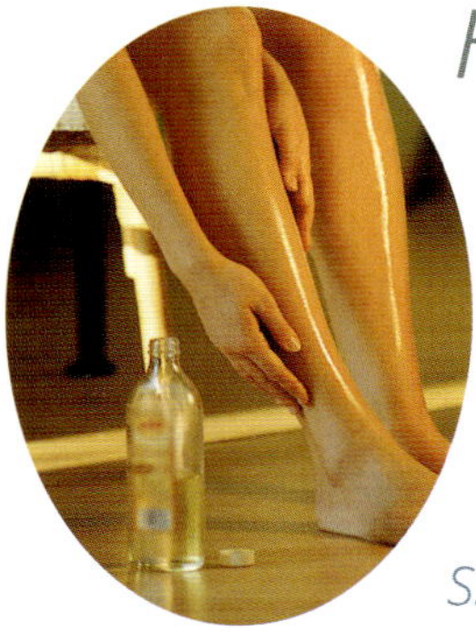

Heilkräuter für Ihre Gesundheit

In diesem Kapitel gebe ich Tipps zur unterstützenden Behandlung mit Heilkräutertees in Verbindung mit der Biochemie nach Dr. Schüßler. Bitte beachten Sie, dass solche Anwendungen eine Abklärung mit einem Arzt oder Heilpraktiker nicht ersetzen können. Zur Zubereitung eines Tees verwendet man im Allgemeinen etwa 2 Esslöffel der Kräutermischung auf 1 Liter Wasser (vgl. auch S. 145). Die gesamte Menge sollte im Verlauf eines Tages getrunken werden.

Die stichwortartigen Aufzählungen der verschiedenen Heilkräuter unter den bestimmten Indikationen erfolgen nach bestem Wissen und Gewissen, erheben aber nicht den Anspruch einer vollständigen Übersicht. Sie dienen lediglich als Anregung für die Auswahl von Heilkräutern für die eigene Rezepterstellung. Verwenden Sie nur die Heilkräuter, die Sie wirklich kennen, oder fragen Sie einen naturheilkundigen Arzt oder Heilpraktiker.

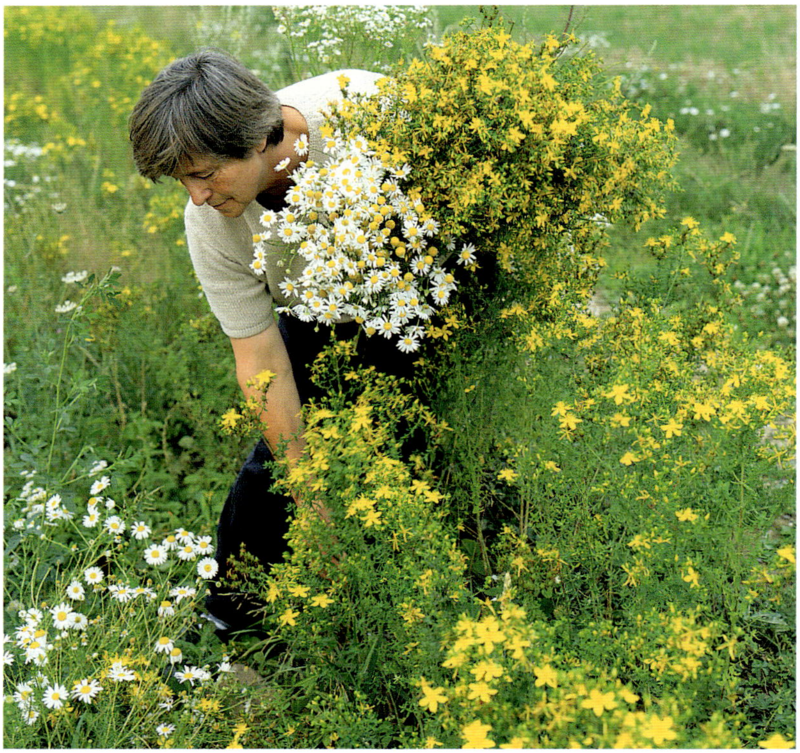

Denken Sie beim Sammeln von Heilpflanzen daran, nur die Mengen zu pflücken, die sie auch wirklich benötigen. Bezeichnen Sie die Pflanzen mit dem Namen der jeweiligen Heilpflanze und dem entsprechenden Erntezeitpunkt.

Geschützte Pflanzen und solche, die Sie aus anderen Gründen nicht selbst sammeln können, sowie fachkundige Beratung erhalten Sie in speziellen Kräuterhäusern und Apotheken. Neben der Herstellung von Tees eignen sich die meisten der genannten Kräuter auch für andere Anwendungen. Hinweise hierzu finden Sie im vorangegangenen Kapitel über die Herstellung einfacher Mittel sowie bei den einzelnen Heilpflanzenporträts. Pflanzen, die in diesem Buch kein eigenes Porträt haben, sind in der folgenden Übersicht in Klammern gesetzt. Die Reihenfolge der Pflanzen bzw. Schüßler-Salze entspricht ihrer Bedeutung für das jeweilige Beschwerdebild. Welche Arten Sie für die Zubereitung Ihres Tees letztlich verwenden, hängt von individuellen Erfahrungen, aber auch von der jeweiligen Verfügbarkeit ab. Die bei den Teerezepten genannten lateinischen Namen und Abkürzungen sind Fachbezeichnungen und helfen einem Drogisten oder Apotheker, ihnen die gewünschte Mischung herzustellen (Hb. = Kraut, Fol. = Blätter, Flor. = Blüten, Fruct. = Früchte, Sem. = Samen, Rad. = Wurzel).

Abmagerung, Magerkeit

Enzianwurzel (Bockshornklee), Pfefferminze, Melisse, Kalmuswurzel, Tausendgüldenkraut (Zimtrinde), Engelwurz, Eberraute
Schüßler-Salze: 8, 2, 3

Altersheilkunde, Mittel gegen Altersschwäche (Geriatrika)

Bei den Problemen älterer Menschen spielen Verdauungsstörungen oftmals eine große Rolle. Es ist aber immer wieder festzustellen, dass diese Menschen wegen anderer Beschwerden unsere Praxen aufsuchen und die Verdauungsstörungen bei der Anamnese entweder überhaupt nicht erwähnen oder als sehr nebensächlich ansehen. Werden die Verdauungsstörungen aber mit Erfolg behandelt, ergibt sich oft eine deutliche Verbesserung des allgemeinen Wohlbefindens.
Meiner Meinung nach werden durch Verdauungsstörungen viele Energien gebunden, die dann zur Bekämpfung der speziellen Krankheitsbilder nicht mehr zur Verfügung stehen können.
Für die Altersheilkunde bieten unsere Heilpflanzen interessante Möglichkeiten. Im Folgenden werden einige der besonders bewährten Rezepte genannt. Speziell die Bitterstoffe wirken tonisierend (stärkend) und zudem ausgesprochen segensreich auf die Verdauung.

Bitterstoffdrogen:
Enzian, Tausendgüldenkraut, Beifuß, (Wermut), Kalmus, Engelwurz, (Kardobenediktenkraut), Eberraute, Salbei

Leber-Galle, entblähende und entkrampfende Drogen:
Mariendistelsamen, Schöllkraut, Löwenzahn, (Papaya), Anis, Fenchel, Kümmel, Majoran, Johanniskraut, Melisse, Gänsefingerkraut, (Kardobenediktenkraut), Quendel, (Bockshornklee)

Nieren- und blasenwirksame Drogen:
Goldrute, Birkenblätter, Brennnesselsamen, Pappelknospen, (Sägepalme), Wacholderbeeren

Herz-Kreislauf und die Durchblutung fördernde Drogen:
Weißdorn, Rosmarin, (Ginkgo), Steinklee, (Rosskastanie), Mistel, Arnika, Weinraute, (Galgant), Hafer

Drogen zur Stärkung der Widerstandskräfte:
(Ginseng, Sonnenhut, Taigawurzel)

Atemwegserkrankungen:
(Salbeigamander, Weißer Andorn) Echtes Labkraut, (Grindeliakraut), Thymian, Königskerze

Stimulierende, aphrodisierende Drogen:
(Damiana, Yohimbe, Alraune), Eisenkraut, Johanniskraut, (Sellerie), Petersilien- und Brennnesselsamen, (Zimtrinde), Koriander

Gegen Altersschwäche allgemein:
Birke, (Alant), Weinraute, Basilikum, Schöllkraut, Tausendgüldenkraut, (Isländisches Moos), Ackerschachtelhalm, Holunder, Wacholder, (Wermut), Mistel, Frauenmantel, Eiche, Thymian, Baldrian, Bärlauch, Johanniskraut, Schafgarbe

Mit sinnvollen Kräutertee-Rezepturen können wir das allgemeine Wohlbefinden verbessern. Darüber hinaus wird einfach mehr getrunken und dadurch auch die Entgiftung des Körpers (Schwemmentmistung) angeregt.
Schon immer war es ein Bedürfnis der Menschheit, den Prozess des Alterns aufzuschieben oder gar zu verhindern. So finden wir in den alten Kräuterbüchern viele Geheimmittel (Arkana), die eine ewige Jugend ermöglichen sollen. Für die Unsterblichkeit ist leider, oder besser gesagt gottlob, noch kein Kraut gewachsen, aber so manches Heilkraut hilft den Menschen, auch im hohen Alter noch Lebensqualität zu genießen.

Rezeptvorschlag für einen Seniorentee

Tausendgüldenkraut	
Hb. Centaurii	*20,0*
Melissenblätter	
Fol. Melissae	*30,0*
Anis	
Fruct. Anisi	*10,0*
Fenchel	
Fruct. Foeniculi	*10,0*
Kümmel	
Fruct. Carvi	*10,0*
Mariendistelsamen	
Sem. Cardui mar.	*10,0*

Papayablätter
Fol. Papaya *10,0*

Dosierung: 1 Teelöffel voll mit 1 Tasse kochendem Wasser übergießen.
3-mal täglich je 2 Tassen voll trinken.

Schüßler-Salze: Die Kombination aus Nr. 1 und Nr. 11 kann und sollte über einen längeren Zeitraum eingenommen werden, je 1 Tablette 3-mal täglich. Bei Altersschwäche kommt zusätzlich die Nr. 8 in Frage.
Zur Stärkung der Widerstandskräfte hat sich das Schüßler-Salz Nr. 3 in Verbindung mit Sonnenhut *(Echinacea)* bestens bewährt.

Akne

Echtes Labkraut, Mönchspfeffersamen, Ringelblume, Herzgespannkraut, Klette, Berberitzenfrüchte, Feldstiefmütterchen, Goldrute, Gänseblümchen
Schüßler-Salze: 6, 11, 9

Angstlösende Kräuter, Geisterbanner

Engelwurz, Arnika, Beifuß, Koriander, (Stinkasant), Weißdorn, Johanniskraut, (Alraune), Holunder, (Ziest), Baldrian, Thymian, (Helmkraut, Borretsch, Klatschmohn), Melisse, (Orangenblüten)
Schüßler-Salze: 5, 7, 3

Appetitlosigkeit

Alle Bitterstoffdogen wie Enzian, Tausendgüldenkraut, Eberraute, (Wermut, Kardobenediktenkraut), Engelwurz, Pfefferminze, Löwenzahn, Liebstöckel
Schüßler-Salze: 3, 11, 5, 8

Arterienverkalkung

Bärlauch, Knoblauch, Arnika, Sonnentau, Weißdorn, (Gingkoblätter), Baldrian, Mistel, Petersiliensamen, Brennnesselsamen, Feldstiefmütterchen, (Bohnenschalen, Hauhechel), Bibernelle, Frauenmantel, (Meisterwurz, Blasentang), Birke
Schüßler-Salze: 1, 11

Asthma

(Bischofskraut) Königskerze, (Isländisches Moos), Huflattich, (Sternanis), Gänsefingerkraut, (Santa, Lungenkraut), Schöllkraut, Fenchel, (Grindeliakraut), Wacholder, (Leinsamen, Poleiminze, Grießwurz), Bibernelle, Spitzwegerich, Schlüsselblume, Süßholz, Holunder, Thymian, Baldrian, Mistel, (Bingelkraut), Seifenkraut, Melisse, Eisenkraut, (Ziest), Majoran, (Bittersüß, Kardobenediktenkraut), Hopfen (speziell bei Kindern), Ackerschachtelhalm, Brennnessel, Sonnentau, Salbei, Eberraute
Schüßler-Salze: 7, 4, 10, 3

Augenleiden

Augentrost, Walnussblätter, (Kreuzblume, Preiselbeerblätter), Fenchel, Malve, (Veilchen, Kornblume), Feldstiefmütterchen, Kamille, (Wiesenstorchschnabel), Holunderblüten, (Buchweizen), Lavendel, Heckenrosenblüten, Bibernelle, Spitzwegerich, Weinraute, Lindenblüten, (Gauchheil, Hauswurz), Königskerze, Schöllkraut
Schüßler-Salze: 3, 4, 6, 5, 8

Bauchspeicheldrüse (Pankreas)

Unterstützende Kräuter:
Brennnessel, (Papaya, Bitterklee), Löwenzahn
Schüßler-Salze: 10, 9, 2

Bettnässen

Ackerschachtelhalm, Johanniskraut, Spitzwegerich, Pappelknospen, (Sägepalme), Baldrian, Blutwurz, Frauenmantel, Lavendel, Eichenrinde, Hopfen
Schüßler-Salze: 5, 10

Blähungen (Meteorismus)

Anis, Fenchel, Kümmel, Enzian, Pfefferminze, (Ysop), Eberraute, Majoran, (Dill, Papaya, Pfingstrose), Gänsefingerkraut, Mariendistelsamen, (Zimtrinde), Kamille, Melisse, Schafgarbe, Engelwurz, Kalmus, Tausendgüldenkraut,

(Wermut), Basilikum, (Kardobenediktenkraut), Koriander, Lavendel, Liebstöckel, (Bärlapp, Schwarzkümmel), Löwenzahn, (Galgant, Ingwer)
Schüßler-Salze: 7, 10, 4, 6

Blasenschwäche

Odermennig, (Sägepalme), Weinraute, Arnika, Schafgarbe, Pappelknospen, Johanniskraut, Eibischwurzel, (Kaktusblüten, Hamamelisblätter)
Schüßler-Salze: 5, 10, 9

Blasenentzündung

Bärentraubenblätter, Tausendgüldenkraut, Kümmel, Buccoblätter, Pappelknospen, Goldrute, Arnika, Malve, Johanniskraut, (Spargel, Isländisches Moos), Ackerschachtelhalm, Liebstöckel, (Bärlapp), Schafgarbe, Heidelbeerblätter, (Pfingstrose), Spitzwegerich, (Sägepalme), Fuchssches Kreuzkraut, Thymian, Königskerze, Feldstiefmütterchen, Weidenrinde, Hirtentäschel, (Gundelrebe), Eichenrinde, Salbei
Schüßler-Salze: 3, 4, 7, 10

Blutarmut (Anämie), Bleichsucht

Brennnesselsamen und -blätter, (Bitterklee), Kalmus, Enzian, Tausendgüldenkraut, (Andorn), Melisse, Quendel, Beifuß, (Hohlzahn, Brunnenkresse), Bärlauch, Eisenkraut
Schüßler-Salze: 3, 8, 2

Blutdruck, niedrig (Hypotonie)

Rosmarin, Weißdorn, Wacholder, (Bockshornklee), Arnika, Herzgespannkraut, Schafgarbe
Schüßler-Salze: 3, 5, 7

Blutdruck, hoch (Hypertonie)

Mistel, Weißdorn, Kümmel, (Oleander), Augentrost, (Meisterwurz, Maulbeerbaumblätter, Maisbart, Passionsblume), Ehrenpreis, Salbei, Lavendel, Weinraute, (Muskatellersalbei), Johanniskraut, Steinklee, (Ysop), Tausendgüldenkraut, Herzgespannkraut, Melisse, (Bohnenschalen), Baldrian
Schüßler-Salze: 5, 7

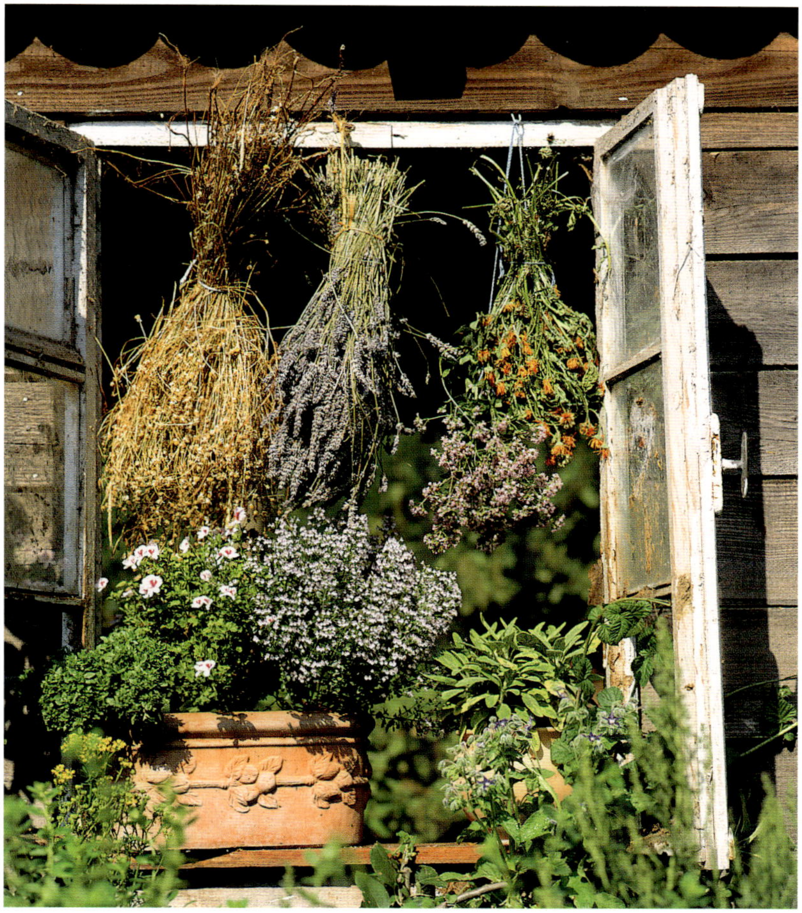

Hier muss eine richtige Kräuterhexe zu Hause sein. Den vorübergehenden Kräuterfreunden oder -freundinnen schlägt bei diesen schönen Kräuterbüscheln das Herz höher.

Blutreinigung, Entschlackung, Entgiftung, Ausleitung

Löwenzahn, Goldrute, Mariendistel, Brennnessel, Rosmarin, Walnussblätter, (Erdrauch, Wundklee), Klette, (Kardobenediktenkraut, Waldmeister, Steinklee), Gänseblümchen, Wegwarte, (Bockshornklee), Echtes Labkraut, Walnussblätter, Süßholz, (Sauerampfer), Feldstiefmütterchen, Berberitze, Ackerschachtelhalm, Birkenblätter, Holunderblüten, Lindenblüten, Liebstöckel, Petersilie, (Hauhechel, Buchweizen), Wacholder
Schüßler-Salze: 10, 6, 9

Blutverdünnende Kräuter

(Kerbel, Sauerampfer, Steinklee, Waldmeister)
Schüßler-Salze: 3

Blutungen, Blutstillende Kräuter

(Hamamelis, Rosskastanie), Hirtentäschel, (Zimtrinde, Ruprechtskraut), Schafgarbe, Fuchssches Kreuzkraut, Gänsefingerkraut, Eiche, Beinwell, Mistel, Goldrute, Heidelbeere, Wegwarte, Bärentraube
Schüßler-Salze: 2

Brustspannungen

Fenchel, Frauenmantel, (Kermesbeere), Schlangenwurz, Mönchspfeffersamen, (Damiana, Helmkraut), Heckenrosenblüten, Ringelblume, Majoran, (Sternanis), Malve, (Weinblätter, Kerbel)
Schüßler-Salze: 7, 3, 4

Brustknotenbildung

Majoran, Gänseblümchen, (Kermesbeere)
Schüßler-Salze: 11

Cholesterinsenkende Kräuter

Ehrenpreis, Gänsefingerkraut, Schöllkraut, Mariendistelsamen, Berberitzenfrüchte, Löwenzahn, Knoblauch, Bärlauch, (Olivenblätter), Hafer, Eisenkraut, Weißdorn, Lavendel, Süßholz, Wegwarte, (Faulbaumrinde), Klette, (Kardobenediktenkraut)
Schüßler-Salze: 9, 7

Darmpilze

(Neemblätter), Kümmel, Engelwurz, (Lapacho), Bärlauch, (Stinkasant, Knoblauch, Kardobenediktenkraut), Eberraute, (Sanikel)
Schüßler-Salze: 3, 5, 6, 9

Durchfall

siehe auch: Magen-Darm-Entzündung
Blutwurz, Hirtentäschel, Eibisch, (Wiesenknopf), Odermennig, (Nelkenwurz), Eberraute, (Wermut), Frauenmantel, (Isländisches Moos), Johanniskraut, Melisse, Gänsefingerkraut, Eichenrinde, (Hirschzunge), Beinwell, Baldrian, Feldstiefmütterchen, Brennnessel, Salbei, Schafgarbe, (Wiesenstorchschnabel)
Schüßler-Salze: 3, 5, 7, 8

Darmentzündungen

siehe auch: Magen-Darm-Entzündung
Kamille, Enzian, (Bockshornklee), Melisse, (Zimtrinde), Tausendgüldenkraut, Engelwurz, Kalmus, (Bitterklee, Andorn), Quendel, Bibernelle, (Gundermann), Augentrost, (Ulmenrinde), Eibisch, Blutwurz, Odermennig, Hirtentäschel, Schöllkraut, (Erdbeerblätter), Süßholz, (Sanikel), Wegwarte, (Nelkenwurz), Sonnentau, (Vogelknöterich), Beinwell, Spitzwegerich, Eberraute, Hopfen, Bohnenkraut
Schüßler-Salze: 7, 5, 3

Drüsenschwäche, Drüsenschwellungen

(Sonnenhut) Süßholz, Melisse, (Nelkenwurz, Kermesbeere), Salbei, Malve
Schüßler-Salze: 3, 4, 6

Durchblutungsstörungen

Steinklee, (Waldmeister), Rosmarin, Arnika, (Buchweizen), Schöllkraut, Weißdorn, (Ginkgo)
Schüßler-Salze: 2, 3, 7

Durstlosigkeit

Mistel
Schüßler-Salze: 8

Entzündung

Wegwarte, (Borretsch), Kamille, (Bingelkraut), Salbei, Blutwurz, Eibisch, Malve, Johanniskraut, Weiße Taubnessel, Bohnenkraut, Königskerze, Augentrost, Gänseblümchen, Spitzwegerich, (Alant), Schafgarbe, Eiche, Heidelbeere
Schüßler-Salze: 3, 4, 6

Epilepsie

(Mistel, Klatschmohn), Weinraute, (Ziest), Echtes Labkraut, Holunder, Baldrian, Klette, Huflattich, (Helmkraut, Ysop), Lavendel, (Pfingstrose, Damiana), Johanniskraut, Beifuß, Schöllkraut, Melisse, Eisenkraut, (Isländisches Moos), Thymian, (Wermut, Nelkenwurz), Schafgarbe, Gänsefingerkraut, Salbei, Anis, Engelwurz, Hafer, Koriander, (Dost, Passionsblume), Rosmarin, Löwenzahn
Schüßler-Salze: 7, 1

Erkältung

siehe auch: Grippaler Infekt
Mädesüß, (Weidenrinde), Linde, Holunder, Himbeerblätter, Ehrenpreis, Melisse, Quendel, (Eukalyptusblätter), Majoran, (Galgant), Fenchel, (Zimtrinde), Süßholz, (Isländisches Moos, Bitterklee, Ziest), Hagebutte, (Bittersüß), Schlüsselblume, Seifenkraut, Königskerze, (Erdbeerblätter)
Schüßler-Salze: 3, 4, 6

Fastenkräuter

Goldrute, Melisse, Berberitzenfrüchte, Rosmarin, Hagebutte, Mariendistelsamen, Kümmel, Ackerschachtelhalm
Schüßler-Salze: 7, 10, 6

Fersenschmerz

Birke, Beinwell, Weinraute
Schüßler-Salze: 1, 9

Fettsucht (Adipositas), Schlankheitskräuter

Frauenmantel, (Granatapfel, Irländisches Moos, Mate), Löwenzahn, (Bischofskraut), Melisse, (Kermes-

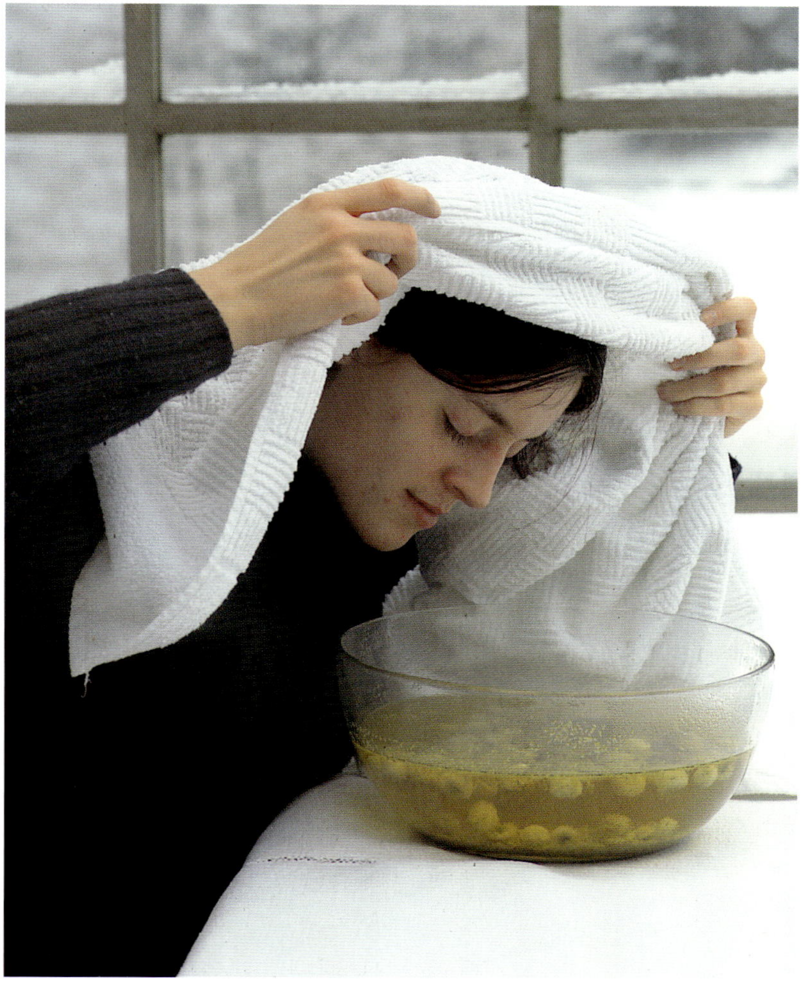

Für ein Gesichtsdampfbad bei Schnupfen oder Stirnhöhlenentzündung kann man Kamillenblüten allein oder mit einem Zusatz von Salbei und Thymian verwenden (siehe auch S. 78).

beere, Queckenwurzel), Wacholder, Walnussblätter, (Faulbaumrinde, Blasentang), Süßholz, Hagebutte, Rosmarin, (Efeublätter), Salbei, Fenchel, Echtes Labkraut, (Wermut, Brunnenkresse, Sauerampfer), Huflattich, Schafgarbe, Spitzwegerich, Wegwarte, (Erdrauch), Bibernelle
Schüßler-Salze: 10, 8, 6

Fieber

(Esche, Weidenrinde), Mädesüß, Gänseblümchen, Echtes Labkraut, (Meisterwurz), Frauenmantel, Thymian, Fenchel, Himbeerblätter, Ehrenpreis, Arnika, (Estragon), Birke, (Bittersüß), Tausendgüldenkraut, (Eukalyptusblätter, Wasserhanf, Bockshornklee), Enzian, (Bitterklee, Bitterholz), Goldrute, Linde, Königskerze, (Kardobenediktenkraut), Schafgarbe, Schöllkraut, Blutwurz, (Wasserpfeffer), Wegwarte
Schüßler-Salze: 3, 5, 4

Frauenkräuter

Beifuß, (Bischofskraut), Schafgarbe, Pestwurz, (Yamswurzel), Frauenmantel, (Damiana, Helmkraut), Mönchspfeffersamen, Schlangenwurz, Klette, Melisse, Weiße Taubnesselblüten, (Ulme), Pappelknospen, Hirtentäschel, (Erika), Blutwurz, Himbeerblätter, Heckenrosenblüten, Gänsefingerkraut, (Borretsch), Baldrian, Kamille, (Isländisches Moos), Gänseblümchen, Weinraute, Echtes Labkraut, Beinwell, (Rotklee – hiervon berichten die Gallier, dass er »das Ungemach aus dem Kopf der Weiber treibe«)
Schüßler-Salze: 2, 7, 1

Fruchtbarkeit, Kinderwunsch

Mönchspfeffersamen, (Damiana, Muskatellersalbei, Helmkraut), Brennnesselsamen, (Meisterwurz), Engelwurz, Steinklee, Basilikum, Weinraute, Schlangenwurz, (Zimtrinde), Koriander, (Efeublätter), Bohnenkraut, (Orangenblüten), Rosmarin, (Ruprechtskraut), Heckenrosenblüten, Mädesüß, Melisse, (Buchenknospen), Ehrenpreis, Eiche, Mistel, Eisenkraut, Hopfensprossen, Fenchel, Spitzwegerich
Schüßler-Salze: 3, 11, 8

Frühgeburt, drohende

(Sternwurzel, Isländisches Moos), Gänseblümchen, (Hamamelisblätter), Himbeerblätter, Wegwarte
Schüßler-Salze: 2, 5, 8

Frühjahrskur, Wildkräuterkur (auch für Wildkräutersalat)

Birkenblätter, (junge Haselnussblätter, junge Buchenblätter), junge Lindenblätter, Löwenzahn, Brennnessel, (Vogelmiere), Spitzwegerich, Schafgarbe, Gänseblümchen, (Gundelrebe, Brunnenkresse)

Dieser Tee reinigt und säubert. Pfarrer Künzle schreibt dazu:
… die blasse Mehlsackfarbe vergeht, der Totengräber kann seine Schaufel wieder in den Schuppen stellen!
Außer den oben genannten Wildkräutern empfiehlt Pfarrer Künzle für seine »Frühjahrskur« auch Schosse (junge Triebe) von Weißdorn, Tannen, Eichen, Lärchen, Pappeln, aber auch junge Triebe von Obstbäumen (besonders von Kirschbäumen), Johannisbeeren und Stachelbeeren. Eine Hand voll dieser bunten Mischung wird in 1–2 Liter Wasser aufgekocht. Diese Menge sollte dann auch über den Tag verteilt getrunken werden.

Frühjahrsmüdigkeit

(Galgant, Bockshornklee) Arnika, Mariendistelsamen, Löwenzahn, Rosmarin
Schüßler-Salze: 3, 5, 7

Frühjahrssuppe (Neun-Kräuter-Suppe)

(Veilchen, Gundermann) Schafgarbe, Löwenzahn, (Sauerampfer, Brunnenkresse), Brennnessel, Gänseblümchen, Petersilie
… um das Blut zu erfrischen und sich den Winter aus dem Leibe zu schaffen! (Pfarrer Künzle)

Furunkel

(Kermesbeere), Seifenkraut, Steinklee, (Wundklee, Leinsmen), Malve,

(Sanikel, Hohlzahn), Echtes Labkraut, (Leinkraut), Gänseblümchen, Arnika, Ringelblume, Große Klette, Wegwarte, (Bärlapp), Berberitzenfrüchte

Galle, mangelnde Absonderung

Löwenzahn, (Curcuma), Pfefferminze, Mariendistelsamen, Schöllkraut, Johanniskraut, Gänsefingerkraut, Tausendgüldenkraut, (Wermut), Wegwarte, Hopfen, Kalmus, (Erdrauch), Enzian, (Queckenwurzel), Gänseblümchen, Ehrenpreis, Eisenkraut
Schüßler-Salze: 3, 10, 7

Gallenentzündung

Salbei, (Erdrauch), Berberitzenfrüchte, (Wasserhanf, Kardobenediktenkraut, Bärlapp), Mariendistelsamen, (Queckenwurzel), Brennnessel, Seifenkraut, (Brunnenkresse), Wermut, Beifuß, (Efeublätter, Immergrün)
Schüßler-Salze: 3, 10, 5

Gallenkolik, vorbeugend

Mariendistelsamen, (Zaunrübe, Curcuma, Artischocke, Yamswurzel, Alraune), Pfefferminze, Pestwurz, Johanniskraut, Lavendel
Schüßler-Salze: 7, 10

Gallensteine

Schöllkraut, (Erdrauch), Odermennig, (Andorn), Pfefferminze, (Immortelle), Wegwarte, Löwenzahn, Fichtenknospen, (Bärlapp, Alraune), Johanniskraut, Birke, Berberitzenfrüchte, (Efeublätter, Färberröte, Sternanis, Spargel), Buccoblätter, (Curcuma, Artischocke, Yamswurzel, Faulbaumrinde, Oleander, Nelkenwurz, Veilchenwurzel), Pestwurz, Seifenkraut
Schüßler-Salze: im täglichen Wechsel 9, 10 und 11, 10

Geburtsfördernde Kräuter

siehe auch: Schwangerschaftsunterstützende Kräuter
Spitzwegerich, Gänseblümchen, Gänsefingerkraut, Melisse, Wegwarte
Schüßler-Salze: 7

Gehörschwäche

siehe auch: Ohrgeräusche
Rosmarin, Weinraute
Schüßler-Salze: 4, 9, 11

Gelenkrheuma

(Bertramwurzel, Isländisches Moos), Malve, Wacholder, (Pfingstrose), Beinwell, Pestwurz, Kamille, (Bittersüß), Arnika, Steinklee, Weinraute, (Salbeigamander, Waldrebe, Erdbeerblätter), Brennnessel, (Teufelskralle), Eisenkraut
Schüßler-Salze: 3, 4, 2, 9, 6, 10, 11

Geruchssinn, Verlust von

Schöllkraut, (Wasserlinse, Katzengamander)
Schüßler-Salze: 8, 6

Geschmackssinn, Verlust von

Süßholz, Mariendistel, Beifuß
Schüßler-Salze: 8

Geschwüre (Hautgeschwüre)

(Kardobenediktenkraut, Braunwurz, Hauswurz), Kamille, Mistel, Weinraute, Ringelblume, Schafgarbe, Schöllkraut, (Wiesenstorchschnabel), Tausendgüldenkraut, Blutwurz

Gesichtsnervenreizung (Trigeminusneuralgie)

Holunderblüten, (Bittersüß), Eisenkraut, Arnika, Beinwell, Majoran, Thymian, Weinraute, Schöllkraut, Mistel (auch mit dem Saft einreiben), Königskerze, (Bertramwurzel)
Schüßler-Salze: 5, 7, 2, 11, 8, 1

Gicht, erhöhte Harnsäure

(Poleiminze), Klette, (Weidenrinde) Mädesüß, Löwenzahn, Blutwurz, Liebstöckel, (Borretsch), Pestwurz, Goldrute, Wacholder, Walnussblätter, (Meisterwurz, Erdrauch, Pfingstrose), Gänseblümchen,

(Kardobenediktenkraut), Berberitzenfrüchte, Hopfen, Wiesenstorchschnabel, (Ziest), Arnika, Pappelknospen, (Queckenwurzel, Brunnenkresse), Feldstiefmütterchen, Süßholz, (Schwarze Johannisbeerblätter), Hafer, Brennnessel, Frauenmantel, Johanniskraut, (Indischer Nierentee, Giersch)
Schüßler-Salze: 3, 9, 10

Glückskräuter (nach M. Mességué)

(Römische Kamille), Pfefferminze, Lindenblüten, Eisenkraut, (Orangenblüten)
Schüßler-Salze: 3, 5, 7

Gürtelrose

Johanniskraut, Eisenkraut, (Faulbaumrinde, Bittersüß), Melisse, (Grindeliakraut)
Schüßler-Salze: 7, 8, 5

Grippaler Infekt

siehe auch: Erkältung
(Kardobenediktenkraut), Mädesüß, (Weidenrinde, Erdrauch), Engelwurz, (Meisterwurz), Schafgarbe, Schöllkraut, (Wiesenstorchschnabel), Tausendgüldenkraut, Eisenkraut, (Wasserpfeffer), Thymian
Schüßler-Salze: 3, 7

Haarausfall

(Weinblätter) Ackerschachtelhalm, Klette, Schlangenwurz, Brennnesselsamen, (Brunnenkresse, Kapuzinerkresse), Rosmarin, Königskerze, (Galgant), Gänseblümchen, Feldstiefmütterchen, (Sanikel), Beinwell, Lindenblüten
Schüßler-Salze: 2, 5, 11

Hämorrhoiden

siehe auch: Krampfadern, Venenbeschwerden
Brennnessel, Schöllkraut, (Erdrauch, Nelkenwurz, Leinsamen), Johanniskraut, Königskerze, Malve, Schafgarbe, (Alant, Hamamelis), Kamille, Mariendistelsamen, (Kardobenediktenkraut), Pappelknospen, Berberitzenfrüchte, (Rosskastanie), Engelwurz, Hirtentäschel, Wegwarte, Tausendgüldenkraut, (Faulbaumrinde), Weiße Taubnessel, (Leinkraut, Alraune, Pfingstrose, Kermesbeere), Spitzwegerich, Eichenrinde, Blutwurz, Beinwell, Weinraute, Gemeines Kreuzkraut, Löwenzahn, (Braunwurz, Gauchheil, Hauswurz), Eisenkraut, Ringelblume
Schüßler-Salze: 3, 8, 4, 1, 7, 5

Harnbrennen

Basilikum, Malve, Pappelknospen, (Sägepalme)

Harnverhaltung

(Sägepalme), Weiße Taubnessel, Petersiliensamen, (Spargel), Birke, (Borretsch), Buccoblätter, (Erika, Esche), Wacholder, Liebstöckel, (Schlehenblüten), Hagebutte, Holunder, Vogelbeere, (Maisspitzen), Kalmus
Schüßler-Salze: 10, 5, 3, 7

Haus- und Familientee, Kräuter für

(Brombeer- und) Himbeerblätter, Anis, Fenchel, Malve, Melisse, (Lemongrass, Erdbeerblätter), Gänsefingerkraut, Hafer, Birkenblätter, (Indianernessel, Schwarze Johannisbeerblätter, Rotklee), Eisenkraut

Hauterkrankungen, Ekzeme

Feldstiefmütterchen, Holunder, Linde, Gänsefingerkraut, Berberitzenfrüchte, (Papayablätter), Malve, Melisse, (Orangenblüten), Schöllkraut, Pestwurz, Eberraute, (Rosskastanie), Odermennig, Kamille, Ackerschachtelhalm, Tausendgüldenkraut, (Erdbeerblätter, Erdrauch, Alant), Walnussblätter, (Bärlapp), Liebstöckel, Spitzwegerich, Beinwell, Löwenzahn, Ehrenpreis, (Immergrün), Mistel, Brennnessel, Weinraute, Ringelblume, Schafgarbe, (Wiesenstorchschnabel), Eisenkraut, Wacholderbeeren, (Gundelrebe), Rosmarin, Blutwurz, Wacholderspitzen, (Kardobenediktenkraut, Bittersüß)
Schüßler-Salze: 8, 11, 9, 6

Heiserkeit, Kehlkopfkatarrh

Eibisch, Malve, Bibernelle, (Lungenkraut, Ysop), Königskerze, Ehrenpreis, Augentrost, Huflattich, (Isländisches Moos), Süßholz, (Küchenzwiebel), Sonnentau, (Bittersüß, Klatschmohn)
Schüßler-Salze: 3, 4, 7, 5

Herzbeschwerden, allgemeine

Weißdorn, Herzgespannkraut, (Kaktusblüten), Schlüsselblume, (Nelkenwurz), Baldrian, Ehrenpreis, Eisenkraut, Rosmarin, Gänsefingerkraut, Melisse, Arnika, Schlangenwurz, (Buchweizen, Oleander, Schlehe, Besenginster), Mädesüß, (Yamswurzel), Lavendel, Schafgarbe, Weinraute, (Borretsch), Mistel
Schüßler-Salze: 5, 2, 7

Herzschwäche

Arnika, Weißdorn, Schlüsselblume, Enzian, (Borretsch, Kardobenediktenkraut, Besenginster, Bohnenschalen) (mit Wassersucht)
Schüßler-Salze: 5, 7

Herzklopfen

Melisse, (Waldmeister), Gemeines Kreuzkraut, (Bohnenschalen, Veilchen), Weinraute, Lavendel
Schüßler-Salze: 5, 8

Hodenschwellung

Eiche, (Rhododendron, Kermesbeere)
Schüßler-Salze: 6

Husten (Bronchitis)

(Küchenzwiebel), Eibisch, (Bertram), Anis, Basilikum, Kümmel, Sonnentau, Ackerschachtelhalm, (Eukalyptusblätter), Mädesüß, Fenchel, (Bockshornkleesamen), Süßholz, (Efeublätter, Alant), Lavendel, Liebstöckel, (Isländisches Moos, Leinsamen), Malve, (Andorn), Fichtennadelsprossen, Spitzwegerich, Gänsefingerkraut, Schlüsselblume, (Lungenkraut), Salbei, Thymian, Lindenblüten, Königskerze

Rezeptvorschlag für einen Hustentee

Sonnentau	
Hb. Droserae	*10g*
Thymian	
Hb. Thymi	*20g*
Fenchel	
Fruct. Foeniculi	*20g*
Schlüsselblume	
Flor. Primulae	*20g*
Huflattichblätter	
Fol. Farfarae	*10g*
Königskerzenblüten	
Flor. Verbasci	*10g*
Lavendelblüten	
Flor. Lavandulae	*10g*

Dosierung: 1–2 Teelöffel auf 1 Tasse als Aufguss, mindestens 15 Minuten ziehen lassen, evtl. mit Honig nachsüßen. 3-mal täglich 2 Tassen, damit auch für den nötigen Flüssigkeitshaushalt gesorgt wird.

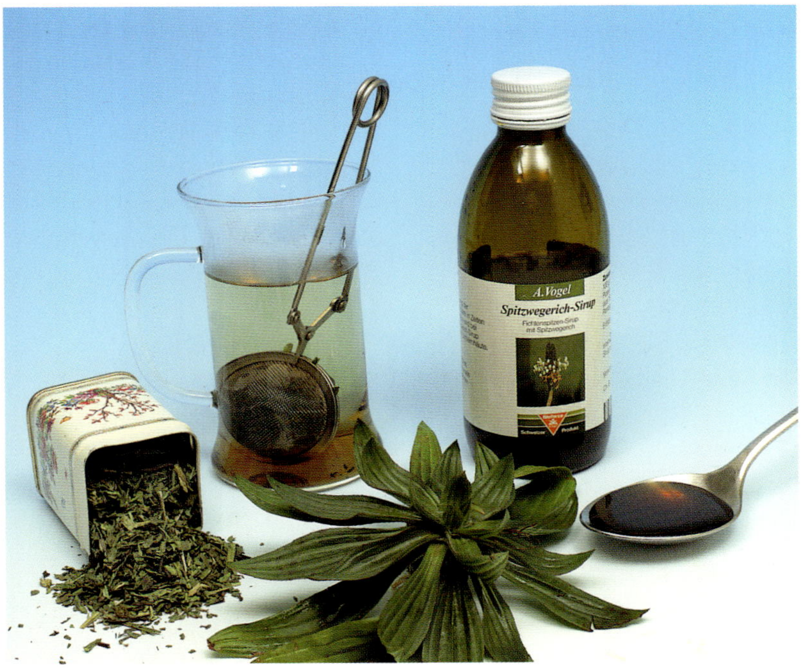

Spitzwegerich ist eines der helfenden Kräuter bei Husten. Es gibt auch fertigen Sirup im Handel.

Schüßler-Salze:
Nr. 3 bei Entzündungen
Nr. 4 bei Schleimbildung mit schwer abhustbarem Schleim
Nr. 6 bei lockerem Schleim im Lösungsstadium
Nr. 7 bei krampfartigen Beschwerden (besonders als »Heiße 7«)

Husten, trocken

siehe auch: Bronchitis
(Leinsamen), Königskerze, Augentrost, (Wasserhanf, Alant), Eibisch, Malve, Huflattich, (Isländisches Moos, Myrte, Flohsamen, Hirschzunge, Bingelkraut, Stechpalme), Linde, (Rosskastanie, Curcuma, Zimtrinde), Schöllkraut, Sonnentau, Brennnesselsamen
Schüßler-Salze: 7, 3, 10, 8

Husten, schleimlösend

(Gundermann), Efeublätter, Schlüsselblume, Seifenkraut, Holunder, (Kreuzblume, Kirschenstiele), Salbei, Thymian, Quendel, Ehrenpreis, Fichtennadelsprossen, Anis, Fenchel, Huflattich, Königskerze, Liebstöckel, (Lungenkraut), Brennnessel, Salbei, Schafgarbe, Spitzwegerich, (Isländisches Moos, Veilchen, Bittersüß, Alant)
Schüßler-Salze: 6, 4, 2

Halswirbelsyndrom (HWS)

Baldrian
Schüßler-Salze: »Heiße 7«

Immunstärkende Kräuter

(Sonnenhut), Baldrian, (Meisterwurz), Bibernelle, Wacholderbeeren, Enzian, Ehrenpreis, (Brunnenkresse, Ulmenrinde), Hagebutte
Schüßler-Salze: 3, 2, 11

Impotenz

Walnussblätter, Bohnenkraut, Schöllkraut, (Damiana), Spitzwegerich, (Potenzholz), Eisenkraut, Petersilie
Schüßler-Salze: 5, 7, 8

Ischias

siehe auch: Nervenreizungen
Johanniskraut, Majoran, (Bohnenschalen, Beinwell), Weinraute, Schafgarbe, Arnika, Holunder, Lavendel, Bibernelle, Steinklee, (Römische Kamille, Bittersüß, Wundklee), Anis, Fenchel, Kümmel, Melisse, (Artischocke, Ginseng, Passionsblume, Kermesbeere), Mistel, Eisenkraut, (Meisterwurz)
Schüßler-Salze: 7, 5, 1, 11

Juckreiz

Feldstiefmütterchen, Mariendistelsamen, Schöllkraut, (Granatapfel, Waldrebe, Buchweizen, Hauhechel), Schlüsselblume, Ehrenpreis, Mistel
Schüßler-Salze: 7, 11, 6, 2, 1, 9

Kinderberuhigende Kräuter

Gänsefingerkraut, Melisse, (Römische Kamille, Pfingstrose), Anis, Fenchel, (Dill, Klatschmohn)
Schüßler-Salze: 7, 2, 5

Keuchhusten

Sonnentau, Thymian
Schüßler-Salze: 3, 7, 6, 2

Knochenerkrankungen

Beinwell, Walnussblätter, (Salbeigamander), Weinraute, Ackerschachtelhalm, Kalmus, Tausendgüldenkraut
Schüßler-Salze: 3, 6, 11, (12)

Kopfschmerzen

siehe auch: Krämpfe, Migräne
Tausendgüldenkraut, Melisse, Majoran, Pfefferminze, (Bertram), Mariendistel, (Weidenrinde), Schlüsselblume, Lavendel, Thymian, Ehrenpreis, (Waldmeister), Baldrian
Schüßler-Salze: 5, 7, 3, 10

Krampfadern

siehe auch: Venenbeschwerden, Hämorrhoiden
Schafgarbe, Arnika, Mariendistelsamen, (Bärlapp, Rosskastanie, Hamamelis), Steinklee, Berberitzenfrüchte, Johanniskraut, Holunder, (Andorn), Löwenzahn, (Buchweizen), Ringelblume, (Bockshornklee,

Erdbeerblätter), Kamille, Eichenrinde, (Kardobenediktenkraut), Beinwell
Schüßler-Salze: 1, 4, 3, 7, 10

Krämpfe

Johanniskraut, Gänsefingerkraut, Fenchel, Kamille, (Schlehe), Frauenmantel, Süßholz, (Rosskastanie, Bischofskraut), Engelwurz, Kalmus, (Dill), Ringelblume, (Kornblume), Koriander, (Yamswurzel), Tausendgüldenkraut, Melisse, (Esche), Echtes Labkraut, (Efeublätter), Herzgespann, Hopfen, Majoran, Pfefferminze, (Bitterklee, Dost, Pfingstrose), Heckenrose, Pestwurz, Weinraute, (Katzengamander), Thymian, Linde, Baldrian, Königskerze, Mistel, Feldstiefmütterchen, (Veilchen)
Schüßler-Salze: 7, 2

Krebs (zur Entgiftung, leber- und nierenwirksame Kräuter)

(Kardobenediktenkraut, Braunwurz, Hauswurz), Mistel, Weinraute, Ringelblume, Schöllkraut, Ackerschachtelhalm
Schüßler-Salze: 11, 1

Kreislauf, anregend

(Bockshornklee), Rosmarin, Engelwurz, (Bittersüß), Schafgarbe, Mistel, Weißdorn, (Zimtrinde), Kalmus, Wacholder, Arnika, Melisse, Heidekraut, Eisenkraut, Pfefferminze, Steinklee, Weinraute, (Besenginster)
Schüßler-Salze: 3, 5, 7

Lähmungen

siehe auch: Nervenreizungen, Ischias
Johanniskraut, Lavendel, Rosmarin, Thymian, Majoran, (Ziest), Salbei, Wacholder, Arnika, Baldrian, Eisenkraut, Tausendgüldenkraut, (Klatschmohn), Weinraute, Beinwell, Kümmel
Schüßler-Salze: 5, 7, 2

Leberleiden, Gelbsucht

Mariendistelsamen, Gänsefingerkraut, (Boldoblätter, Curcuma), Berberitzenfrüchte, Lavendel, Odermennig, Buccoblätter, Ringelblume, (Kardobenediktenkraut), Schöllkraut, Wegwarte, (Artischocke, Yamswurzel), Tausendgüldenkraut, Enzian, (Eukalyptusblätter, Wasserhanf, Faulbeerbaum, Erdrauch), Echtes Labkraut, (Nelkenwurz, Gundelrebe, Grindeliakraut), Johanniskraut, (Meisterwurz, Alant, Schwertlilie), Liebstöckel, (Bärlapp, Andorn, Bitterklee), Pfefferminze, (Bingelkraut, Brunnenkresse, Dost), Seifenkraut, Quendel, Löwenzahn, Süßholz, Eisenkraut, Queckenwurzel, Fenchel
Schüßler-Salze: 6, 7, 10, 2, 5, 4

Leberleiden mit Wassersucht

(Bitterholz)
Schüßler-Salze: 8, 10

Liebeskräuter, aphrodisierende Kräuter

Koriander, Bohnenkraut, (Orangenblüten, Weinblätter), Basilikum, Pfefferminze, Rosmarin, (Meisterwurz), Brennnesselsamen, Arnika, (Damiana), Steinklee, Heckenrose, Thymian, Lavendel, Baldrian, Salbei, Engelwurz, Mönchspfeffersamen
Schüßler-Salze: 5, 7, 3

Lungenemphysem

(Santa), Malve, Thymian, Arnika, (Isländisches Moos), Schöllkraut, (Bockshornklee), Herzgespannkraut, (Bärlapp), Spitzwegerich, (Lungenkraut, Sanikel, Hirschzunge, Salbeigamander), Königskerze, Süßholz
Schüßler-Salze: 11, 8, 4

Lungenentzündung

(Kardobenediktenkraut), Süßholz, (Lungenkraut, Anis, Isländisches Moos), Thymian, (Stechpalme)
Schüßler-Salze: 3, 4, 6

Lungenfibrose

(Alant, Sägepalme), Weißdorn, Steinklee, Ackerschachtelhalm, Arnika, (Isländisches Moos), Herzgespannkraut, Mädesüß, (Hirschzunge, Salbeigamander)
Schüßler-Salze: 3, 5, 11, 2

Lymphanregende Kräuter

Walnussblätter, Vogelbeere, Echtes Labkraut, (Ruprechtskraut, Maulbeerbaumblätter, Efeublätter, Kermesbeere), Melisse, Süßholz, Salbei, Eibisch, (Braunwurz, Salbeigamander), Ringelblume, (Bockshornklee), Weiße Taubnessel
Schüßler-Salze: 2, 4, 9, 6

Lymphdrüsenentzündung

Ringelblume, (Bockshornklee), Weiße Taubnessel, Steinklee, Eichenrinde
Schüßler-Salze: 6, 4, 5

Magen-Darm-Entzündung

Magen-Darm-Tee

Blutwurz	
Rad. Tormentillae	*20 g*
Kalmuswurzel	
Rad. Calami	*10 g*
Kamillenblüten	
Flor. Chamomillae	*20 g*
Kümmel	
Fruct. Carvi	*10 g*
Fenchel	
Fruct. Foeniculi	*20 g*
Schafgarbenkraut	
Hb. Millefolii	*10 g*
Melissenblätter	
Fol. Melissae	*10 g*

Dosierung: 1 Teelöffel pro Tasse, kurz aufkochen und dann 10 Minuten ziehen lassen. 3-mal täglich 1–2 Tassen ohne Zucker trinken.

Schüßler-Salze: Bewährt hat sich die Kombination aus Nr. 3, viertelstündlich 1 Tablette im Mund zergehen lassen, und Nr. 7 als »Heiße 7«. Dazu werden 10 zerdrückte Tabletten in 1 Tasse mit heißem Wasser gelöst und möglichst heiß in kleinen Schlucken getrunken. Bei akuten Fällen kann man dies mehrmals täglich wiederholen.

Magenreizung, Magenkrämpfe, Übersäuerung

Wermut, Tausendgüldenkraut, Süßholz, Kamille, Augentrost, Anis, Fenchel, Kümmel, Melisse, Baldrian, Salbei, (Kardobenediktenkraut, Leinsamen), Malve, Johanniskraut, Engelwurz, Frauenmantel, Basilikum, Kalmus, Wegwarte, (Bittersüß), Lavendel, Herzgepann, Hopfen, Bärwurz, Pestwurz, (Robinie), Rosmarin, Bohnenkraut, Thymian, Eberraute
Schüßler-Salze: 7, 5, 9

Magenstärkende Kräuter, Verdauungsstörungen, Säuremangel

(Brombeerblätter, Brunnenkresse, Sauerampfer, Bitterklee), Tausendgüldenkraut, Enzian, Wacholder, Pfefferminze, Eberraute, Engelwurz, (Zimtrinde), Koriander, Sonnentau, (Bockshornklee), Liebstöckel, Majoran, Melisse, Heidelbeere, (Myrte), Bibernelle, Quendel, (Galgant, Ingwer), Bohnenkraut, (Meisterwurz), Schafgarbe, Kalmus, Anis, Fenchel, Kümmel, Eiche, Walnussblätter, Ringelblume
Schüßler-Salze: 8, 3

Magengeschwür, Darmentzündung

Kalmus, Kamille, Melisse, (Vogelknöterich), Blutwurz, (Sanikel), Salbei, Spitzwegerich, Klette, (Kardobenediktenkraut, Isländisches Moos, Erdbeerblätter, Brombeerblätter), Süßholz, (Leinsamen, Bockshornklee, Gundelrebe), Eibisch, Malve, Thymian, (Nelkenwurz)
Schüßler-Salze: 3, 8, 2, 5, 6

Menstruationsstörungen (Dysmenorrhoe)

Rosmarin, Weinraute, Brennnessel, Eiche, Majoran, Hirtentäschel, Schafgarbe, Anis, (Osterluzei, Hamamelis)
treibend: Kamille, Liebstöckel, Melisse, (Vogelknöterich), Rosmarin
vermindernd: Eiche, Goldrute,

Schafgarbe, Blutwurz, Weiße Taubnessel
Schüßler-Salze: 1, 2, 7

Milchbildungsanregende Kräuter

Anis, Fenchel, Kümmel, Majoran, Brennnesselblätter, Gänsefingerkraut, Mönchspfeffersamen, (Dill), Melisse, Koriander, Birke, Frauenmantel, Basilikum, (Geißraute)
Schüßler-Salze: 2

Milchschorf

Feldstiefmütterchen, (Immergrün), Walnuss, Birke, Gänseblümchen, Malve, Anis, Fenchel, Kümmel
Schüßler-Salze: 9, 6

Migräne

(Mutterkraut), Schlangenwurz, (Yamswurzel), Mariendistelsamen, Anis, Fenchel, Kümmel, Johanniskraut, (Damiana, Wasserhanf, Schwertlilie), Wacholder, Rosmarin, Lavendel, Melisse, (Bitterklee), Weinraute, (Passionsblume), Schlüsselblume, Baldrian, Mistel
Schüßler-Salze: 3, 5, 7

Milzunterstützende Kräuter

Odermennig, Mariendistel, Wegwarte, Tausendgüldenkraut, (Faulbaumrinde, Hohlzahn), Enzian, (Grindeliakraut, Efeublätter, Stechpalme), Weiße Taubnessel, Liebstöckel, Petersilie, Eichenrinde, (Hirschzunge), Fenchel, (Queckenwurzel), Ehrenpreis, (Ziest), Mistel, (Gundelrebe, Erdrauch), Hirtentäschel, (Meerzwiebel), Eisenkraut
Schüßler-Salze: 5, 8, 10, 9

Mundgeruch

(Meisterwurz), Salbei, (Wermut), Kalmus, (Alraune)
Schüßler-Salze: 5, 9, 2

Mundtrockenheit

(Galgant, Bertram) Huflattich, (Kermesbeere), Eibisch
Schüßler-Salze: 8, 4, 1, 2, 11

Mutmachende Kräuter

(Kardamom, Galgant), Rosmarin, (Bärlapp), Schlangenwurz, Weinraute, Steinklee, Heckenrose
Schüßler-Salze: 3, 5, 8, 1o, 11

Myom

Frauenmantel, Schafgarbe, (Edelgamander), Liebstöckel, Basilikum, Hirtentäschel, (Sternwurzel, Zimtrinde, Esche), Fuchssches Kreuzkraut
Schüßler-Salze: 1, 4

Nervenleiden

(Estragon), Johanniskraut, Eisenkraut, (Passionsblume), Süßholz, Quendel, Baldrian, Melisse, Bohnenkraut, Ehrenpreis, Beifuß, Herzgepann, Hopfen, (Helmkraut), Engelwurz, (Meisterwurz, Vogelknöterich), Weinraute, Rosmarin, Salbei, (Ackergauchheil, Nelkenwurz, Pfingstrose)
Schüßler-Salze: 5, 7, 2

Nervenreizungen (Neuralgien)

siehe auch: Ischias
Johanniskraut, Walnussblätter, Fenchel, Mariendistelsamen, Holunder, Majoran, Arnika, Weinraute, (Bertram), Kamille, Schlangenwurz, (Yamswurzel, Bittersüß, Buchweizen, Nelkenwurz, Schwertlilie, Lobelie, Bitterklee, Passionsblume), Beinwell, Eisenkraut
Schüßler-Salze: 5, 7, 2, 11

Nesselsucht

Brennnessel, Weiße Taubnessel, (Bittersüß), Echtes Labkraut, Linde, Mariendistelsamen, Berberitzenfrüchte, Gänseblümchen, Herzgespannkraut
Schüßler-Salze: 5, 8

Nierenleiden, allgemein

siehe auch: Wasser- und harntreibende Kräuter

Goldrute, Birke, Hagebutte, Holunder, Malve, (Kürbiskerne, Hauhechel), Linde, Petersilie, Rosmarin, (Zimtrinde, Bischofskraut, Estragon), Hafer, Basilikum, (Borretsch), Hirtentäschel, (Isländisches Moos, Bittersüß), Ackerschachtelhalm, Tausendgüldenkraut, Wacholder, Liebstöckel, (Indischer Nierentee, Bohne), Schlüsselblume, Mädesüß, Thymian, Feldstiefmütterchen, Gänseblümchen, (Steinbrech, Bärlapp, Vogelknöterich, Erdbeerblätter)
Schüßler-Salze: 4, 5, 7, 10

Nierensteine

(Steinbrech), Petersiliensamen, Bibernelle, (Färberröte), Goldrute, Löwenzahnwurzel, Berberitzenfrüchte, Vogelbeere, (Hauhechel), Johanniskraut, (Spargel), Birke, (Gundelrebe, Bärlapp, Schlehe, Maisbart), Brennnessel, Bärentraube, (Sassafrasholz, Vogelknöterich, Pfingstrose), Holunderblüten, Spitzwegerichsamen
Schüßler-Salze: 9, 11, 10

Ohrgeräusche (Tinnitus)

(Kermesbeere), Rosmarin, (Ginkgo), Melisse, Arnika, Weinraute, Steinklee, (Bittersüß), Schlangenwurz, (Passionsblume), Bibernelle, Spitzwegerich, Mistel
Schüßler-Salze: 9, 11, 7

Ohrleiden (Entzündung, Schmerzen)

Spitzwegerich, Heckenrose, Ringelblume, (Kermesbeere, Veilchen)
Schüßler-Salze: 3, 9, 11

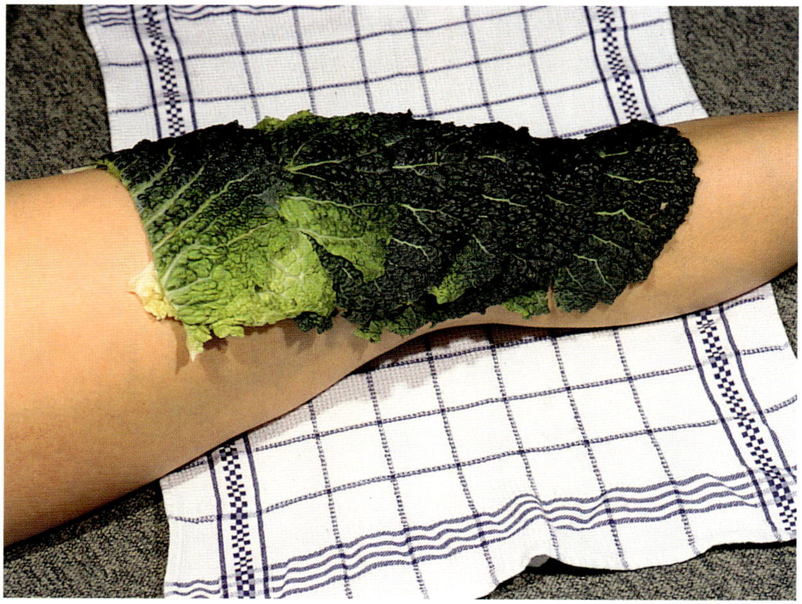

Bei entzüdlichen Vorgängen oder Quetschungen mit lokaler Erwärmung helfen kalte Wickel mit zerquetschten Kohlblätter, Beinwellblättern, aber auch mit Quark oder Retterspitzwasser unter Hinzufügung einiger Arnikatropfen.

Prostataleiden

Kleinblütiges Weidenröschen, (Weinblätter), Goldrute, (Sägepalme), Pappelknospen, Brennnesselsamen, Malve, Odermennig, Gänsefingerkraut, Johanniskraut, Malve, Arnika, (Sternwurzel), Weinraute, Mönchspfeffersamen, Buccoblätter, (Erika)
Schüßler-Salze: 1, 7, 8, 10

Quetschungen

Gänseblümchen, Arnika, (Hamamelis), Weinraute, (Sanikel), Beinwell
Schüßler-Salze: 3, 4, 11

Raucherentwöhnung

Hafer, Eichenrinde, (Bärlapp), Herzgespannkraut, Spitzwegerich, (Colasamen), Huflattich, Schafgarbe, Brennnessel, Ackerschachtelhalm, Kalmus
Schüßler-Salze: 7

Raucherhusten

Huflattich, (Isländisches Moos), Königskerze, Holunder, (Bockshornklee), Schlüsselblume, Salbei, Thymian, Ehrenpreis
Schüßler-Salze: 7

Rheuma

Holunder, Mädesüß, (Erika), Schlüsselblume, Birke, Beinwell, Weinraute, (Bittersüß, Esche), Frauen-

mantel, Goldrute, (Weidenrinde, Teufelskralle, Indischer Nierentee, Rosskastanie, Estragon), Berberitze, (Borretsch, Yamswurzel, Bockshornklee), Pestwurz, (Ginseng), Johanniskraut, Lavendel, Liebstöckel, Löwenzahnwurzel, (Alraune, Ysop), Steinklee, (Kermesbeere), Pappelknospen, (Rhododendron), Seifenkraut, Brennnessel, (Preiselbeerblätter, Ulme, Schwarze Johannisbeere), Wacholder, Eisenkraut
Schüßler-Salze: 3, 9, 1, 5, 8, 10

Rückenschmerzen

Johanniskraut, Schafgarbe, Engelwurz, Majoran, Weinraute, Beinwell, Pestwurz, Berberitze, Kümmel, Schlangenwurz
Schüßler-Salze: 7, 5, 1

Scheidenspülungen, Kräuter für

Frauenmantel, Schafgarbe, Weiße Taubnessel, Walnussblätter

Schilddrüse, unterstützende Kräuter

Mistel, Herzgespannkraut, (Wolfstrapp), Johanniskraut
Schüßler-Salze: 1, 2

Schlaflosigkeit

Baldrian, Hopfen, Johanniskraut Melisse, (Wolfstrapp), Herzgespannkraut, Weißdorn, Lavendel, (Dill), Engelwurz, Schlüsselblume, Eisenkraut, (Waldmeister), Beifuß, Hafer, (Wohlriechendes Veilchen, Kardobenediktenkraut), Mistel, (Schwertlilie, Alraune), Heckenrose, (Passionsblume), Quendel, Linde, Anis, Fenchel, Kümmel, Kalmus, Weiße Taubnessel
Schüßler-Salze: 7, 5, 6, 11

Schlaganfall

Arnika, Frauenmantel, Lavendel, (Ysop), Schlüsselblume, Hirtentäschel, Goldrute, (Pfingstrose), Weinraute, Rosmarin, Eisenkraut, Kümmel
Schüßler-Salze: 3, 1, 5

Schleimhautentzündungen, Schleimhautreizungen

(Leinsamen, Sanikel), Kamille, Eibisch, Malve, (Borretsch), Gänseblümchen, Bibernelle, (Kardobenediktenkraut, Buchweizen, Alant, Isländisches Moos, Sternanis), Huflattich, Königskerze, Majoran, Fichtennadelsprossen, Basilikum, Spitzwegerich, (Vogelknöterich), Gänsefingerkraut, Blutwurz, Ackerschachtelhalm
Schüßler-Salze: 4, 2, 11, 8

Schulter-Arm-Syndrom

Eisenkraut, Johanniskraut, Pestwurz, Arnika, (Bittersüß), Mädesüß, Weiße Taubnessel, Steinklee, (Wundklee), Seifenkraut, (Rhododendron, Weidenrinde)
Schüßler-Salze: 7, 3

Schuppenflechte

Berberitzenfrüchte, (Wiesenstorchschnabel, Sarsaparilla, Bärlapp), Feldstiefmütterchen, Mariendistelsamen, (Wasserhanf), Goldrute, Malve, Salbei, Mistel, Weiße Taubnessel, Quendel, Wacholder
Schüßler-Salze: 7, 6, 9, 2, 6, 11

Schüttellähmung (Parkinson)

Baldrian, Hafer, (Lerchensporn, Stechapfel)
Schüßler-Salze: 2, 5, 7, 11, 9

Schwangerschaftserbrechen

Sonnentau, Basilikum
Schüßler-Salze: 2

Schwangerschaftsunterstützende Kräuter

Frauenmantel, Gänseblümchen, Himbeerblätter, Anis, Fenchel, Kümmel, Gänsefingerkraut, Sonnentau, (Isländisches Moos), Goldrute, Birke, Kamille, Basilikum, Johanniskraut, Melisse, Ackerschachtelhalm,

Heckenrose, Wegwarte, (Rotklee), Ringelblume
Schüßler-Salze: 2, 7

Schwitzen, übermäßiges

siehe auch: Wechseljahrbeschwerden
Salbei, (Ysop), Ackerschachtelhalm, Eichenrinde, Johanniskraut, Weißdorn, Blutwurz, Mönchspfeffersamen
Schüßler-Salze: 7, 5, 8, 10, 2, 11

Sehschwäche

siehe auch: Augenleiden
Weinraute, (Ginseng, Bingelkraut, Oleander), Fenchel, Augentrost
Schüßler-Salze: 3

Senkungsbeschwerden

Frauenmantel, (Sternwurzel), Brennnessel, Ackerschachtelhalm
Schüßler-Salze: 11

Sodbrennen

siehe auch: Magenreizung
Engelwurz, (Bitterklee), Tausendgüldenkraut, Melisse, (Ziest), Thymian, Wermut, (Robinie)
Schüßler-Salze: 9, 7

Stirnhöhlenentzündung (Sinusitis)

Ackerschachtelhalm, (Kermesbeere, Neemblätter, Galgant, Efeublätter), Beinwell, Thymian, Weinraute, Seifenkraut, Bohnenkraut, (Isländisches Moos, Sarsaparilla, Salbeigamander)
Schüßler-Salze: 6, 12, 4

Übelkeit

Seifenkraut, Pfefferminze, (Bertram), Mariendistelsamen, (Schlehe), Kalmus, Johanniskraut, (Curcuma), Basilikum
Schüßler-Salze: 8, 4, 11

Unruhe

Baldrian, Kamille, Beifuß, Melisse, Anis, Fenchel, Kümmel, Süßholz, Lavendel, Gänsefingerkraut, (Esche), Herzgespann, (Passionsblume, Kermesbeere)
Schüßler-Salze: 2, 9, 4, 5, 8, 7

Venenbeschwerden

siehe auch: Krampfadern, Hämorrhoiden
(Waldrebe), Frauenmantel, Beinwell, Weinraute, Gänseblümchen, Huflattich, Ringelblume, Mariendistelsamen, Arnika, (Weidenrinde, Esche), Odermennig, Engelwurz, (Bockshornklee, Hamamelis), Eichenrinde, (Ziest, Waldmeister), Steinklee, Schafgarbe, (Kerbel)
Schüßler-Salze: 4, 3, 1, 11

Verstopfung (Obstipation)

Engelwurz, Tausendgüldenkraut, (Faulbaumrinde, Rhabarberwurzel, Erdrauch), Mariendistelsamen, Löwenzahn, (Bärlapp), Anis, Fenchel, Kümmel, Berberitzenfrüchte, (Flohsamen, Leinsamen, Schlehe), Seifenkraut
Schüßler-Salze: 3, 10, 7, 8, 9

Verschleimung

Ehrenpreis, (Efeublätter), Salbei, (Veilchen, Lauchgamander)
Schüßler-Salze: 4, 6

Wasser- und harntreibende Kräuter

(Pfingstrose), Eisenkraut, (Poleiminze), Birke, (Bischofskraut, Bitterholz), Löwenzahnwurzel, Liebstöckel, Ackerschachtelhalm, (Maisgriffel), Queckenwurzel, Beifuß, Schöllkraut, (Brunnenkresse, Besenginster, Spargel), Brennnesselwurzel, Petersilie, Goldrute, Holunder, (Vogelknöterich), Wacholder, Mädesüß, Frauenmantel, Hagebutte, Rosmarin, (Hauhechel, Schwarze Johannisbeerblätter), Klette, Linde, (Waldmeister), Buccoblätter, (Esche, Bohne), Kalmus, (Kardobenediktenkraut), Eberraute
Schüßler-Salze: 10, 8, 5

Wechseljahrbeschwerden (Klimakterium)

Mönchspfeffersamen, Frauenmantel, (Sternwurzel), Hirtentäschel, Kamille, Salbei, (Ysop, Salbeigamander, Muskatellersalbei), Melisse, Baldrianwurzel, Schlangenwurz, Johanniskraut, Steinklee, Herzgespannkraut, Schöllkraut, Ackerschachtelhalm, (Hohlzahn), Gänsefingerkraut, Himbeerblätter, (Passionsblume), Fuchssches Kreuzkraut, Rosmarin, (Borretsch, Färberröte)

Rezeptvorschlag für einen Kräutertee zur Unterstützung der Wechseljahre

Melissenblätter	
Fol. Melissae	*30g*
Kamillenblüten	
Flor. Chamomillae	*10g*
Hirtentäschelkraut,,	
Hb. Bursa pastoris	*10g*
Ysopkraut	
Hb. Hyssopi	*10g*
Baldrianwurzel	
Rad. Valerianae	*10g*
Schlangenwurz	
Rad. Cimicifuga	*15g*
Mönchspfeffersamen	
Sem. Agni casti	*15g*

Dosierung: 1 Teelöffel pro Tasse, kurz aufkochen und dann 10 Minuten ziehen lassen. 3-mal täglich je 1–2 Tassen ohne Zucker trinken.

Schüßler-Salze: 3, 7, 5

Widerstandskräftigende Kräuter

Bohnenkraut, (Ginseng, Meisterwurz), Rosmarin, (Sonnenhut), Thymian, Hagebutte, Vogelbeere, Engelwurz
Schüßler-Salze: 3

Wunden

Goldrute, Hirtentäschel, Johanniskraut, Schafgarbe, Blutwurz, Spitzwegerich, (Hamamelis)
Schüßler-Salze: 3, 4, 6

Zahnschmerzen

(Pfingstrose; Kinder), Spitzwegerich, Gänsefingerkraut, (Efeublätter), Melisse, Pfefferminze, (Weißer Bertram), Kamille, Arnika, Pestwurz
Schüßler-Salze: 11, 5, 7

Zornstillende Kräuter

(Rosskastanie, Bärlapp, Pfingstrose, Römische Kamille), Herzgespannkraut, (Passionsblume, Helmkraut, Kermesbeere), Baldrian, (Bockshornklee), Gänsefingerkraut
Schüßler-Salze: 2, 5,9, 11

Zuckerkrankheit (Diabetes, ärztliche Kontrolle erforderlich!)

(Nelkenwurz), Heidelbeerblätter, (Bohnenschalen, Zichorienwurzel, Artischocke, Maisgriffel, Lapacho, Kardobenediktenkraut), Gänsefingerkraut, (Brombeerblätter, Olivenblätter), Löwenzahn, (Papaya, Braunwurz, Bockshornkleesamen), Blutwurz, Fuchssches Kreuzkraut, Weinraute, Salbei, Kalmus, (Brunnenkresse), Wacholderbeeren, (Geißraute), Hagebutte, Bohnenkraut, Walnussblätter, Schafgarbe, Hopfen, Beinwell, Bärentraubenblätter, (Preiselbeere), Hagebutte, Pestwurz, Tausendgüldenkraut, Rosmarin
Schüßler-Salze: 10, 9, 2

Zwölffingerdarmgeschwür

Eibisch, Melisse, Thymian, (Isländisches Moos, Alraune, Robinie), Tausendgüldenkraut
Schüßler-Salze: 9, 11, 12, 7

Sammelkalender

Frühling		Sommer
März/April	**Mai**	**Juni**
Huflattichblüten	Huflattichblüten und -blätter	Huflattichblätter
Schlüsselblumenblüten (geschützt!)	Schlüsselblumenblüten (geschützt!)	
Löwenzahnblätter und -blüten	Löwenzahnblätter und -blüten	
Weißdornblüten	Weißdornblüten und -blätter	Weißdornblüten und -blätter
Fichtenspitzen (Triebe)		
	Birkenblätter	Birkenblätter
Brennnesselkraut	Brennnesselkraut	Brennnesselkraut
	Taubnesselblüten	Taubnesselblüten
Bärlauchblätter	Bärlauchblätter	
	Schöllkraut	Schöllkraut
Gänseblümchenblüten	Gänseblümchenblüten	Gänseblümchenblüten
	Himbeerblätter	Himbeerblätter
Walderdbeerblätter	Walderdbeerblätter	Walderdbeerblätter
Pappelknospen	Pappelknospen	
Johanniskraut	Johanniskraut	Johanniskraut
Ackerschachtelhalmkraut	Ackerschachtelhalmkraut	Ackerschachtelhalmkraut
	Feldstiefmütterchenkraut	Feldstiefmütterchenkraut
	Spitzwegerichblätter	Spitzwegerichblätter
Hirtentäschelkraut	Hirtentäschelkraut	Hirtentäschelkraut
		Tausendgüldenkraut
		Eberrautenkraut
		Salbeiblätter
	Frauenmantelkraut	Frauenmantelkraut
		Heidelbeerblätter
	Lindenblüten	Lindenblüten
		Gänsefingerkraut
		Goldrutenkraut
	Engelwurz	Engelwurz
		Beifußkraut
		Kamillenblüten
		Ringelblumenblüten
		Malvenblüten und -blätter
	Holunderblüten	Holunderblüten
		Melissenblätter
		Walnussbaumblätter
		Pfefferminzkraut

		Herbst
Juli	**August**	**September/Oktober**
		Löwenzahnwurzeln
Weißdornblätter		Weißdornfrüchte
		Brennnesselsamen und -wurzeln
Gänseblümchenblüten		
Himbeerblätter		
Ackerschachtelhalmkraut		
Feldstiefmütterchenkraut		
Spitzwegerichblätter		
Arnikablüten (geschützt!)	Arnikablüten (geschützt!)	
Tausendgüldenkraut	Tausendgüldenkraut	
Eberrautenkraut	Eberrautenkraut	
Salbeiblätter	Salbeiblätter	
Frauenmantelkraut	Frauenmantelkraut	
Heidelbeerfrüchte und -blätter	Heidelbeerfrüchte	
Lindenblüten		
Gänsefingerkraut	Gänsefingerkraut	
Goldrutenkraut	Goldrutenkraut	
Schafgarbenkraut	Schafgarbenkraut	Schafgarbenkraut
Beifußkraut	Beifußkraut	Beifußkraut
Quendelkraut	Quendelkraut	
Thymiankraut	Thymiankraut	
Kamillenblüten	Kamillenblüten	
Fenchelsamen	Fenchelsamen	Fenchelsamen
Ringelblumenblüten	Ringelblumenblüten	
Malvenblüten und -blätter	Malvenblüten und -blätter	
	Holunderbeeren	Holunderbeeren
Melissenblätter		
Walnussbaumblätter	Walnussbaumblätter	
Pfefferminzkraut	Pfefferminzkraut	
Fuchssches Kreuzkraut	Fuchssches Kreuzkraut	
Steinkleekraut	Steinkleekraut	

Sammelkalender (Fortsetzung) Frühling		*Sommer*
März/April	**Mai**	**Juni**
		Mädesüßkraut
	Hopfenzapfen	Hopfenzapfen
		Pestwurzblätter
		Wegwartekraut
		Labkraut
		Odermennigkraut
		Eichenrinde
		Weinrautenkraut
		Lavendelblüten
		Basilikumkraut
		Ehrenpreiskraut
		Haferkraut
		Herzgespannkraut
		Bibernellkraut
		Wacholderspitzen
	Vogelbeerbaumblüten	Vogelbeerbaumblüten
	Heckenrosenblüten	Heckenrosenblüten
		Eibischblüten
	Petersilienkraut	Petersilienkraut

		Herbst
Juli	**August**	**September/Oktober**
Weidenröschenkraut, Kleinblütiges	Weidenröschenkraut, Kleinblütiges	
Beinwellblätter	Beinwellblätter	Beinwellwurzel
Mädesüßkraut		
		Pestwurzwurzel
Bärwurzkraut	Bärwurzkraut	Bärwurzwurzel
	Mistelkraut	Mistelkraut
Wegwartekraut	Wegwartekraut	Wegwartewurzel
Heidekraut	Heidekraut	
Labkraut	Labkraut	
Odermennigkraut	Odermennigkraut	
Eichenrinde		
Weinrautenkraut	Weinrautenkraut	
Lavendelblüten		
Majorankraut	Majorankraut	
Bohnenkraut	Bohnenkraut	
Basilikumkraut	Basilikumkraut	
Ehrenpreiskraut	Ehrenpreiskraut	
Kümmelfrüchte	Kümmelfrüchte	
Mariendistelfrüchte	Mariendistelfrüchte	
Eisenkraut	Eisenkraut	
Rosmarinblätter	Rosmarinblätter	
Bärentraubenblätter	Bärentraubenblätter	
Bittersüßkraut	Bittersüßkraut	
Haferkraut		
		Seifenkrautwurzel
		Liebstöckelwurzel
Herzgespannkraut		
Korianderfrüchte	Korianderfrüchte	
		Klettenkrautwurzel
Bibernellkraut		Bibernellwurzel
	Augentrostkraut	Augentrostkraut
	Wacholderbeeren	Wacholderbeeren
		Vogelbeerbaumfrüchte
	Heckenrosenfrüchte (Hagebutten)	Heckenrosenfrüchte (Hagebutten)
		Kalmuswurzel
	Blutwurzwurzelstock	Blutwurzwurzelstock
	Baldrianwurzeln	Baldrianwurzeln
	Enzianwurzeln (geschützt!)	Enzianwurzeln (geschützt!)
	Eibischwurzeln	Eibischwurzeln
	Berberitzenfrüchte	Berberitzenfrüchte
	Petersiliensamen	Petersilienwurzeln
	Süßholzwurzel	Süßholzwurzel

Anhang

Kräuterverzeichnis

Hier finden Sie alle in diesem Buch genannten Heilkräuter in alphabetischer Reihenfolge, sowie wichtige Personen. Die Heilkräuter, für die ich ein eigenes Kapitel geschrieben habe, sind fett hervorgehoben.

Beschwerdebilder

In diesem Verzeichnis finden Sie die verschiedenen Beschwerdebilder in alphabetischer Reihenfolge. Bei den fett hervorgehobenen Einträgen finden Sie jeweils eine spezielle Zusammenstellung verschiedener Kräuter.

Literaturverzeichnis

Allgeier, K., Mit der Bibel heilen. 1987
Aschner, B., Paracelsus sämtliche Werke, 1926
Bässler, F.A., Heilpflanzen erkannt, 1966
Besler, B., Der Garten von Eichstätt, Reprint des Originals von 1611, Taschen 2002
Bock, H., Kreutterbuch, 1577
Bocksch, Manfred, Das praktische Buch der Heilpflanzen, 2003
Böhmig, U., Mayr, P., Kneipp und die Heilpflanzen, 1993
Breithaupt, Chr., Jockers, I., Der Heilkräutergarten, 2001
Broy, J., Die Biochemie nach Dr. Schüßler, 1995
Buchheister-Ottersbach, Handbuch der Drogisten-Praxis, 1942
Chichoke, A., Secrets of Native American Herbal Remedies, 2001
Chmelik, Stefan, Chinesische Heilkräuter, 2000
Czygan, F.-C., Kaiser, J., Blattwerk. Alte und neue Arzneipflanzen in Aquarell und Lyrik, 1989
Dahl, J., Mein geliebtes Heu, 2000
Darom, D., Die schönsten Pflanzen der Bibel, o. J.
Diener, H., Drogenkunde, 1965
Fazzioli, E., Des Kaisers Apotheke, 2000
Fuchs, L., New Kreüterbuch, 1543
Furlenmeier, M., Wunderwelt der Heilpflanzen, 1978
Heinz, U.J., Das Handbuch der modernen Pflanzenheilkunde, 1984
Hepper, F. N., Der Bibel-Garten, 2002
Hirt, H./M'Pia, B., Natürliche Medizin in den Tropen, 1996
Heepen, G., Schüßler Salze, 2001
Höpfner, N.O., Gesundheit durch Heilkräuter, 1935
Hoppe, H.A., Taschenbuch der Drogenkunde, 1981
Hug, E., Wolfszahn, Bilsenkraut & Dachsschmalz, 1993
Grudzielski, E., Mein Thüringer Kräuterland, 1997
Jantzen, H. und F., Pflanzen der Liebe, 1996
Kalbermatten, R., Kompendium der Ceres-Heilmittel, Hefenhofen (Schweiz)
Kellenberger, R., Kopsche, F., Mineralstoffe nach Dr. Schüßler, 2001
Klarhof, Dr. K., Aus meinem Heil-Kräutergarten in Michelbach, 1998
Kneipp, Sebastian, Meine Wasserkur zur Heilung der Krankheiten und Erhaltung der Gesundheit, 50. Aufl. 1894
Künzle, J., Chrut und Uchrut, 1988
Kremer, B.P., Welche Heilpflanze ist das?, 1987
Kroeber, L., Das neuzeitliche Kräuterbuch, 1998
Kreuter, M.L., Kräuter, Kräuter, Kräuter, 2006
Laudert, D., Mythos Baum, 2009

Lindemann, G., Dr. med. Wilhelm Heinrich Schüßler, 1992
Lindemann, G., Teerezepte, 1979
Lonicerus, Kreuterbuch, 1564
Ludwig, O., Der Thüringer Kräutergarten, 1995
Luther, D. M., Die Bibel, 1781
Luther, D. M., Die Bibel, 1924
Maarzocca, A., Malezas Medecinales de la Argentina, 1993
Marzell, H., Wörterbuch der deutschen Pflanzennamen, 1958
Madaus, G., Lehrbuch der biologischen Heilmittel, 1938
Matthiolus, P. A., Kreutterbuch 1626, Reprint 1981
Mességué, M., Lernen wir wieder zu lieben, 1984
Mességué, M., Die Natur hat immer recht, 1996
Mugarza, J., Plantes Medicinalis del Camina de Santiago
Oberrotweiler Landfrauen, Vertraute Rezepte und Ratschläge, 1991
Pahlow, M., Das große Buch der Heilpflanzen, 2000
Papst, G., Köhlers Medizinal-Pflanzen, 1887
Rademacher, J.G., Erfahrungsheillehre, 1848
Rauch, E., Kruletz, P., Heilkräuterkuren, 1985
Roszak., K.H., Das kleine Kräuterbuch, 1953
Roth/Daunderer/Kormann, Giftpflanzen, Pflanzengifte, 1994
Sandhack, H., Die Kultur der Heilpflanzen, 1953
Scherf, G., Wildkräuter und Wildfrüchte, 2009
Scherf. G., Die geheimnisvolle Welt der Zauberpflanzen und Hexenkräuter, 2007
Schlifni, I., Schlag nach über Heilpflanzen, 1992
Schön, A. Von Blumen, Heiligen und vom lieben Gott, 1950
Schönfelder, P. und I., Der Kosmos-Heilpflanzenführer, 1988
Schray, F., Gsälzbrot und Bärlauch, 2000
Seidel, D./Eisenreich. W., Heimische Pflanzen, 2005
Spiegel, P., Heilkräuterliste, 2000
Stammel, H.J., Die Apotheke Manitous, 1986
Stary, F., Läke Växter, 1999
Stoffler, H.D., Der Hortulus des Walahfrid Strabo, 1996
Storch, W., Hildegard von Bingen, Scivias, 1997
Vogel, A., Der kleine Doktor, 1983
Vonarburg, B., Natürlich gesund mit Heilpflanzen, 2000
Waggerl, K. H., Heiteres Herbarium, 1950
Weiß, R.F., Lehrbuch der Phytotherapie, 1980
Weiß, R.F., Moderne Pflanzenheilkunde, 1980
Wendelberger, Elfrune, Heilpflanzen, 2013
Werkmeister, Hans Friedrich, Umgang mit dem 1000jährigen Rosenstock zu Hildesheim, 1995
Widauer, S., Marienpflanzen, 2009
Zohary, M., Pflanzen der Bibel, 1983

Bildnachweis

Diez: 1, 10/11, 112 o, 150–158
Eisenbeiss: 46, 47, 61, 64, 77, 94 u, 101, 105, 110, 119 o, 126, 128 o, 136
Hauser/Spiegel: 44 u, 131 r
König: 85, 108 r
Okapia: 95
Pforr: 40/41, 55 o, 63, 65, 68, 71, 72, 76, 78, 102, 103, 104, 107, 111, 117, 120 l, 121, 124, 129, 130, 137 l, 174
Pott: 43 u, 44 o, 56, 57, 59 l, 67, 80, 81, 88, 91, 93, 112 u, 114 o, 118, 119 u, 120 r, 122, 131 l
Reinhard: 2/3, 28, 42, 45 ur, 48, 62, 69, 75, 86, 89, 90 l, 98, 106, 109, 113, 114u, 115, 116, 123 o, 125, 133, 135, 137 r, 138/139, 145 u, 147, 148, 149, 160 u, 163, 165, 169
Schmidt: 97, 145 o
Seer: 150 o
Seidl: 50, 53, 70, 82, 87, 99 o, 100, 108 l
Spiegel: 6, 7 o, 7 u, 8 o, 8 u, 9 o, 9 u, 13, 16, 17, 18, 19, 20, 23, 24, 25, 27, 32, 33, 34, 35, 36, 37, 39, 55 u, 58, 66, 74, 79, 84, 90 r, 92, 94 o, 99 u, 127, 128 u, 134, 140
Willner: 45 l, 96
Willk: 123 u
Zeininger: 43 o, 54, 73

Autor und Verlag danken den Inhabern der Rechte für die Genehmigung zum Abdruck der Abbildungen und Texte. Trotz aller Bemühungen waren für einige Abbildungen die Rechteinhaber nicht zu ermitteln. Sie werden gebeten, sich an den Verlag zu wenden.

Die historischen Darstellungen wurden folgenden Werken entnommen:

Detzel, Heinrich, Christliche Ikonographie, Ein Handbuch zum Verständnis der christlichen Kunst, 1. Band, Herdersche Verlagshandlung, Freiburg i. Br., 1984: Seite 14
Evelyn, J. Silva, or a Discourse of Forrest-Trees, London, 1729: Seite 51
Fuchs, Leonhart, New Kreüterbuch: Seite 59
Kneipp, Sebastian, Meine Wasserkur zur Heilung der Krankheiten und Erhaltung der Gesundheit, 50. Aufl. 1894: Seite 16
Lonicerus, Kreuterbuch, 1564: Seite 12, 44 u, 131 r

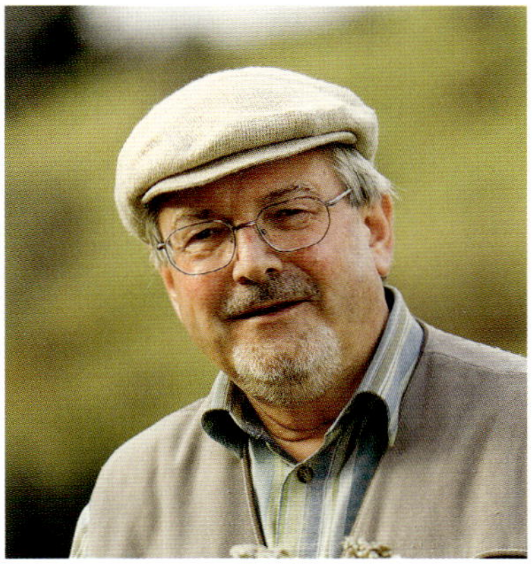

Über den Autor

Peter Spiegel war Drogist und Heilpraktiker mit Schwerpunkten auf der Kräuterheilkunde, Homöopathie, den Schüßler-Salzen und dem Mayr-Heilfasten. Er führte eine Praxis für Naturheilkunde und war Inhaber des *Löffinger Heilkräuterstüble* mit 450 Heilpflanzen, Naturkosmetik und Büchern.

Im Jahr 2012 verstarb Peter Spiegel. Er hinterlässt sein Engagement für und Wissen über Heilpflanzen in diesem Buch. Es wurde behutsam überarbeitet, in seiner Diktion aber so belassen, wie es Peter Spiegel gewünscht hatte.

Impressum

Bibliografische Information der Deutschen Nationalbibliothek

Die Deutsche Nationalbibliothek verzeichnet diese Publikation in der Deutschen Nationalbibliografie; detaillierte bibliografische Daten sind im Internet über http://dnb.d-nb.de abrufbar.

4., überarbeitete Auflage, Neuausgabe

BLV Buchverlag GmbH & Co. KG
80797 München

Umschlagkonzeption: Kochan & Partner, München
Umschlagfotos: Gettyimages/FoodPhotograpy Eising (Vorderseite); Reinhard (Rückseite)

Lektorat: Dr. Eva Dempewolf, Dr. Friedrich Kögel
Herstellung: Hermann Maxant
DTP: Satz+Layout Fruth GmbH, München

Gedruckt auf chlorfrei gebleichtem Papier

Printed in Italy
ISBN 978-3-8354-0975-0

Wichtiger Hinweis
Die Ratschläge in diesem Buch beruhen auf langjährigen Erfahrungen des Autors. Sie sollen es ermöglichen, selbst Heilkräuter auszuwählen und in verantwortungsvoller Weise einzusetzen. Keinesfalls aber sollten Sie ernsthafte oder chronische Erkrankungen ohne Rücksprache mit Ihrem Arzt oder Heilpraktiker selbst behandeln. Bitte bedenken Sie auch, dass die Reaktion auf die Verträglichkeit von Medikamenten bzw. ihren Inhaltstoffen individuell unterschiedlich ist. Bei Unsicherheiten oder Komplikationen ist deshalb unbedingt der Besuch beim Arzt oder Heilpraktiker angezeigt. Alle Angaben erfolgen ohne Gewähr. Weder Autor noch Verlag können für eventuelle Nachteile oder Schäden, die aus den im Buch vorgestellten Informationen resultieren, eine Haftung übernehmen.